"十四五"职业教育国家规划教材

中等职业教育药学类专业第三轮教材

供中药制药、中药专业使用

中药制剂技术 （第3版）

主　编　王金鹏
副主编　姜笑寒　吴小菲　林　超
编　者　（以姓氏笔画为序）
　　　　王金鹏（四川省食品药品学校）
　　　　叶国健（佛山市南海区卫生职业技术学校）
　　　　任华忠（乐山职业技术学院）
　　　　吴小菲（亳州中药科技学校）
　　　　陈　倩（江苏省常州技师学院）
　　　　陈晓林（江西省医药学校）
　　　　林　超（北京市实验职业学校）
　　　　姜笑寒（广东省食品药品职业技术学校）

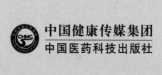

中国健康传媒集团
中国医药科技出版社

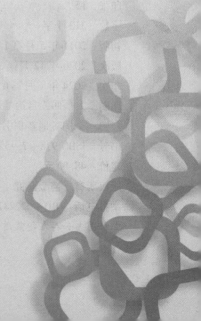

内 容 提 要

本教材是"中等职业教育药学类专业第三轮教材"之一。本教材结合中华人民共和国人力资源和社会保障部对中药固体制剂工、中药液体制剂工中级技能考核的要求，将中药制剂技术分为四个项目、二十一个任务，具体阐述中药制剂技术的基础知识、常见中药剂型的制备技术和中药现代制剂制备技术。本教材为书网融合教材，即纸质教材有机融合电子教材、教学配套资源（PPT、微课、视频等）、题库系统、数字化教学服务（在线教学、在线作业、在线考试），使教学资源更加多样化、立体化。

本教材供全国中等职业院校中药制药、中药专业使用，也可作为中医药从业人员或中药制药企业上岗人员培训和自学用书。

图书在版编目（CIP）数据

中药制剂技术 / 王金鹏主编 . —3 版 . —北京：中国医药科技出版社，2020. 12

中等职业教育药学类专业第三轮教材

ISBN 978 - 7 - 5214 - 2138 - 5

Ⅰ. ①中… Ⅱ. ①王… Ⅲ. ①中药制剂学 – 中等专业学校 – 教材 Ⅳ. ①R283

中国版本图书馆 CIP 数据核字（2020）第 236538 号

美术编辑 陈君杞
版式设计 友全图文

出版 **中国健康传媒集团** | 中国医药科技出版社

地址 北京市海淀区文慧园北路甲 22 号

邮编 100082

电话 发行：010 - 62227427 邮购：010 - 62236938

网址 www. cmstp. com

规格 787mm × 1092mm $^1/_{16}$

印张 15 $^1/_4$

字数 313 千字

初版 2011 年 5 月第 1 版

版次 2020 年 12 月第 3 版

印次 2024 年 6 月第 6 次印刷

印刷 大厂回族自治县彩虹印刷有限公司

经销 全国各地新华书店

书号 ISBN 978 - 7 - 5214 - 2138 - 5

定价 48. 00 元

获取新书信息、投稿、为图书纠错，请扫码联系我们。

出版说明

2011 年，中国医药科技出版社根据教育部《中等职业教育改革创新行动计划（2010—2012 年）》精神，组织编写出版了"全国医药中等职业教育药学类专业规划教材"；2016 年，根据教育部 2014 年颁发的《中等职业学校专业教学标准（试行）》等文件精神，修订出版了第二轮规划教材"全国医药中等职业教育药学类'十三五'规划教材"，受到广大医药卫生类中等职业院校师生的欢迎。为了进一步提升教材质量，紧跟职教改革形势，根据教育部颁发的《国家职业教育改革实施方案》（国发〔2019〕4 号）、《中等职业学校专业教学标准（试行）》（教职成厅函〔2014〕48 号）精神，中国医药科技出版社有限公司经过广泛征求各有关院校及专家的意见，于 2020 年 3 月正式启动了第三轮教材的编写工作。

党的二十大报告指出，要办好人民满意的教育，全面贯彻党的教育方针，落实立德树人根本任务，培养德智体美劳全面发展的社会主义建设者和接班人。教材是教学的载体，高质量教材在传播知识和技能的同时，对于践行社会主义核心价值观，深化爱国主义、集体主义、社会主义教育，着力培养担当民族复兴大任的时代新人发挥巨大作用。在教育部、国家药品监督管理局的领导和指导下，在本套教材建设指导委员会专家的指导和顶层设计下，中国医药科技出版社有限公司组织全国 60 余所院校 300 余名教学经验丰富的专家、教师精心编撰了"全国医药中等职业教育药学类'十四五'规划教材（第三轮）"，该套教材付梓出版。

本套教材共计 42 种，全部配套"医药大学堂"在线学习平台。主要供全国医药卫生中等职业院校药学类专业教学使用，也可供医药卫生行业从业人员继续教育和培训使用。

本套教材定位清晰，特点鲜明，主要体现如下几个方面。

1. 立足教改，适应发展

为了适应职业教育教学改革需要，教材注重以真实生产项目、典型工作任务为载体组织教学单元。遵循职业教育规律和技术技能型人才成长规律，体现中职药学人才培养的特点，着力提高药学类专业学生的实践操作能力。以学生的全面素质培养和产业对人才的要求为教学目标，按职业教育"需求驱动"型课程建构的过程，进行任务分析。坚持理论知识"必需、够用"为度。强调教材的针对性、实用性、条理性和先进性，既注重对学生基本技能的培养，又适当拓展知识面，实现职业教育与终身学习的对接，为学生后续发展奠定必要的基础。

2. 强化技能，对接岗位

教材要体现中等职业教育的属性，使学生掌握一定的技能以适应岗位的需要，具有一定的理论知识基础和可持续发展的能力。理论知识把握有度，既要给学生学习和掌握技能奠定必要的、足够的理论基础，也不要过分强调理论知识的系统性和完整性；注重技能结合理论知识，建设理论－实践一体化教材。

3. 优化模块，易教易学

设计生动、活泼的教学模块，在保持教材主体框架的基础上，通过模块设计增加教材的信息量和可读性、趣味性。例如通过引入实际案例以及岗位情景模拟，使教材内容更贴近岗位，让学生了解实际岗位的知识与技能要求，做到学以致用；"请你想一想"模块，便于师生教学的互动；"你知道吗"模块适当介绍新技术、新设备以及科技发展新趋势、行业职业资格考试与现代职业发展相关知识，为学生后续发展奠定必要的基础。

4. 产教融合，优化团队

现代职业教育倡导职业性、实践性和开放性，职业教育必须校企合作、工学结合、学作融合。专业技能课教材，鼓励吸纳 1～2 位具有丰富实践经验的企业人员参与编写，确保工作岗位上的先进技术和实际应用融入教材内容，更加体现职业教育的职业性、实践性和开放性。

5. 多媒融合，数字增值

为适应现代化教学模式需要，本套教材搭载"医药大学堂"在线学习平台，配套以纸质教材为基础的多样化数字教学资源（如课程 PPT、习题库、微课等），使教材内容更加生动化、形象化、立体化。此外，平台尚有数据分析、教学诊断等功能，可为教学研究与管理提供技术和数据支撑。

编写出版本套高质量教材，得到了全国各相关院校领导与编者的大力支持，在此一并表示衷心感谢。出版发行本套教材，希望得到广大师生的欢迎，并在教学中积极使用和提出宝贵意见，以便修订完善，共同打造精品教材，为促进我国中等职业教育医药类专业教学改革和人才培养作出积极贡献。

数字化教材编委会

主　编　王金鹏

副主编　姜笑寒　吴小菲　林　超

编　者　(以姓氏笔画为序)

王金鹏 (四川省食品药品学校)

叶国健 (佛山市南海区卫生职业技术学校)

任华忠 (乐山职业技术学院)

吴小菲 (亳州中药科技学校)

陈　倩 (江苏省常州技师学院)

陈晓林 (江西省医药学校)

林　超 (北京市实验职业学校)

姜笑寒 (广东省食品药品职业技术学校)

《中药制剂技术》为"中等职业教育药学类专业第三轮教材"之一。依据《国家职业教育改革实施方案》所倡导的"以学生为中心、学习成果为导向、促进自主学习"的改革思路，尽量遵循职业教育规律和技术技能型人才成长规律，体现中职药学人才培养的特点，坚持"以应用为目的，以必需、够用为度"的原则，结合生产岗位（群）任职要求、职业标准、教学大纲和课程特点编写而成。本教材基于工作过程系统化理论，解析工作任务，精选产品载体，重构知识模块，对接"1＋X证书"，理清剂型、技术、产品、质量之间的逻辑关系，强化"课程资料"功能，并有机融合了"课程思政"。

本教材还结合中华人民共和国人力资源和社会保障部对中药固体制剂工、中药液体制剂工中级技能考核的要求，将中药制剂技术分为四个项目、二十一个任务，具体阐述中药制剂技术的基础知识、常见中药剂型的制备技术和中药现代制剂制备技术。从内容选材、教学方法、学习方法等方面突出中职教育的特点，摆脱学科教育体制下的理论分析的模式，将制药技术和具体剂型紧密结合，做到学以致用。同时增加实训、实例解析的内容，从知识的实用性、综合性出发，对职业岗位所需知识结构进行恰当的设计安排。

本教材由四川省食品药品学校王金鹏主编并负责统稿，由各编委分工互审，具体编写分工为：王金鹏编写项目一中的任务一、二和项目三中的任务三、四、五；姜笑寒编写项目一中的任务三、四和项目二的任务二；吴小菲编写项目一中的任务五和项目二中的任务五；林超编写项目二中的任务一和任务三；陈倩编写项目二中的任务四；叶国健编写项目二中的任务六、七、八；陈晓林编写项目三中的任务一、二、六；任华忠编写项目四中的任务一、二。

本教材编写过程中得到了各编委所在学校领导的真切关心和大力支持，得到了南京药育智能科技有限公司的视频和虚拟仿真资源支持。同时，也参阅了大量专家、学者的论著以及相关教材，在此一并表示感谢。

　　由于行业管理与技术发展变化较快，书中难免存在欠妥或更新不及时之处，敬请广大师生和读者提出宝贵意见，以便及时修正。

编　者
2020 年 12 月

目录

1. 掌握中药制剂技术的性质与常用术语、剂型的识别与分类、药品质量标准内容、灭菌法。

2. 熟悉《中华人民共和国药典》2020 年版的体例与内容、中药制剂生产的辅料、制水技术、中药制剂生产中的卫生管理。

1. 掌握散剂、颗粒剂、胶囊剂、片剂、丸剂、软膏剂（乳膏剂）、贴膏剂和栓剂的剂型识别与分类、制备方法、质量评定。

2. 熟悉中药固体制剂剂型特点、制粉技术、制粒技术、干燥技术、压片技术、制丸技术和包衣技术。

● 1. 掌握汤剂、合剂（口服液）、酒剂与酊剂、煎膏剂、糖浆剂和中药注射剂的剂型识别与分类、制备方法、质量评定。

● 2. 熟悉中药液体制剂剂型特点、提取技术、分离纯化技术、浓缩技术、配液操作。

1. 掌握气雾剂和长效制剂的制备技术。

2. 熟悉气雾剂和长效制剂的类型与生产处方。

项目一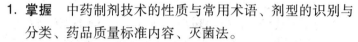

中药制剂技术基础知识

学习目标

知识要求

1. **掌握** 中药制剂技术的性质与常用术语、剂型的识别与分类、药品质量标准内容、灭菌法。

2. **熟悉** 《中华人民共和国药典》2020 年版的体例与内容、中药制剂生产的辅料、制水技术、中药制剂生产中的卫生管理。

3. **了解** 空气洁净技术、中药剂型选择的原则、热原除去方法和药包材。

能力要求

1. 能用专业术语进行描述、识别中药剂型，能操作常用灭菌设备，能正确选用和评价辅助材料。

2. 能熟练使用《中国药典》。

任务一　认识中药制剂技术

PPT

　　人类的发展史就是一部人类与疾病的斗争史，中医药是漫长的历史沉淀，是打开中华文明宝库的钥匙。中药制剂技术就是在劳动人民与疾病长期斗争的丰富实践中发展起来的。随着社会的进步，科学技术的发展，中药制剂技术也被赋予了新的内涵。具有悠久历史的中药制剂，以其毒副作用小、疗效确切、性质稳定而备受患者青睐，并在国际健康领域合作、重大疾病治疗、流行性疾病防控、康复保健等方面为人类健康发挥着重要作用。

　　中药制剂和剂型在我国创用甚早，夏商时代（约公元前 21 世纪至公元前 11 世纪）已有酒剂、汤液的制作和应用。晋代皇甫谧《针灸甲乙经》序中就有记载"伊尹以亚圣之才，撰用《神农本草》以为汤液"。《黄帝内经》记述了丸、散、膏、丹、汤、酒等剂型，并对各种制剂的制法、用法用量及适应证均有较明确的记载。秦汉时代（公元前 221 年至公元 220 年）中药制剂的知识和理论有了显著的发展。伟大的医药学家张仲景（公元 142～219 年）编著了《伤寒论》和《金匮要略》，两书共收医方 314 首，其中记载有煎剂、浸剂、丸剂、散剂、酒剂、浸膏剂、糖浆剂、洗剂、软膏剂、栓剂等十余种剂型。书中对各种制剂的药物加工炮制所涉及的加水量、煮取量、用法用量等项均有明确规定，制剂的制备方法更为完备，其中很多内容蕴涵着相当深刻的道理。唐显庆四年（公元 659 年）政府任命苏敬等人编撰并颁布了《新修本草》，简称《唐本草》，是我国乃至全世界第一部全国性药典。在宋代，我国出现了第一部官颁中药制剂和成药规范《太平惠民和剂局方》，简称《和剂局方》，作为制药准绳，中药制剂制造有了较系统的规范和准则。明代伟大的医药学家李时珍（公元 1518～1593 年）编著的《本草纲目》，总结了 16 世纪以前中国人民用药实践的丰富经验，收载剂型近 40 种，大大丰富了中医药学内容，充分展示了中医药学在中药制剂方面的绚丽多彩。

一、中药制剂技术的性质

中药制剂技术是在中医药理论指导下，运用传统制药技术和现代科学技术，将原料药物加工制成适宜剂型的一门综合性应用技术学科。它是中医药学的重要组成部分。几千年来它不仅对中华民族的繁衍昌盛起着关键作用，而且对世界医药学的发展也作出了杰出贡献。

中药制剂技术是连接中医与中药的桥梁。中药的种类很多，而任何一种原料药物都不能直接用于防治疾病，必须将其制成适合于患者应用的形式才能用于临床。人们通过把原料药物加工成各种应用形式，使原料药物充分发挥药效，从而达到临床用药的安全、有效、稳定、可控。

中药制剂技术在医疗卫生和工业生产中占有极其重要的地位，它以阐述各种剂型的制备理论、生产技术、质量控制等为主要内容，应用数学、物理、药用化学、微生物学、中医学、中药学、中药栽培技术、中药炮制技术、中药鉴定技术等多门课程的知识和方法，按照中药的性质和中医临床的要求来制备各类制剂，使患者及时用到质量高、服用方便、加工好的药品；药品经过临床实践所得到的信息，再反馈到生产实践中去不断地改进和提高制剂质量。由此可见，中药制剂技术不但与本专业的基础课、专业基础课和其他专业课广泛联系，而且与生产操作技术、生产管理、设备使用以及临床用药密切相关。因此，中药制剂技术是一门综合性的应用技术，具有密切结合现代化的生产实践和医疗应用实践的特点。

二、中药制剂技术的常用术语

（一）药物与药品

药物是用于预防、治疗或诊断疾病的物质，简称为"药"。药品生产中使用的药物是指原料药，包括中药饮片、植物油脂、提取物、有效成分或有效部位。其中，细料药是用量小而疗效高或作用特异、价格较高的药品，如麝香、人参、冬虫夏草等。

药品是指用于预防、治疗、诊断人的疾病，有目的地调节人的生理机能并规定有适应证或者功能主治、用法和用量的物质，包括中药、化学药、生物制品等。

（二）药剂与剂型

药剂是指加工配制好的可直接用于临床的药。

剂型是指原料药物加工制成适合于医疗预防需要的应用形式。剂型是药剂的类型，为同一类药剂的总称。目前临床常用的中药剂型有散剂、丸剂、片剂、胶囊剂、汤剂、煎膏剂、注射剂、气雾剂等40多种。

（三）中药制剂与中成药

中药制剂是指根据国家药品标准或药品监督管理部门批准的处方，将原料药物加工制成具有一定规格的中药药剂。中药制剂的生产多在药品生产企业、医疗机构制剂室进行。

中成药是以中药为原料，按法定的处方和制法大批量生产成一定剂型的药品。中成药所选处方疗效确切、应用广泛、稳定性好，须在药品生产企业生产，并实行批准文号管理。中成药具有通俗的名称，适当加以包装，标明功能主治及用法用量。中成药可分为处方药和非处方药。处方药（Rx）是指必须凭执业医师或执业助理医师处方才可调配、购买和使用的药品。这种药一般都具有强烈的药理作用，专用性强，有的会产生毒性反应、过敏反应和依赖性等不良反应。非处方药（OTC）是指由药品监督管理部门公布的，不需要凭执业医师或执业助理医师处方，消费者可自行判断、购买和使用的药品。这类药品在临床上使用时间长，疗效确切，不良反应少。非处方药主要用于病情较轻、稳定、诊断明确的疾病。根据药品的安全性，非处方药分为甲类非处方药和乙类非处方药。

（四）标准操作规程与工艺规程

标准操作规程（SOP）是指经批准用来指导药品生产活动的通用性文件，如设备操作、维护与清洁、验证、环境控制、取样和检验等。

工艺规程是指为生产特定数量的成品，规定所需原辅料和包装材料的数量、加工说明（包括中间控制）、注意事项的一个或一套文件。包括生产处方、生产操作要求和包装操作要求。

（五）有效期

有效期是指药品在规定的贮藏条件下质量能够符合规定要求的期限，它是控制药品质量的指标之一。有些药品如柠檬烯胶囊的稳定性不够理想，无论采用何种贮藏方法，若放置时间过长，会产生变化，降低疗效；有的药品甚至可增加毒性或刺激性。因此，为保证药品的安全有效，药品必须规定有效期，以免失效或诱发不良反应。

（六）药品生命周期

药品生命周期是指药品从最初的研发、上市直至退市的所有阶段。

你知道吗

其他常用术语

中间产品　完成部分加工步骤的产品，尚需进一步加工方可成为待包装产品。

成品　已完成生产所有操作步骤和最终包装的产品。

生产　涉及药品制备过程的全部操作，从物料进货、加工生产、包装，一直到成品的完成。

控制点　为保证工序处于受控状态，在一定的时间和一定的条件下，在产品制造过程中需要重点控制的质量特性、关键部位或薄弱环节。

批　在规定限度内具有同一性质和质量，并在同一生产周期中生产出来的一定数量的药品。

批号　用于识别一个特定批次的具有唯一性的数字和（或）字母的组合，用以追溯和审查该批药品的生产历史。

记录　阐明所取得的结果或提供所完成活动的证据文件。

批生产记录　记录一个批号的产品制造过程中所用原辅料与所进行操作的文件，包括制造过程中控制的细节。

批包装记录　每批药品包装工序的操作内容记录。

目标检测

自测题

一、单项选择题

1. 在中医药理论指导下，运用传统制药技术与现代科学技术，将中药原料药物加工制成适宜剂型以适应中医临床需要的一门综合性应用技术称为（　　）。

  A. 药品 　　　　　　　　　　B. 剂型

  C. 中药制剂技术 　　　　　　D. 中成药

2. 根据疗效确切、应用广泛、稳定性好的中医处方而大量生产的中药制剂称为（　　）。

  A. 制剂 　　　　B. 剂型 　　　　C. 药品 　　　　D. 中成药

3. 加工配制好的可直接用于临床的药称为（　　）。

  A. 药剂 　　　　B. 剂型 　　　　C. 药品 　　　　D. 中成药

4. 原料药物加工制成适合于医疗预防需要的应用形式称为（　　）。

  A. 制剂 　　　　B. 剂型 　　　　C. 药品 　　　　D. 中成药

5. 标准操作规程的缩写为（　　）。

  A. GMP 　　　　B. OTC 　　　　C. GSP 　　　　D. SOP

二、多项选择题

1. 剂型是（　　）。

  A. 一类制剂的总称 　　　　　　B. 药物的应用形式

  C. 药剂的类别 　　　　　　　　D. 药剂的规格

  E. 中药制剂与中药调剂的总称

2. 中成药具有（　　）特点。

  A. 给予通俗易懂的名称 　　　　B. 标明功效、用法用量

  C. 须经医师处方患者方可购用 　D. 应有批准文号

  E. 不标明功效、用法用量

3. 中成药分类包括（　　　）。

  A. 处方药   B. 非处方药

  C. 甲类非处方药   D. 乙类非处方药

  E. 保健食品

4. 细料药包括（　　　）。

  A. 人参   B. 藿香   C. 冬虫夏草   D. 麝香

  E. 柴胡

5. 中药原料药物包括（　　　）。

  A. 半成品   B. 饮片   C. 植物油脂   D. 提取物

  E. 化学合成药

任务二　中药剂型

PPT

  人们在与疾病作斗争的过程中，发现了许多药物，为了满足临床实践的需求，也逐渐创制了很多剂型。剂型是使用药物的必要方式，是中药制剂的客观存在形式，并与制法和用药密切相关。中医药"阴阳五行""辨证论治""脏腑经络"以及中药的"四气五味""归经""升降浮沉""配伍"等独特的理论和方法，推动中药剂型的不断发展，使剂型种类不断增多，各具特点和用途。

一、中药剂型的识别

（一）依据剂型的定义

  《中华人民共和国药典》（以下简称《中国药典》）2020 年版（四部）中制剂通则对各个剂型作了明确定义，制剂类教材中也对各个剂型作了介绍，通常包括组成、制法、形态三个方面，可以此为依据进行识别。如：散剂系指原料药物或与适宜的辅料经粉碎、均匀混合制成的干燥粉末状制剂。

（二）依据药品通用名称

  中国药品通用名称（China approved drug names，CADN）命名原则规定"剂型应放在名称之后"，如：三黄片、一清胶囊、一清颗粒等。但有的通用名称因传统习惯的原因，并没有严格按照命名原则，需作为特例对待，如：藿香正气水、麝香舒活灵、龟龄集等。

（三）依据药品说明书

  药品说明书中【性状】项下对药品外观性状有全面描述，有的药品明确指出所属剂型，如：摩罗丹药品说明书"【性状】本品为棕色的大蜜丸；味甜，微苦。"

（四）依据官方数据库

  国家药品监督管理局官方网站上的查询专栏提供了药品查询，如：输入"十滴水"，查询结果显示："剂型：酊剂"。

二、中药剂型的分类

（一）按形成时代分类

根据中药剂型的形成和发展过程，可分为传统剂型和现代剂型两类。传统剂型是指 1840 年以前的本草医药典籍上所收载的中药剂型。此类剂型许多至今仍在中医临床上广泛使用，如汤剂、酒剂、丸剂、煎膏剂、散剂、胶剂、露剂、茶剂、丹剂、膏药、栓剂、锭剂等。现代剂型是指近代改进后的剂型和新创制的剂型，如口服液、颗粒剂、胶囊剂、片剂、滴丸剂、橡胶贴膏、气雾剂、注射剂等。

按形成时代分类对了解中药剂型的发展趋势有一定的指导意义。

（二）按形态分类

中药剂型按形态可分为固体剂型、半固体剂型、液体剂型和气体剂型四类。固体剂型是指成品处于干燥或近干燥状态，如散剂、胶囊剂、丸剂、片剂、茶剂、胶剂、栓剂等；半固体剂型是指成品处于半流体稠厚状态，如煎膏剂、软膏剂等；液体剂型是指成品处于易流动状态，如汤剂、口服液、酒剂、酊剂、糖浆剂、注射液、露剂等；气体剂型是指成品处于气体状态，如气雾剂等。

按形态分类对中药制剂的制备、贮藏和运输有一定的指导意义。

（三）按给药途径分类

中药剂型按给药途径可分为经胃肠道给药剂型和不经胃肠道给药剂型。

经胃肠道给药剂型：汤剂、口服液、糖浆剂、煎膏剂、酒剂、流浸膏剂、胶囊剂、颗粒剂、丸剂、片剂等；还包括经直肠给药的剂型，如栓剂、灌肠剂等。

不经胃肠道给药剂型：①注射给药的，如注射剂，包括静脉注射、肌内注射、皮下注射、皮内注射、穴位注射等；②呼吸道给药的，如气雾剂；③皮肤给药的，如软膏剂、贴膏剂、涂膜剂等；④黏膜给药的，如舌下含片、栓剂等。

按给药途径分类对指导临床用药有一定的指导意义。

（四）按制备方法分类

把主要工序采用相同方法制备的剂型归纳为一类。如采用浸出方法制备的汤剂、合剂、口服液、酒剂、酊剂、流浸膏剂和浸膏剂、糖浆剂等归纳为浸出制剂；采用灭菌方法或无菌操作法制备的注射剂、滴眼剂等列为无菌制剂。

按制备方法分类对中药制剂的制备有一定指导意义。

三、中药剂型的选用

（一）中药剂型在医疗临床中的作用

中药剂型是中药原料药物使用的必要形式。中药原料药物疗效的发挥，除了中药原料药物自身的作用以外，中药剂型对中药原料药物的发挥也可起到关键性作用。同一种中药原料药物，由于剂型种类不同、所选用的辅料不同、制剂技术不同，往往会使制成品的稳定性、安全性及有效性出现较大差异。

中药剂型在医疗临床中具有以下作用：中药剂型可以改变药物的作用性质，如大黄、硫酸镁等；中药剂型可以调节药物的作用速度，如口服给药与注射给药、固体制剂与液体制剂；改变中药剂型可以减轻或消除药物的毒副作用或刺激性，如将水银制成丹剂、将毒性药物制成蜡丸剂等；中药剂型可以直接影响药物的疗效，如麝香祛痛气雾剂等。

（二）中药剂型选用的意义和要求

选用中药剂型的意义在于可最低限度地控制药品的毒副作用，最大限度地发挥药品的疗效，最好地保证药品的稳定性，同时保证质量可控、方便应用和价格低廉。并力求使药品符合"三效"（高效、长效、速效）、"三小"（用量小、副作用小、毒性小）、"三定"（定时、定位、定量）和"五方便"（生产、运输、贮藏、携带、使用方便）的要求。

（三）中药剂型选择的原则

1. 适合临床医疗需要的选择 病有寒热、虚实、缓急，证有上下、表里，患者又有体质强弱之分，故应因病施治，对症下药。病证不同，对药物的剂型要求也就不同。如实热病、急重症，为使药效发挥迅速，及时驱走病邪，宜采用速效剂型，常用的有汤剂、口服液、注射剂、气雾剂；对慢性病则需药效持久，宜选用缓效剂型，常用的有水丸、膏剂、缓释片剂或长效制剂；慢性虚弱患者，则宜选用兼有滋补作用的缓效剂型，常用的有蜜丸剂、煎膏剂；治疗跌打损伤、风湿类疾病，一般选用通经活络、祛瘀散寒的剂型，常用的有酒剂、酊剂等；需清热解暑或治疗消化不良，则宜选用清解剂或助导剂，常用的有露剂、饮剂、茶剂、曲剂。

2. 根据中药原料药物本身性质的选择 《神农本草经》曰，"药性有宜丸者，宜散者，宜水煮者，宜酒渍者，宜膏煎者；亦有一物兼宜者；亦有不可入汤酒者，并随药性，不得违越。"由于原料药物的种类繁多，药用成分复杂，性质各异，有的适宜于制成丸剂，而有的则适宜于制成汤剂。如黄连泻心汤，因汤剂中含有大黄、黄连，共煎时，黄连中的小檗碱可与大黄中的鞣质起反应，所生成的沉淀物具有生理活性而混悬于药液中，服用后此种生成物在体内又缓缓分解生成鞣酸和小檗碱。若将原煎液改制成注射剂，则必须将沉淀物除去，而导致成品失效。

一般情况，普通原料药物多制成汤剂应用；细料药、矿物类原料药物宜制成散剂应用，既可减少原料药物的损耗，又利于原料药物的吸收；动物类原料药物多制成胶剂应用；滋补类原料药物多制成煎膏剂、蜜丸、口服液应用；祛风除湿、通经活络类原料药物宜制成酒剂、酊剂应用；芳香挥发性原料药物或为保持鲜药疗效的饮片应制成露剂应用；含刺激性原料药物、毒剧类原料药物或需要在体内作用时间较长的处方可制成糊丸、蜡丸、缓释胶囊、缓释片剂应用；遇胃酸容易分解失效的药物，应制成肠溶胶囊或肠用片剂应用。

3. 满足生产及使用等方便　为了生产、运输、携带、使用及贮藏方便（简称"五方便"），应选择适宜的剂型。汤剂虽广泛地应用于临床，但因其需要临用煎煮，服用量大、味苦，生产、运输、贮藏皆不方便，而将其改制成颗粒剂、片剂、口服液等，既减小了体积，又利于生产、运输、贮藏，还便于患者服用；注射剂虽然显效快，但不适于儿童患者，若采用在制剂中加糖或包衣染色等制成色、香、味的糖浆剂或糖衣片，则可适于儿童服用。

目标检测

自测题

一、单项选择题

1. 按形成时代分类，下列哪一种剂型为传统剂型（　　）。
   A. 颗粒剂　　　　B. 酒剂　　　　　C. 片剂　　　　　D. 胶囊剂
2. 下列哪种丸剂是现代剂型（　　）。
   A. 滴丸剂　　　　B. 蜜丸剂　　　　C. 蜡丸剂　　　　D. 水丸剂
3. 按形态分类，下列哪种剂型为半固体剂型（　　）。
   A. 糖浆剂　　　　B. 软膏剂　　　　C. 蜜丸剂　　　　D. 胶剂
4. 下列哪种剂型是灭菌制剂（　　）。
   A. 注射剂　　　　B. 片剂　　　　　C. 汤剂　　　　　D. 糖浆剂
5. 细料药一般应选择（　　）剂型。
   A. 汤剂　　　　　B. 注射剂　　　　C. 片剂　　　　　D. 散剂

二、多项选择题

1. 剂型形态可分为（　　）。
   A. 固体剂型　　　B. 液体剂型　　　C. 浸出制剂　　　D. 气体剂型
   E. 半固体剂型
2. 下列哪些剂型为传统制剂（　　）。
   A. 煎膏剂　　　　B. 散剂　　　　　C. 胶囊剂　　　　D. 蜜丸剂
   E. 注射剂
3. 下列哪些剂型为现代制剂（　　）。
   A. 颗粒剂　　　　B. 片剂　　　　　C. 滴丸剂　　　　D. 注射剂
   E. 丸剂
4. 浸出制剂包括（　　）。
   A. 汤剂　　　　　B. 酒剂　　　　　C. 合剂　　　　　D. 煎膏剂
   E. 注射剂

5. 剂型选择，力求符合"三效"是指（   ）。

    A. 高效   B. 有效   C. 速效   D. 长效

    E. 显效

任务三 药品质量管理

PPT

岗位情景模拟

情景描述 2006 年 8 月，某制药企业违规生产导致欣弗药品不良事件。经查，该制药企业 2006 年 6 月至 7 月生产的克林霉素磷酸酯葡萄糖注射液（欣弗）未按批准的工艺参数灭菌，私自降低灭菌温度，缩短灭菌时间，增加灭菌柜装载量，进而影响了灭菌效果，在全国造成 11 人死亡。如果你是药品质量管理人员，将如何进行药品质量管理？

分析 进行药品质量管理的依据是什么？

药品是人们防病治病的武器，与其他消费品不同，它是一种特殊商品，具有特别的性质和用途。如果在制备过程中不按操作规程进行生产，可能造成含量不准确，或完全失效，或产生有毒物质等，则直接影响患者的健康和生命安全。因而，每个国家都要颁布政策法规等来指导制剂的生产、销售、使用，相关人员都要严格遵守执行这些指导性文件，以确保广大人民群众的用药安全、有效。

一、药品标准

药品标准是根据药物来源、制药工艺等生产及贮存过程中的各个环节所制定的、用以检测药品质量是否达到用药要求并衡量其是否稳定均一的技术规定，是药品生产、检验、供应、管理与使用单位共同遵守的法定依据。

（一）药典

1. 药典的性质与作用 药典是一个国家规定药品质量规格、标准的法典，由政府颁布施行，具有法律的约束力。药典中收载药效确切、毒副作用小、质量稳定的常用药物及其制剂，规定其质量标准、制备要求、鉴别、杂质检查及含量测定，并注明适应证或者功能主治、用法用量等，作为药品生产、检验、供应、监督与使用的依据。药典在一定程度上反映了一个国家药品生产、医疗和科学技术水平，同时在保证人民用药安全有效，促进药物研究和生产上发挥了重要作用。

2.《中华人民共和国药典》 以下简称《中国药典》，英文简称 ChP。我国是世界上最早颁布全国性药典的国家。唐显庆四年（公元 659 年）所颁布的《新修本草》，又称《唐本草》，是我国也是世界上最早出现的一部全国性药典。

中华人民共和国成立后即开展了《中国药典》的编纂工作，至今已颁布了《中国药典》共 11 版，即 1953 年版、1963 年版、1977 年版、1985 年版、1990 年版、1995 年版、2000 年版、2005 年版、2010 年版、2015 年版以及 2020 年版。1953 年版只有一部。从 1963 年版分为一部、二部，一部收载中药材、中药成方制剂，二部收载化学药品。从 2005 年版分为一部、二部、三部，一部收载中药材及饮片、植物油脂和提取物、成方制剂和单味制剂等；二部收载化学药品、抗生素、生化药品、放射性药品及药用辅料等；三部收载生物制品，并首次将《中国生物制品规程》并入药典。

《中国药典》2020 年版由一部、二部、三部和四部构成，收载品种总计 5911 种，新增 319 种，修订 3177 种，不再收载 10 种，因品种合并减少 6 种。其中一部收载药材和饮片、植物油脂和提取物、成方制剂和单味制剂等，品种共计 2711 种，其中新增 117 种、修订 452 种。二部收载化学药品、抗生素、生化药品以及放射药品等，品种共计 2712 种，其中新增 117 种、修订 2387 种。三部收载生物制品 153 种，其中新增 20 种、修订 126 种；新增生物制品通则 2 个、总论 4 个。四部收载通用技术要求 361 个，其中制剂通则 38 个（修订 35 个）、检测方法及其他通则 281 个（新增 35 个、修订 51 个）、指导原则 42 个（新增 12 个、修订 12 个）；药用辅料收载 335 种，其中新增 65 种、修订 212 种。

《中国药典》2020 年版主要由凡例、通用技术要求和品种正文构成。凡例是为正确使用《中国药典》，对品种正文、通用技术要求以及药品质量检验和检定中有关共性问题的统一规定和基本要求。药典收录了很多药品及其相关物质，所以每部药典都有索引，方便使用和检索。

3. 其他国家药典　世界上许多国家都颁布了自己的药典，此外还有国际和区域性药典，经常用到的有：《美国药典》（简称 USP）、《英国药典》（简称 BP）、《日本药局方》（简称 JP）等。同时，联合国世界卫生组织（WHO）为了统一世界各国的药品质量标准和控制质量的方法，出版了《国际药典》（简称 Ph. Int），供各国修订药典时作参考标准，没有直接的法律约束力。

（二）其他药品标准

由原卫生部颁布的药品标准，称为部颁药品标准，包括中药材分册、中药成方制剂分册共 20 册，共收载品种 4052 种。由原国家食品药品监督管理局编纂并颁布实施的药品标准为局颁标准。部颁标准、局颁标准的性质与作用同《中国药典》，都归属于国家药品标准，作为药物生产、供应、使用、监督等部门检验质量的法定依据，具有法律约束力。

二、药品生产质量管理规范

《药品生产质量管理规范》（GMP）是在药品生产全过程中，以科学、合理、规范化的条件和方法来保证生产优良药品的一整套科学管理规范，是药品生产和质量全面管理监控的通用准则。

我国于 1988 年第一次颁布 GMP，1992 年和 1998 年两次修订，截至 2004 年 6 月 30 日，实现了所有原料药和制剂均在符合 GMP 的条件下生产的目标。《药品生产质量管理规范（2010 年修订）》于 2011 年 2 月 12 日发布，于 2011 年 3 月 1 日起施行。新版 GMP 共十四章三百一十三条，相比于 1998 年修订的 GMP，篇幅大量增加。新版 GMP 吸收国际先进经验，结合我国国情，按照"软件硬件并重"的原则，贯彻质量风险管理和药品生产全过程管理的理念，更加注重科学性，强调指导性和可操作性，达到了与世界卫生组织 GMP 的一致性。

你知道吗

中华人民共和国药品管理法

1984 年 9 月 20 日第六届全国人民代表大会常务委员会第七次会议审议通过了我国第一部《中华人民共和国药品管理法》（简称《药品管理法》），自 1985 年 7 月 1 日起施行。《药品管理法》实施后，在加强药品监督管理、打击制售假劣药品行为、保证人民用药安全有效方面发挥了十分重要的作用。2001 年 2 月 28 日第九届全国人民代表大会常务委员会第二十次会议第一次修订，2019 年 8 月 26 日第十三届全国人民代表大会常务委员会第十二次会议第二次修订，于 2019 年 12 月 1 日起施行了新修订的《药品管理法》。

实训一 《中华人民共和国药典》的查阅

一、实训目的

通过《中国药典》2020 年版（一部）中有关内容和项目的查阅练习，了解国家药品标准的主要内容，熟练使用《中国药典》。

二、实训条件

1. 实训场地 图书馆。

2. 实训材料 《中国药典》2020 年版（一部）、记录纸（实训报告）。

三、实训内容和步骤

从《中国药典》2020 年版（一部）凡例、药材和饮片、成方制剂和单味制剂中各选出若干项，记录查阅结果，并写出所在部、页，将其填入表 1 – 1 中。

表 1 – 1 《中国药典》查阅结果

序号	查阅项目	查阅结果	药典部、页
1	药用部位的含义		
2	溶解的表示		
3	密封		
4	精密称定		
5	恒重		
6	山楂的饮片		
7	七宝美髯颗粒的规格		
…	…		

自测题

目标检测

一、单项选择题

1. 下列哪一项不是药典规定的内容（　　）。
   A. 质量标准　　　B. 制备要求　　　　C. 药材产地　　　　D. 含量测定

2. 我国最早的全国性药典是（　　）。
   A. 《神农本草经》　　　　　　　　　B. 《新修本草》
   C. 《本草纲目》　　　　　　　　　　D. 《太平惠民和剂局方》

3. 中华人民共和国成立后的第一部药典是在（　　）颁布的。
   A. 1949 年　　　B. 1951 年　　　　C. 1952 年　　　　D. 1953 年

4. 《中国药典》哪一版开始分为三部（　　）。
   A. 1985 年　　　B. 2000 年　　　　C. 2005 年　　　　D. 2010 年

5. 收载药材和饮片、植物油脂和提取物、成方制剂和单味制剂等内容的是哪一部
   药典（　　）。
   A. 一部　　　　B. 二部　　　　　　C. 三部　　　　　　D. 四部

二、多项选择题

1. 药典是作为药品（　　）的依据。
   A. 生产　　　　B. 使用　　　　　　C. 检验　　　　　　D. 供应
   E. 监督

2. 《中国药典》颁布的版本包括（　　）。
   A. 1953 年版　　　B. 1977 年版　　　C. 2000 年版　　　D. 2015 年版
   E. 2020 年版

3. 药典中收载药效确切、毒副作用小、质量稳定的常用药物及其制剂，规
   定（　　）。
   A. 质量标准　　　B. 制备要求　　　C. 鉴别　　　　　　D. 杂质检查
   E. 产地

4. 《中国药典》2020 年版（二部）收载（　　）。
   A. 化学药品　　　B. 抗生素　　　　C. 生化药品　　　　D. 生物制品
   E. 放射性药品

5. 下列关于《中国药典》的叙述，正确的是（　　）。
   A. 简称《中国药典》　　　　　　　　B. 具有法律约束力
   C. 是一部法典　　　　　　　　　　　D. 由国家药品监督管理局颁布
   E. 由药品监督管理局编撰

PPT

任务四 制药卫生管理技术

中药制剂的原料来源是植物药和动物药，携带有大量的微生物和虫卵。而大多数的中药制剂并非无菌制剂。在生产过程中，如果操作不当、控制不严，就会被微生物或虫卵污染，可导致药品发霉、酸败、变色、沉淀，使成品中药用成分含量下降，产生毒素，继发感染，致敏，产生微粒物质。不仅使药品疗效降低，甚至还有可能危及人的健康和生命。因此，强化制药卫生意识、制订卫生标准、落实卫生措施、建立洁净室（区）、采用无菌操作技术、添加抑菌剂、灭菌等，不仅能提高药品质量，确保用药安全、有效，而且对提高药厂生产的经济效益同样具有重要意义。

制药卫生是指在中药制剂生产过程中防止微生物污染，达到药品质量要求所采取的措施与方法。制药卫生是药品生产管理的一项重要内容，涉及到药品生产的全过程。《中华人民共和国药品管理法》《中华人民共和国药品管理法实施条例》《药品生产质量管理规范》（2010 年修订）等文件对于制药卫生提出了基本的要求，是实施制药卫生管理的基本准则。

一、制药卫生管理内容

制药卫生管理包括环境卫生管理、生产车间卫生管理、人员卫生管理和工艺卫生管理等方面的内容。

（一）环境卫生管理

环境卫生是指控制一切妨碍或影响药品质量的生产厂区周围的所有环境因素。搞好环境卫生可以消灭或减少药品的污染源，应做到以下几点。

1. 生产区和周围环境应整洁无污染源 生产区和厂房要布局合理，便于清洁、操作和维护；厂区和厂房内的人、物流走向应合理；应能防止昆虫、鸟类、鼠类等动物进入；要划分责任区域，每日清扫整理。

2. 解决三废 对于三废（废水、废气、废渣）能及时处理，防止污染环境。

3. 实现五无 厂区内应无积水、无垃圾渣土、无杂物、无药渣、无蚊蝇滋生地。

4. 搞好绿化，美化环境 厂区内避免泥沙路；所有空地均应绿化，以免尘土飞扬，保持空气洁净。

（二）生产车间卫生管理

车间卫生是指控制一切妨碍或影响药品质量的车间所有环境因素。车间卫生是保证药品不受污染的必要条件，应做到以下几点。

1. 六禁止 禁止有皮肤病、传染病的患者和体表有伤口及对药物敏感者接触药品；禁止在车间内吸烟和吃东西；禁止利用车间内生产设施洗涤、挂晾、烘烤衣物或存放非生产物料；禁止将生活用品、食物及个人杂物等非生产用品带入或存放在车间内；

禁止穿戴工作服、帽、鞋走出车间；禁止非生产人员随意进出车间。

2. 六无　无蚊、无蝇、无虫、无鼠、无灰尘、无私人物品。

3. 六洁净　车间的内表面（墙壁、地面、天棚）应平整光滑、无裂缝、接口严密、无颗粒物脱落，避免积尘，便于清洁和消毒处理；生产设备、用具洁净；进车间的物料洁净；冲洗池洁净；门窗玻璃完整洁净；空气洁净，进入生产区的空气，应经过净化处理，达到规定的洁净度级别（具体要求见表1-2）。

4. 二整齐　生产工具、容器放置整齐；包装物料放置整齐。

（三）人员卫生管理 📱微课

人员卫生是指操作人员的个人卫生状况。操作人员的卫生状况直接影响药品质量，因此应做到以下几点。

1. 四勤　勤剪指甲，勤理发，勤洗澡，勤换衣。

2. 四戴　进入生产区之前，必须先洗手消毒，穿戴好工作衣、帽、鞋等，包盖好全部头发、胡须及脚部；直接接触药物的人员应戴上手套或指套；进入生产区的人员必须穿戴本区域规定的工作服装；到洁净区的人员，须经净化程序后方可进入。

3. 四不操作　人员不得化妆；不得佩戴装饰物、手表；不得用手直接接触药品及与药品直接接触的包装材料和设备的表面；进入洁净区的人员不得裸手操作。

4. 一定　定期接受健康检查和卫生要求培训，直接接触药品的生产人员应每年至少体检一次，建立员工健康档案。对不符合要求的员工应调离该岗位。因病暂时离开岗位的人员，康复以后须持有效证明，方可考虑重新上岗。

（四）工艺卫生管理

工艺卫生是生产过程中的工艺卫生状况。为保证药品质量，在生产过程中，应做到以下几点。

1. 物料卫生　投入生产的物料必须符合质量标准并有合格证、包装完好。物料进入生产区前，应做洁净处理，进入无菌室的物料需灭菌。中药材使用前须按规定进行净制、切制和炮制。清洗后未烘干的湿药材，必须及时投料。与药品直接接触的干燥用空气、压缩空气和惰性气体应经净化处理，符合生产要求。

2. 设备卫生　按标准操作程序规定清洁设备并达到规定的要求。生产无菌药品的设备、容器、管道清洁后还应灭菌。难以清洗干净的设备、容器、工具、管道应按品种专用。经常使用的工具、零配件等应按物料规定从物流通道进入，并按规定位置放置，整齐地码放于符合洁净室要求的架内。

3. 生产过程卫生　按生产和空气洁净度级别的要求制定完备的清洁操作规程。容器、工具等使用后应立即清洗干净，必要时进行消毒。生产工作间、流水线、设备、容器等均应有卫生状态标志。每批生产结束时，应按规定进行清场。按规定对洁净区内墙面、地面、台面、设备等清洁干净并消毒。洁净区与非洁净区之间、不同等级洁净区之间应保持适当压差。生产过程中应尽可能采取措施，防止污染和交叉污染。

二、空气洁净技术

空气洁净技术是指洁净室（空间）污染控制技术，它是创造洁净空气环境的各种技术的总称。在中药制剂生产车间采用空气洁净技术，可有效地控制空气中的尘粒浓度，降低细菌污染水平，提高制剂质量。目前，常用的空气洁净技术一般可分为非层流型空调系统和层流洁净技术。

非层流型空调系统的气流运动形式是紊流，气流的运动方向是紊乱的，既可以使空气中夹带的混悬粒子迅速混合，也可以使室内静止的微粒重新飞扬，而且室内死角处的部分空气还可出现停滞状态。因此，使用时不易将空气中的尘粒除净，只能达到稀释空气中尘粒浓度的效果。

层流洁净室中气流的运动形式是层流。其特点包括：①进入室内的层流空气已经过净化，无尘埃粒子带入室内，可提高洁净度。②层流是一种粒子流体连续稳定的运动形式，使一切粒子保持在层流中的运动。粒子不易聚集，同时空气的流速相对提高，使粒子在空气中浮动，不会蓄积和沉降。③室内空气不会出现停滞状态。④洁净室或洁净区产生的污染物，能很快被层流空气带走，有自行除尘能力。⑤可避免不同药物粉末的交叉污染，保证产品质量。因此，层流洁净室和层流工作台能达到 A 级洁净度的要求，能够满足无菌操作的需要。

（一）洁净室等级标准、要求和适用范围

采用空气洁净技术，使洁净室达到一定的洁净度，可满足不同制剂制备的需要。不同洁净室的等级标准、要求见表 1-2。

表 1-2　洁净室（区）空气洁净度级别划分和要求

洁净度级别	悬浮粒子最大允许数/m³			
	静态		动态	
	≥0.5μm	≥5μm	≥0.5μm	≥5μm
A 级	3520	20	3520	20
B 级	3520	29	352000	2900
C 级	352000	2900	3520000	29000
D 级	3520000	29000	不作规定	不作规定

药厂的生产车间，根据洁净度的不同，可分为 A、B、C、D 四个级别。在实际生产中，根据不同剂型和不同的工艺要求，药品分别在以上区域完成。无菌药品的生产操作应在符合表 1-3、1-4 中规定的相应级别的洁净区内进行，未列出的操作可参照表中要求在适当级别的洁净区内进行。

表 1-3　无菌药品生产环境的空气洁净度级别要求（最终灭菌产品）

洁净度级别	最终灭菌产品生产操作示例
C 级背景下的局部 A 级	高污染风险[①]产品的灌装（或灌封）
C 级	产品灌装（或灌封） 高污染风险[②]产品的配制和过滤 眼用制剂、无菌软膏剂、无菌混悬剂等的配制、灌装（或灌封） 直接接触药品的包装材料和器具最终清洗后的处理
D 级	轧盖 灌装前物料的准备 产品配制和过滤（指浓配或采用密闭系统的稀配） 直接接触药品的包装材料和器具的最终清洗

注：①此处的高污染风险是指产品容易长菌、灌装速度慢、灌装用容器为广口瓶、容器须暴露数秒后方可密封等状况。
　　②此处的高污染风险是指产品容易长菌、配制后需等待较长时间方可灭菌或不在密闭容器中配制等状况。

表 1-4　无菌药品生产环境的空气洁净度级别要求（非最终灭菌产品）

洁净度级别	非最终灭菌产品的无菌生产示例
B 级背景下的 A 级	处于未完全密封[①]状态下产品的操作和转运，如产品灌装（或灌封）、分装、压塞、轧盖[②]等 灌装前无法除菌过滤的药液或产品的配制 直接接触药品的包装材料、器具灭菌后的装配以及处于未完全密封状态下的转运和存放 无菌原料药的粉碎、过筛、混合、分装
B 级	处于未完全密封[①]状态下的产品置于完全密封容器内的转运 直接接触药品的包装材料、器具灭菌后处于完全密封容器内的转运和存放
C 级	灌装前可除菌过滤的药液或产品的配制 产品的过滤
D 级	直接接触药品的包装材料、器具的最终清洗、装配或包装、灭菌

注：①轧盖前产品视为处于未完全密封状态。
　　②轧盖也可在 C 级背景下的 A 级送风环境中操作。A 级送风环境应至少符合 A 级区的静态要求。

（二）洁净室的卫生和管理

在药品生产过程中，洁净室应执行严格的卫生标准和管理措施，才能减少污染，确保洁净室符合生产要求。新风口的初效过滤器一般每周清洗一次，中效过滤器每月清洗一次；高效过滤器应每月测试风速及尘粒数目，当高效过滤器的风量为原来的70%时，应进行更换。洁净室应每周进行彻底的消毒（如用甲醛蒸气）。每日用消毒清洁剂对门窗、墙面、地面、室内用具及设备外壁进行清洁，并开启紫外灯消毒。洁净室还应按规定进行监测，指标包括：温度、湿度、空气压力、风速、尘粒数及菌落数等。

（三）对进入洁净室人与物的要求

洁净室在正常状态下污染来源主要为操作者，因此，进入洁净区的人员应经淋浴、更衣、风淋后才能进入。洁净室人员所穿的工作服应根据洁净度级别在颜色及式样上有所区别，工作服需经清洁及高温灭菌后严封；穿着时还要注意不能使头发外露。进入洁净室的人员要尽量避免不必要的讲话、动作及走动；进入洁净室的各种物料及运送工具也应视为污染源，需进行清洁灭菌才能进入洁净室。

三、微生物污染的预防和处理

（一）中药制剂可能被微生物污染的途径及防止措施

中药制剂可能被微生物污染的途径及防止措施见表 1 - 5。

表 1 - 5　中药制剂可能被微生物污染的途径及防止措施

污染途径	原因	防止措施
原料药物	饮片本身携带有大量的微生物 饮片在贮藏运输过程中被污染 贮存不当微生物大量生长繁殖	清洗、烘干 酒精喷洒或熏蒸 环氧乙烷气体灭菌或微波灭菌等
辅料	辅料本身携带微生物 贮存不当微生物大量生长繁殖	选用符合要求的药用级别的辅料 使用之前适当处理，如蜂蜜先炼制，淀粉、蔗糖先烘干
包装材料	包装材料本身质量不好或保管不当易被污染	选用有资质的药包材生产企业的产品 采用适宜方法清洁、灭菌
操作人员	人体本身产生的皮屑等脱落物 衣物等带入的粉尘、微生物 不规范操作导致污染	接受制药卫生知识和技能培训 注意个人卫生，定期进行健康检查 按规定着装和操作
制药设备和用具	未及时清洗或清洗不净、保存不当	使用符合相应卫生要求的设备和用具 使用完毕及时清洗，干燥后妥善放置
环境卫生	厂区内空气被污染 空气滤器效力降低 生产车间灭菌不彻底	厂区选址、布局、施工等符合 GMP 要求 定期清洗、更换空气滤器 验证生产车间灭菌效果，采用全面有效的灭菌措施
贮藏条件	搬运和贮藏时包装破损导致污染 贮藏条件控制不当导致污染	搬运和贮藏时保持包装完好 贮藏条件应符合相应品种的要求

（二）防腐剂的应用

在实际生产中，即便是采用了完善的防止微生物污染制剂的措施，往往也不能完全杜绝微生物的污染，制剂中仍然会有少量微生物存在。在适宜的条件下，这些微生物就会生长繁殖，导致制剂变质。因此，为了防止制剂中微生物的生长繁殖，根据相关规定及制剂的特殊要求，可以加入防腐剂。

防腐剂是指能抑制微生物生长繁殖的物质，又称为抑菌剂。

理想的防腐剂应具备以下特点：①防腐剂本身用量小，无毒无刺激；②在制剂中的溶解度能达到抑菌的有效浓度；③性质稳定，不与制剂中的其他成分发生反应，对pH 和温度变化的适应性较强，储存时防腐效力不变化；④无特殊的不良气味和味道；⑤抑菌谱广，能抑制多种微生物生长繁殖。常用的防腐剂有以下几种。

1. 对羟基苯甲酸酯类（尼泊金类） 常用的有甲酯、乙酯、丙酯和丁酯，是一类性质优良的防腐剂。无毒，无味，无臭，不挥发，化学性质稳定。在酸性溶液中作用最强，在微碱性溶液中作用减弱；抑菌作用随碳原子数增加而增加，但溶解度则减少，丁酯的抑菌效果最强，通常混合使用。对羟基苯甲酸酯类的常用浓度为 0.01% ~ 0.25%，广泛用于内服液体制剂中。聚山梨酯类表面活性剂能增加对羟基苯甲酸酯类在水中的溶解度，但由于两者之间发生络合作用，可减弱其防腐效力，应适当增加对羟基苯甲酸酯类的用量。

2. 苯甲酸与苯甲酸钠 苯甲酸在水中难溶，在乙醇中易溶，通常配成 20% 的醇溶液备用。苯甲酸钠易溶于水，一般用量为 0.1% ~ 0.25%。pH 对该类防腐剂的抑菌效果影响很大，一般在 pH 4 以下时防腐作用较好。

3. 山梨酸及其盐 本品对霉菌和酵母菌的抑菌力强，常用浓度为 0.15% ~ 0.2%。聚山梨酯与本品也会因络合作用而降低其防腐效力，但在常用浓度约为 0.2% 的情况下仍有较好的抑菌作用。在酸性水溶液中抑菌效果较好，因在水溶液中易氧化，使用时应注意。

4. 醇类 常见的有乙醇、苯甲醇、三氯叔丁醇。含 20%（ml/ml）乙醇的制剂即具有防腐作用，在中性或碱性溶液中含量在 25% 以上才能防腐。苯甲醇常用浓度为 1% ~ 3%，适用于偏碱性注射液，有局部止痛作用。三氯叔丁醇常用浓度为 0.25% ~ 0.5%，一般用于微酸性注射液或滴眼液中，本品还有局部麻醉作用。

四、灭菌技术与无菌操作

（一）基本概念

灭菌是用适当的物理或化学方法将物品中微生物的繁殖体和芽孢杀灭或除去的操作过程。灭菌操作在药品生产过程中具有重要作用。灭菌方法的选择应当将灭菌效果与药物的性质结合起来综合考虑，既要达到灭菌效果，又不能降低药品中相关成分的稳定性，影响疗效。

无菌操作是在制剂生产的整个过程中，利用和控制一定条件，尽量使产品避免微生物污染的操作技术，用于无菌制剂的生产和制剂微生物限度检查。

你知道吗

无菌：物品中不含任何活的微生物。

消毒：用物理或化学等方法杀灭物体上或介质中的病原微生物。

防腐：防止和抑制微生物生长繁殖的方法，亦称抑菌。

（二）灭菌技术

制剂生产中常用的灭菌技术有物理灭菌法、化学灭菌法两类，可根据被灭菌物品的特性应用一种或多种方法组合灭菌。

1. 物理灭菌技术 物理因素如温度、声波、电磁、辐射等对微生物的化学成分和新陈代谢影响很大，利用物理因素达到灭菌目的的方法称为物理灭菌技术。包括湿热灭菌法、干热灭菌法、滤过除菌法、紫外线灭菌法、辐射灭菌法、微波灭菌法等。

（1）**湿热灭菌法** 湿热灭菌法是将灭菌物品置于灭菌柜内利用高压饱和蒸汽、过热水喷淋等手段使微生物菌体中的蛋白质、核酸发生变性而杀灭微生物的方法。该法灭菌能力强，为热力灭菌中最有效、应用最广泛的灭菌方法。药品、容器、培养基、无菌衣、胶塞以及其他遇高温和潮湿不发生变化或损坏的物品，均可采用本法灭菌。流通蒸汽不能完全杀灭细菌芽孢，一般可作为不耐热无菌产品的辅助灭菌手段。湿热灭菌法包括热压灭菌法、流通蒸汽灭菌法、煮沸灭菌法和低温间歇蒸汽灭菌法（表 1-6）。

表 1-6 常用湿热灭菌法

类型	灭菌条件	特点	适用范围
热压灭菌法	121℃，97kPa，30min；116℃，67kPa，40min	灭菌效果好，灭菌可靠，能杀灭所有细菌繁殖体和芽孢，广泛应用于制剂的生产	耐高温、耐高压的药物制剂、金属或玻璃容器及用具、瓷器、橡胶塞、膜滤器等
流通蒸汽灭菌法	100℃流通蒸汽加热 30~60min	灭菌不可靠，对繁殖体效果好，但不能保证杀灭所有芽孢	适用于消毒以及不耐高热制剂的灭菌
煮沸灭菌法	沸水中加热 30~60min	灭菌效果不如流通蒸汽灭菌法，必要时需加抑菌剂	适用于注射器、注射针及不耐高温的制剂品种
低温间歇蒸汽灭菌法	60~80℃下1h后，在室温下24h，再置 60~80℃下1h灭菌，室温放置，如此反复操作3次以上	费时且灭菌效果差，制剂中需加适量抑菌剂	适用于必须用热法灭菌但又不耐较高温度的制剂或药品

你知道吗

卧式热压灭菌柜

热压灭菌设备有灭菌锅和热压灭菌柜，其中卧式热压灭菌柜是一种常用的大型灭菌设备，其基本结构见图 1-1。

卧式热压灭菌柜的操作方法：①准备阶段。清洗，夹套先用蒸汽加热 10 分钟，以及使夹套中的蒸汽压力上升至所需标准。②灭菌阶段。放入待灭菌的物品，关闭柜门，并旋紧，通入热蒸汽，当温度上升至规定温度时，开始记录灭菌时间，灭菌过程中柜内压力应比较稳定。③灭菌完毕。到达灭菌时间后，先将蒸汽关闭，排气，当蒸汽压力降至"0"时，开启柜门，冷却后将灭菌物品取出。卧式热压灭菌柜使用注意事项：

必须使用饱和蒸汽；必须将灭菌器内的冷空气排尽；灭菌时间的计算必须要正确；一定要注意安全操作。灭菌完毕后，停止加热，必须使压力逐渐降到 0，才能放出锅内蒸汽，使锅内压力和大气压相等后，稍稍打开灭菌锅，等待 10~15 分钟，再全打开，避免因压差太大、温差太大而造成安全问题，或使物品冲出和玻璃瓶炸裂等，以保证操作人员的安全。

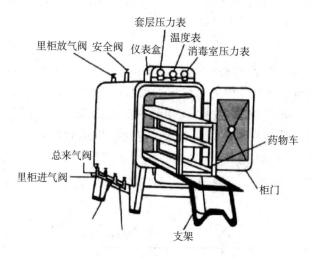

图 1-1　卧式热压灭菌柜示意图

（2）干热灭菌法　干热灭菌法是利用火焰，或将物品置于干热灭菌柜、隧道灭菌器等设备中，利用干热空气达到杀灭微生物或消除热原物质的方法。通过加热可使蛋白质变性或凝固，核酸破坏，酶失去活性，导致微生物死亡。干热灭菌法的类型及适用范围见表 1-7。

表 1-7　干热灭菌法

类型	灭菌条件	特点	适用范围
火焰灭菌法	物品直接置于火焰中灼烧	灭菌迅速、可靠、简便	耐火材质的物品如金属、玻璃用具或容器及瓷器等，不适用于药品灭菌
干热空气灭菌法	160~170℃，2h 以上；170~180℃，1h 以上；250℃，45min 以上	灭菌温度高、时间长	耐高温但不宜用湿热灭菌法灭菌的物品灭菌如玻璃、金属、纤维、固体试药、液状石蜡等

（3）过滤除菌法　过滤除菌法是利用细菌不能通过致密具孔滤材的原理以除去气体或液体中微生物的方法，是一种机械除菌的方法。常用于气体、热不稳定的药品溶液或原料的除菌。常用的过滤除菌滤器见图 1-2 和表 1-8。

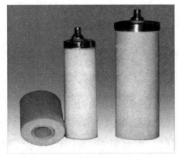
砂滤棒

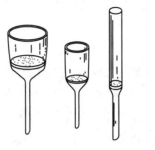
垂熔玻璃滤器

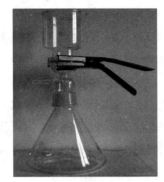
微孔滤膜滤器

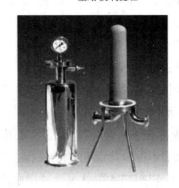
金属钛过滤器

图 1-2 常用的过滤除菌滤器

表 1-8 常用的过滤除菌滤器

类型	常见种类	特点	适用范围
微孔薄膜滤器	药品生产中采用的除菌滤膜孔径一般不超过 0.22μm	滤膜材质依过滤物品的性质及过滤目的而定。灭菌迅速、可靠、简便	目前应用最广泛的滤过除菌器
垂熔玻璃滤器	常见的有垂熔玻璃滤斗、滤球、滤棒三种。垂熔玻璃滤斗和滤球规格有 $G_1 \sim G_6$ 号	化学性质稳定，除强酸强碱外，一般不受药液的影响，对药物溶液不吸附，不影响药液的 pH	制剂生产时常用于滤除杂质和细菌。其中滤除细菌用 G_6 号（孔径 1.5μm 以下）
砂滤棒	硅藻土滤棒（苏州滤棒）、多孔素瓷滤棒（唐山滤棒）		可滤除溶液中颗粒杂质及一部分细菌。常用于注射剂预滤

过滤器不得对被滤成分有吸附作用也不能释放物质；不得使用有纤维脱落的过滤器。新置的滤器应先用水洗净，并灭菌，在 8 小时以内使用。在除菌滤过前后均应做过滤器的完好性试验。为保证过滤效果，可使用两个过滤器串联使用，或在灌装前用过滤器进行再次过滤。此法应配合无菌操作法进行。

（4）紫外线灭菌法 紫外灭菌法是用紫外线（能量）照射杀灭微生物的方法。用于紫外线灭菌的波长一般为 200~300nm，灭菌力最强的为 254nm。紫外线不仅能使核酸蛋白变性，而且能使空气中氧气产生微量臭氧，从而达到共同杀菌作用。适用于物体表面、无菌室空气灭菌；不适用于药液的灭菌及固体物料的深部灭菌。操作时应注意劳动保护，皮肤和眼睛不能暴露于紫外线下，否则照射过久会引起结膜炎、红斑和角膜灼伤等疾病。

（5）辐射灭菌法　辐射灭菌法是将灭菌物品置于适宜放射源辐射的 γ 射线或适宜的电子加速器发生的电子束中进行电离辐射而达到杀灭微生物的方法。本法最常用的为 ^{60}Co-γ 射线。医疗器械、容器、生产辅助用品、不受辐射破坏的原料药及成品等均可用本法灭菌，如维生素、抗生素、激素、高分子材料等的灭菌。

辐射灭菌的特点是不升高产品温度，穿透力强，灭菌效率高；但设备费用较高，对操作人员存在潜在危险性，可能使某些药物（特别是溶液型）药效降低或产生毒性和发热物质等。

（6）微波灭菌法　采用微波（频率为 300~300000MHz）照射产生的热能杀灭微生物和芽孢的方法。适宜液体和固体物料的灭菌，且对固体物料具有干燥作用。其特点是：微波能穿透到介质和物料的深部，可使介质和物料表里一致地加热；且具有低温、常压、高效、快速（一般为 2~3 分钟），低耗能、易操作、易维护，产品保质期长（可延长 1/3 以上）等优点。

2. 化学灭菌技术　化学灭菌技术是用化学药品直接作用于微生物而将其杀死的方法。化学杀菌剂不能杀死微生物的芽孢，仅对繁殖体有效。化学杀菌的目的在于减少微生物的数目，以控制无菌状况至一定水平。

（1）气体灭菌法　常见的有环氧乙烷灭菌法和甲醛蒸气熏蒸灭菌法，此外还有丙二醇、三甘醇、过氧醋酸、乳酸等，常用于室内空气灭菌。

环氧乙烷灭菌法　制药工业上用于灭菌的气体多为环氧乙烷。环氧乙烷气体穿透性强，易穿透塑料、纸板、固体粉末等，杀菌效果显著。适用于塑料容器、对热敏感的固体药物、纸或塑料包装的药物、橡胶制品、注射器、注射针头、衣物、敷料及器械等。环氧乙烷具可燃性，与空气以一定比例混合有爆炸的危险，因此灭菌过程的控制有一定难度，整个灭菌过程要求在技术熟练的人员监督下进行，灭菌完毕后应采取适当措施使残留的环氧乙烷消散除去。

甲醛蒸气熏蒸灭菌法　甲醛蒸气与环氧乙烷相比，杀菌力强而穿透力差，故只用于空气杀菌。操作要点：采用加热使液态甲醛气化成甲醛蒸气，经蒸气出口送入总进风道，由鼓风机吹入无菌室，连续 3 小时后，保持室内温度高于 25℃，湿度 >60%，关闭机器密熏 12~24 小时。密熏完毕后，将 25% 的氨水经加热，按一定流量送入无菌室，以清除甲醛蒸气，然后开启排风设备，并通入无菌空气直至室内甲醛排尽。

（2）表面消毒法　以化学药品作为消毒剂，配成有效浓度的液体，采用喷雾、涂抹或浸泡的方法达到消毒的目的。常用化学消毒剂有：75% 乙醇、1% 聚维酮碘溶液、0.1%~0.2% 苯扎溴铵溶液、苯酚或甲酚皂溶液等。本法适用于无菌室内墙壁、地面、操作台面、设备、器具及操作人员的手等的消毒灭菌。应用时注意杀菌剂的浓度，防止其化学腐蚀作用。

（三）无菌操作技术

对于不能用加热灭菌或不宜采用其他方法灭菌的无菌制剂，均需采用无菌操作。

无菌操作必须在无菌操作室或无菌柜台内进行，所用一切用具、材料及环境，应严格灭菌，见图1-3。按无菌操作法制备的产品，一般不再灭菌，可直接使用。用无菌操作法制备的注射剂，大多需加入抑菌剂。

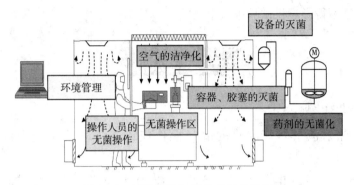

图1-3　无菌操作的微生物污染控制

1. 无菌操作室的灭菌　无菌室的灭菌多采用灭菌和除菌相结合的方式实施。对于流动空气采用过滤介质除菌法；对于静止环境的空气采用紫外线灭菌和化学气体灭菌的方法。

无菌操作室的空气应定期灭菌，常用甲醛、丙二醇或乳酸等蒸气熏蒸室内的空间，用具、地面、墙壁等用消毒剂喷洒或擦拭，其他用具尽量用热压灭菌或干热灭菌技术；每次工作前开启紫外灯1小时，以保持操作环境的无菌状态。

2. 无菌操作　操作人员进入无菌操作室应严格遵守无菌操作的规程，按规定洗手消毒后换上无菌工作衣、戴上无菌工作帽和穿上无菌工作鞋。头发不得外露并尽可能减少皮肤的外露，不得裸手操作，以免造成污染。操作过程中所用的容器、用具、器械均要经过灭菌。大量无菌制剂的生产在无菌洁净室内进行，小量无菌制剂的制备在层流洁净工作台（图1-4）上进行。

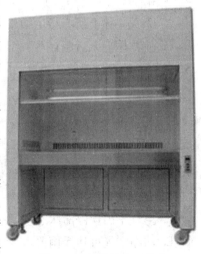

图1-4　层流洁净工作台

你知道吗

洗手的重要性

每只手可携带40万个细菌；刚洗过的手，每平方厘米也可检验出3200个细菌。皮肤表面：1~10万个细菌/平方厘米。用流水（如自来水）洗手，能使手上的致病微生物减少80%；用皂液充分洗手，再用自来水冲洗能使致病微生物减少95%；洗手后正确使用消毒剂能使致病微生物减少99%。

3. 无菌检查 无菌检查是用于检查要求无菌的药品、医疗器具、原料、辅料及其他品种是否无菌的一种操作。无菌检查应在环境洁净度 B 级下的局部洁净度 A 级的单向流空气区域内或隔离系统中进行，其全过程应严格遵守无菌操作，防止微生物污染，防止污染的措施不得影响供试品中微生物的检出。

目标检测

自测题

一、单项选择题

1. 大容量注射液（≥50ml）的灌封操作应该在下列哪个洁净级别的车间完成（　　）。

    A. B 级 　　　　 B. A 级 　　　　 C. D 级 　　　　 D. C 级

2. 下列哪项不作为中药制剂被微生物污染的途径考虑（　　）。

    A. 原料药材 　　 B. 操作人员 　　 C. 制药设备 　　 D. 天气情况

3. 直接接触药品生产的人员每年至少体检（　　）。

    A. 一次 　　　　 B. 二次 　　　　 C. 三次 　　　　 D. 四次

4. 灭菌的含义是（　　）。

    A. 杀灭物体上所有微生物 　　　　 B. 杀灭物体上的病原微生物

    C. 使物体上无活菌存在 　　　　　 D. 杀死含芽孢的细菌

5. 最可靠的湿热灭菌法为（　　）。

    A. 热压灭菌法 　　　　　　　　　 B. 流通蒸汽灭菌法

    C. 煮沸灭菌法 　　　　　　　　　 D. 低温间歇灭菌法

二、多项选择题

1. 层流洁净空气技术的优点是（　　）。

    A. 避免交叉污染 　　　　　　　　 B. 除去了一切微粒

    C. 空气不出现停滞状态 　　　　　 D. 换气数大

    E. 洁净空气可达无菌要求

2. 中药制剂可能被微生物污染的途径有（　　）。

    A. 中药原料 　　　　　　　　　　 B. 操作人员

    C. 销售人员 　　　　　　　　　　 D. 包装材料

    E. 制药用具

3. 下列关于对羟基苯甲酸酯的叙述，正确的有（　　）。

    A. 对霉菌效能较强

    B. 在酸性、中性、碱性药液中均有效

    C. 碱性药液中的作用最好，酸性药液中作用减弱

    D. 在含吐温类药液中常使用它作防腐剂

E. 水中溶解较小

4. 物理灭菌法包括（　　）。

A. 干热灭菌　　　　　　　　　　　B. 湿热灭菌

C. 微波灭菌法　　　　　　　　　　D. 紫外线灭菌法

E. 甲醛灭菌法

5. 常见的湿热灭菌法有（　　）。

A. 煮沸法灭菌法　　　　　　　　　B. 流通蒸汽灭菌法

C. 甲醛蒸气灭菌法　　　　　　　　D. 高效空气颗粒滤器

E. 低温间歇灭菌法

📖 任务五　中药制剂生产的辅助材料

PPT

🗒 岗位情景模拟

　　情景描述　某制药有限公司为配合疫情防控工作，加大产能，加快生产，以保障市场对防疫药品的需求。该公司供应部正紧急采购药用辅料和药包材，生产部也在积极生产制药用水等。

　　分析　1. 药用辅料和制药用水有哪些？

　　　　　　2. 如何选择合适的药包材？

一、药用辅料

（一）认识药用辅料

　　原料药物在加工成各种类型的制剂时，若没有其他附加物质的加入是不能成型的，如制备水丸须用水（酒、醋等），有时还要用处方中某些药材的煎汁；制作蜜丸，应加入蜂蜜；制备片剂，需要加入填充剂、黏合剂、崩解剂、润滑剂等；制备酒剂，应添加蒸馏酒作溶剂才能制成药酒。由此可见，在中药制剂的成型过程中，除了原料药物作为生产原料外，还须附加一些其他物质共同成为中药剂型品种的组成部分，这里所添加的其他物质，就是我们所称的药用辅料。

　　《中国药典》2020 年版（四部）对药用辅料定义为：药用辅料是指生产药品和调配处方时使用的赋形剂和附加剂；是除活性成分以外，在安全性方面已进行了合理的评估，并且包含在药物制剂中的物质。

　　中药制剂用的药用辅料与西药制剂用的药用辅料比较，既有相似之处，又有区别。中药制剂中的药用辅料常具有"药辅合一"的特点，如中药半浸膏片中常用稠浸膏作为黏合剂，部分中药细粉作稀释剂、吸收剂或崩解剂，以减少其他辅料用量和减少服用剂量。又如二母宁嗽丸中的蜂蜜，既是处方中的一味药，与处方中的其他药物起协同作用，还是丸剂的黏合剂。因此中药制剂在选用辅料时，常注重辅料与药效相结合。

（二）药用辅料的用途和作用

药用辅料虽然不是中药制剂中的主要成分，但是在制剂生产过程中是不可缺少的辅助性物料。由于各种药用辅料都有一定的性质、特点而具有实际用途。不同剂型需要不同的药用辅料，而不同的药用辅料有不同的具体用途，但它们的基本作用是一致的，归纳起来主要有：作为非活性物质时，药用辅料除了赋形、充当载体、提高稳定性外，还具有增溶、助溶、调节释放等重要功能，是可能会影响到制剂的质量、安全性和有效性的重要成分。因此，应关注药用辅料本身的安全性以及药物与辅料相互作用及其安全性。

你知道吗

亮菌甲素事件

2006 年 4 月 22 日、23 日，广州中山三院传染科两例重症肝炎患者先后突然出现急性肾功能衰竭症状；29 日和 30 日，又有患者连续出现该症状。院方通过排查，将目光锁定某制药有限公司生产的"亮菌甲素注射液"上。5 月 2 日，院方基本认定这起事件确实是由亮菌甲素注射液引起的。

该制药有限公司生产的亮菌甲素注射液经确证含有高达 30% 的二甘醇。二甘醇在体内会被氧化成草酸而引起肾损害，导致患者肾功能急性衰竭。生产亮菌甲素注射液所需要的溶剂是丙二醇，而采购员将工业原料二甘醇冒充药用辅料丙二醇出售给该制药有限公司，致使假冒辅料投入生产，制造出毒药"亮菌甲素注射液"并投入市场，最终导致 13 人死亡，部分人肾毒害的惨剧。

（三）药用辅料的分类

1. 按在处方中的组成分类

（1）处方内的药用辅料　即由处方中适宜的饮片加工而成，兼作药用辅料。如处方中含黏液质或糖分较重及含纤维多的饮片，不易粉碎成细粉，则可采用煎煮取汁用作辅料；在压制片剂时选取粉性强的饮片加工制成细粉作赋形剂等。由于这类药用辅料来源于处方中的组成部分，所以在选择应用时，不得任意更换品种和剂量。

（2）处方外的药用辅料　根据医疗需要、饮片性质以及剂型和制备要求，另外选择的其他适宜物质作药用辅料。如根据医疗需要选择蜂蜜、姜汁、红糖、饴糖等；根据饮片性质选择蒸馏酒、醋、蜂蜡等；根据剂型和制备要求选择水、油脂、铅粉、红丹、淀粉等。

2. 按来源分类　可分为天然物、半合成物和全合成物。

3. 按用于制备的剂型分类　可用于制备的药物制剂类型主要包括片剂、注射剂、胶囊剂、颗粒剂、眼用制剂、鼻用制剂、栓剂、丸剂、软膏剂、乳膏剂、吸入制剂、喷雾剂、气雾剂、凝胶剂、散剂、糖浆剂、搽剂、涂剂、涂膜剂、酊剂、贴剂、贴膏剂、口服溶液剂、口服混悬剂、口服乳剂、植入剂、膜剂、耳用制剂、冲洗剂、灌肠剂、合剂等。

4. 按作用与用途分类　可分为溶剂、抛射剂、增溶剂、助溶剂、乳化剂、着色剂、黏合剂、崩解剂、填充剂、润滑剂、润湿剂、渗透压调节剂、稳定剂、助流剂、抗结块剂、助压剂、矫味剂、抑菌剂、助悬剂、包衣剂、成膜剂、芳香剂、增黏剂、抗黏着剂、抗氧剂、抗氧增效剂、螯合剂、皮肤渗透促进剂、空气置换剂、pH 调节剂、吸附剂、增塑剂、表面活性剂、发泡剂、消泡剂、增稠剂、包合剂、保护剂、保湿剂、柔软剂、吸收剂、稀释剂、絮凝剂与反絮凝剂、助滤剂、冷凝剂、基质、载体材料等。

5. 按给药途径分类　可分为口服、注射、黏膜、经皮或局部给药、经鼻或吸入给药和眼部给药等。

同一药用辅料可用于不同给药途径、不同剂型，且有不同的用途。

（四）药用辅料的选择

生产药品所用的药用辅料必须符合药用要求；注射剂用药用辅料应符合注射用质量要求。药用辅料对人体无毒害作用；化学性质稳定，不易受温度、pH、光线、保存时间等的影响；与主药无配伍禁忌，一般情况下不影响主药的剂量、疗效和制剂主成分的检验，尤其不影响安全性；且应选择功能性符合要求的辅料，经筛选尽可能用较小的用量发挥较大的作用。

（五）药用辅料的规定

药用辅料在生产、贮存和应用中应符合下列规定。

1. 药用辅料国家标准应建立在经国务院药品监督管理部门确认的生产条件、生产工艺以及原材料的来源等基础上，按照《药用辅料生产质量管理规范》进行生产，上述影响因素任何之一发生变化，均应重新验证，确认药用辅料标准的适用性。

2. 药用辅料可用于多种给药途径，同一药用辅料用于给药途径不同的制剂时，需根据临床用药要求制定相应的质量控制项目。质量标准的项目设置重点考察安全性指标。药用辅料的质量标准可设"标示"项，用于标示其规格，如注射剂用辅料等。

3. 药用辅料用于不同的给药途径或用于不同的用途对质量的要求不同。在制定辅料标准时既要考虑辅料自身的安全性，也要考虑影响制剂生产、质量、安全性和有效性的性质。药用辅料的试验内容主要包括两部分：①与生产工艺及安全性有关的常规试验，如性状、鉴别、检查、含量等项目；②影响制剂性能的功能性指标，如黏度、粒度等。

4. 药用辅料的残留溶剂、微生物限度、热原、细菌内毒素、无菌等应符合所应用制剂的相应要求。注射剂、滴眼剂等无菌制剂用辅料应符合注射剂或眼用制剂的要求，供注射用辅料的细菌内毒素应符合要求［《中国药典》2020 年版（四部）（通则1143）］，用于无菌生产工艺且无除菌工艺制剂的供注射用辅料应符合无菌要求［《中国药典》2020 年版（四部）（通则 1101）]。

5. 药用辅料的包装上应注明为"药用辅料"，且药用辅料的适用范围（给药途径）、包装规格及贮藏要求应在包装上予以明确；药品中使用到的辅料应写入药品说明书中。

二、制药用水

（一）制药用水的类型及应用

水是制剂生产中用量大、使用广的一种辅料，用于生产过程及制剂的制备。《中国药典》2020 年版（四部）所收载的制药用水，因使用的范围不同而分为饮用水、纯化水、注射用水及灭菌注射用水（表 1 - 9），一般应根据各生产工序或使用目的与要求选用适宜的制药用水，以适应制剂生产的需要。药品生产企业应确保制药用水的质量符合预期用途的要求。

表 1 - 9　制药用水

类型	概念	用途	质量要求
饮用水	天然水经过净化处理所得的水	药材净制时的漂洗、制药用具的粗洗；除另有规定外，也可作为饮片的提取溶剂	应符合《生活饮用水卫生标准》
纯化水	饮用水经蒸馏法、离子交换法、反渗透法或其他适宜的方法制备的制药用水	用于配制普通药物制剂用的溶剂或试验用水；中药注射剂、滴眼剂等灭菌制剂所用饮片的提取溶剂；口服、外用制剂配制用溶剂或稀释剂；非灭菌制剂用器具的精洗用水；非灭菌制剂所用饮片的提取溶剂；不得用于注射剂的配制与稀释	应符合《中国药典》2020 年版纯化水项下规定
注射用水	纯化水经蒸馏所得的水，应符合细菌内毒素试验要求	配制注射剂、滴眼剂等的溶剂或稀释剂及容器的精洗	应符合《中国药典》2020 年版注射用水项下的规定
灭菌注射用水	注射用水按照注射剂生产工艺制备所得	主要用于注射用灭菌粉末的溶剂或注射剂的稀释剂	应符合《中国药典》2020 年版灭菌注射用水项下的规定

（二）热原

1. 认识热原　热原是指微量即能引起人体和恒温动物体温异常升高的致热性物质。广义的热原包括细菌性热原、内源性热原及化学热原等。这里所指的热原，主要是指细菌性热原，是某些细菌的代谢产物、细菌尸体及内毒素。致热能力最强的是革兰阴性杆菌的产物，其次是革兰阳性杆菌类，革兰阳性球菌则较弱，霉菌、酵母菌甚至病毒也能产生热原。热原广泛存在于天然水、饮用水及其他不洁水中，注射用水、药物原辅料、容器、用具、管道和设备、生产过程及输液器具等都有可能存在热原。

临床在进行静脉滴注大量输液时，如果药液中含有热原，在输注人体后 0.5 ~ 1 小时内出现冷战、高热、出汗、昏晕、呕吐等症状，高热时体温可达 40℃，严重者出现休克、昏迷甚至危及生命，这种现象称为热原反应。引起热原反应的主要原因是注射剂或输液器受到热原污染。注射剂在制备过程中，如果原辅料不洁、无菌操作不当、灭菌不严格等，都可能会产生热原反应。因此《中国药典》2020 年版（四部）规定静脉用注射剂必须进行热原检查或者细菌内毒素检查合格后方能使用。

2. 热原的性质与除去方法

（1）耐热性　大多数热原具有很强的耐热性，根据来源不同其耐热程度有所差异。一般的热原在 120℃ 加热 4 小时可被破坏 98%，180℃ 加热 3 小时、200℃ 加热 2 小时或者 250℃ 加热 30 分钟可彻底被破坏。

（2）过滤性　热原为 1~5nm，体积很小，一般的滤器包括微孔滤膜均能通过。超滤膜的膜孔仅为 3~15nm，可有效去除药液中的细菌；反渗透法制备注射用水时采用醋酸纤维素膜和聚酰胺膜可除去热原。

（3）水溶性和不挥发性　热原具有不挥发性，故采用蒸馏法制备注射用水，但热原又具有水溶性，可随水蒸气的雾滴带入蒸馏水而造成污染，所以蒸馏器应有隔沫装置。

（4）可吸附性　利用活性炭的吸附性除去热原，即在配液时加入 0.1%~0.5%（溶液体积）活性炭，煮沸并搅拌 15 分钟，即能除去大部分热原，而且活性炭还有脱色、助滤、除臭作用。

（5）其他性质　热原还能被强酸、强碱或强氧化剂等破坏；热原在水溶液中带负电荷，可被阴离子交换树脂吸附而除去；超声波及某些表面活性剂也能使之失活。

请你想一想

夺命双黄连

双黄连注射液是一种常用的中成药，有个感冒发烧、头疼脑热，打上几针，比很多抗生素便宜多了，而且还有很多人认为既然是中药制剂，它的副作用比抗生素要小，应该更安全。而就在 2009 年，安徽、云南和江苏三省，先后有三名患者，注射了黑龙江某公司生产的双黄连注射液之后，死于严重不良反应。原国家食品药品监管局公布的调查结果指出，专家认为，所发生病例以全身炎症性反应综合征为主要表现，临床表现提示有外源性致病原突然入血。

想一想：1. 患者出现不良反应的原因是什么？

2. 什么是热原？什么是细菌内毒素？它们是怎么产生的？它们具有什么特征？

3. 制备注射剂时应采用哪些方法除去热原？如何防止热原污染？

3. 热原的检查方法

（1）家兔升温法　将一定剂量的供试品，静脉注入家兔体内，在规定时间内，观察家兔体温升高的情况，以判定供试品中所含热原的限度是否符合规定。具体操作方法见《中国药典》2020 年版（四部）热原检查法（通则 1142）。

由于家兔对热原的反应与人基本相似，家兔升温法为各国药典规定的检查热原的法定方法。但此法操作繁琐费时，不能用于注射剂生产过程中的质量监控，且不适用于放射性药物、肿瘤抑制剂等细胞毒性药物制剂。

（2）细菌内毒素检查法（鲎试剂法）　是利用鲎试剂（图 1-5）来检测或量化由革兰阴性菌产生的细菌内毒素，以判断供试品中细菌内毒素的限量是否符合规定的一种方法。具体操作方法见《中国药典》2020 年版（四部）细菌内毒素检查法（通则

1143）。

鲎试剂法灵敏度高，操作简单，实验费用少，可迅速获得结果，适用于生产过程中的热原控制，特别适用于某些不能用家兔升温法进行热原检测的品种，如放射性制剂、肿瘤抑制剂等。但由于鲎试剂法对革兰阴性菌以外的内毒素不够灵敏，故不能完全代替家兔升温法。

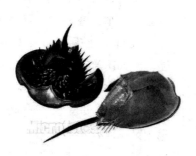
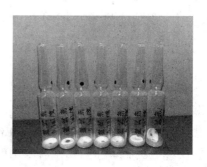

图1-5　鲎与鲎试剂

（三）制药用水制备技术

制药用水的制备从系统设计、材质选择、制备过程、贮存、分配和使用均应符合《药品生产质量管理规范》的要求。制水系统应经过验证，并建立日常监控、检测和报告制度，有完善的原始记录被查。系统应定期进行清洗与消毒。

1. 饮用水的制备

（1）制备技术　存在于自然界而未经人工处理的水称为天然水，包括江河、海洋、冰川、湖泊、泉水等，含有悬浮物、无机盐、有机物、细菌和热原等杂质，不能直接用作制药用水。应根据水质情况进行预处理。

①过滤法　当原水中泥沙、悬浮物较多时，可将水通过砂滤桶、砂滤缸或砂滤池而得到较纯净的水。滤层通常由洗净的碎石、粗砂、细砂、木炭、陶制滤棒组成，经滤过、吸附，通常可除去水中悬浮粒子。

②凝聚法　在原水中加入明矾、硫酸铝等絮凝剂，可以使水中的悬浮物加速凝聚成絮状物沉淀而除去。

③石灰高锰酸钾法　若原水污染严重，可采用本法处理。即在待处理的原水中加入少量石灰使 pH 至8，然后加入1%高锰酸钾溶液使水呈淡紫红色（要求15分钟后红色不完全褪去为度），澄清，滤过。

（2）饮用水的质量要求　饮用水应符合现行中华人民共和国国家标准《生活饮用水卫生标准》。控制饮用水卫生与安全的指标包括四大类：水的感官性状和一般化学指标、微生物学指标、毒理学指标、放射性指标。

你知道吗

饮用水的选择

生活中如何正确选择饮用水，是每一个热爱健康的人都十分关注的问题。

1. 天然水 是直接取自天然水源（地表水或地下水），经过一系列处理工艺净化消毒后的水，呈天然弱碱性。它是最符合人体需要的饮用水，应为首选。

2. 矿泉水 是指从地下深处自然涌出或人工开采所得到的未受污染的天然地下水，经过滤、灭菌、灌装而成。含有一定的矿物质并呈离子状态，容易被人体吸收。不同水源的水中矿物质含量也不同，应注意选用。

3. 纯净水 一般以城市自来水为水源，通过多层过滤，可将微生物等有害物质去除，但同时也去除了氟、钾、钙、镁等人体所需矿物质。长期饮用纯净水，不利于人体吸收矿物质，少选为佳。

4. 人造矿化水 又称矿物质水，通过人工添加矿物质来改善水的矿物质含量。这样的水虽然在纯净水中增加了部分矿物元素，但是添加的矿物质被人体吸收、利用的情况以及对人体健康的作用如何，尚需要进一步研究，应慎重选用。

2. 纯化水的制备 纯化水的制备是以饮用水作为原水，经逐级提纯水质，使之符合生产要求的过程。采用离子交换法、反渗透法、电渗析法等非热处理制备的纯化水，称为去离子水；采用特殊设计的蒸馏器，用蒸馏法制备的纯化水称为蒸馏水。纯化水不含任何添加剂。生产时应根据各种纯化方法的特点灵活组合应用。

（1）制备技术

①离子交换法 是目前广泛采用的制备纯化水的方法之一。本法利用离子交换树脂具有的离子交换作用，除去绝大部分阴、阳离子，对热原、细菌也有一定的清除作用。这种方法制备的纯化水具有水质化学纯度高、设备简单、耗能小、成本低等优点，但也存在除热原效果不可靠、树脂再生耗费酸碱及人力、制得的纯化水可能溶有离子交换树脂裂解物、对人体有害等缺点。

离子交换法处理原水通过离子交换树脂进行。离子交换树脂是一种人工合成的带有交换活性基团的多孔网状结构的高分子化合物。常用的离子交换树脂见表 1-10。钠型和氯型比较稳定，便于保存，为出厂形式，使用前应将市售产品用酸碱转化为氢型和羟型。

表 1-10 常用的离子交换树脂

	阳离子交换树脂	阴离子交换树脂
常用树脂	732 型（苯乙烯强酸性）	717 型（苯乙烯强碱性）
极性基团	磺酸基	季铵基团
简式（出厂形式）	$RSO_3^- Na^+$（钠型）	$RN^+ (CH_3)_3 Cl^-$（氯型）
处理方法	酸处理	碱处理
使用形式	$RSO_3^- H^+$（氢型）	$RN^+ (CH_3)_3 OH^-$（羟型）

离子交换法制备纯化水的基本原理：当饮用水通过阳离子交换树脂时，水中阳离子被树脂所吸附，树脂上的阳离子 H^+ 被置换到水中，其反应式如图 1-6 所示。经阳

离子交换树脂处理的水再通过阴离子交换树脂，水中的阴离子被树脂所吸附，树脂上的阴离子 OH^- 被置换到水中，并和水中的 H^+ 结合成水，其反应如图 1-7 所示。

$$R-SO_3^-H^+ + 1/2Ca^{2+} \begin{bmatrix} K^+ \\ Na^+ \\ \\ \\ \end{bmatrix} \begin{bmatrix} 1/2SO_4^{2-} \\ Cl^- \\ HCO_3^- \\ HSiO_3^- \end{bmatrix} \rightleftharpoons R-SO_3^- + 1/2Ca^{2+} + \begin{bmatrix} K^+ \\ Na^+ \\ H^+ \\ 1/2Mg^{2+} \end{bmatrix} + \begin{bmatrix} 1/2SO_4^{2-} \\ Cl^- \\ HCO_3^- \\ HSiO_3^- \end{bmatrix}$$

图 1-6　阳离子树脂交换反应

$$R\equiv N^+OH^- + H^+ \begin{bmatrix} 1/2SO_4^{2-} \\ Cl^- \\ HCO_3^- \\ HSiO_3^- \end{bmatrix} \rightleftharpoons R\equiv N^+ + HCO_3^- + H_2O \begin{bmatrix} 1/2SO_4^{2-} \\ Cl^- \\ \\ HSiO_3^- \end{bmatrix}$$

图 1-7　阴离子树脂交换反应

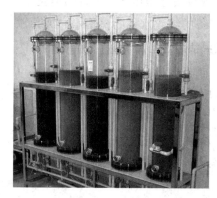

图 1-8　离子交换装置

离子交换装置可由不同的树脂组合而成，如图 1-8 所示。把经过处理的离子交换树脂装在树脂柱内得到的装置称为树脂床。由于树脂经常要用酸碱处理，因此要求树脂柱化学性质稳定，能耐酸碱的腐蚀，并能承受一定的压力，常用有机玻璃、不锈钢等材料制作。树脂床根据填料可分为阳床（阳离子交换树脂柱）、阴床（阴离子交换树脂柱）和混合床（阴、阳树脂以一定比例混合均匀装入同一柱内）。

离子交换法处理原水的工艺，一般可采用阳床、阴床、混合床的串联组合形式。在各种树脂床组合中，阳床需排在首位，不可颠倒。同时为减轻阴树脂负担，常在阳床后加脱气塔。因此，离子交换法制备纯化水的一般采用工艺流程是：饮用水→过滤→阳床→脱气塔→（弱酸型阴离子交换树脂）→阴床→混合床。

请你想一想

1. 阳床为什么需排在首位？否则会产生什么后果？

2. 脱气塔脱去的是什么？

目前生产过程中，可通过测定比电阻来控制去离子水的质量，一般要求比电阻值在 100 万 $\Omega\cdot cm$ 以上，测定比电阻的仪器常用 DDS-Ⅱ型电导仪。

②反渗透法　反渗透法是 20 世纪 60 年代发展起来的新技术，国内目前主要用于原水处理，但若装置合理，也能达到注射用水的质量要求。反渗透法制备注射用水，具有耗能低、水质好、设备使用与保养方便等优点，它为注射用水的制备开辟了新途径。《美国药典》ⅩⅩⅢ版（1975 版）开始收载此法为制备注射用水的法定方法之一。

当两种不同浓度的水溶液（如纯水和盐溶液）用半透膜隔开时，稀溶液中的水分子通过半透膜向浓溶液一侧自发流动，这种现象称为渗透。由于半透膜只允许水通过，而不允许大分子物质通过，渗透作用的结果，必然使浓溶液一侧的液面逐渐升高，水柱静压不断增大，直至液面不再上升，渗透达到动态平衡，这时浓溶液与稀溶液之间的水柱静压差即为渗透压。若在浓溶液一侧加压，当压力超过渗透压时，浓溶液中的水可向稀溶液做反向渗透流动，这种现象称为反渗透。反渗透的结果使水从浓溶液中分离出来。渗透与反渗透的原理如图1-9所示。

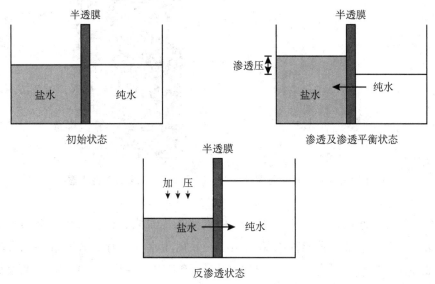

图1-9　渗透与反渗透的原理示意图

反渗透膜是一种只允许水通过而不允许溶质透过的半透膜。主要有醋酸纤维素膜和芳香族聚酰胺膜两大类，前者较经济，透水量大，除盐率高，但不耐微生物腐蚀；后者机械强度好，但价格较高。

反渗透法制备注射用水的工艺流程为：原水→预处理→一级高压泵→第一级反渗透装置→离子交换树脂→二级高压泵→第二级反渗透装置→高纯水。反渗透法制备注射用水，除去盐及热原的效率高，可完全达到注射用水的标准要求。

③电渗析法　电渗析净化是一种制备初级纯水的技术。当原水中含盐量较高（≥300mg/L）时，离子交换法已不适用，但电渗析法依然有效，因此常与离子交换法联用，以提高原水净化处理的效率。

电渗析法净化处理原水，主要是除去原水中带电荷的物质，对于不带电荷的物质除去能力较差，故原水在用此法净化处理前，必须除去水中含有的不带电荷的杂质。

（2）纯化水的质量要求　纯化水应为无色的澄明液体，无臭。按《中国药典》2020年版纯化水项下的各项检查方法检查，应符合规定。

3. 注射用水的制备　注射用水为纯化水经蒸馏所得的水，应符合细菌内毒素试验要求。该法是将纯化水先加热至沸腾，使之气化为蒸汽，然后将蒸汽冷凝成液体而得到注射用水。所需蒸馏设备式样多，构造各异，主要有塔式蒸馏水器（图1-10）、多效蒸馏水器（图1-11）和气压式蒸馏水器等。目前国内大多数制药企业都使用多效蒸馏水器。多效蒸馏水器所制注射用水水质稳定，纯度高，产量大，节约时间，水垢少。注射用水接触的材料必须是优质不锈钢或其他经验证对水质不产生污染的材料，且装置应定期清洗、消毒灭菌，经验证合格方可使用。

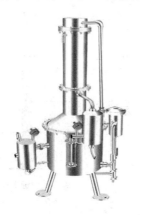　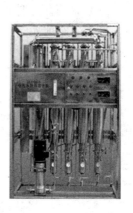

图1-10　塔式蒸馏水器　　　　图1-11　多效蒸馏水器

为保证注射用水的质量，应减少原水中的细菌内毒素，监控各生产环节，防止微生物污染；应定期清洗与消毒注射用水系统；注射用水的储存方式和静态储存期限应经过验证确保水质符合质量要求，例如可以在80℃以上保温或70℃以上保温循环或4℃以下的状态存放。一般应在制备后12小时内使用。

注射用水应为无色的澄明液体，无臭。按《中国药典》2020年版（二部）注射用水项下检查方法检查应符合规定；其中细菌内毒素检查，每1ml含内毒素的量应小于0.25EU。

4. 灭菌注射用水的制备　灭菌注射用水为注射用水照注射剂生产工艺（详见项目三任务六中药注射剂的制备）制备所得，不含任何添加剂。主要用于注射用灭菌粉末的溶剂或注射剂的稀释剂，如图1-12所示。其质量应符合《中国药典》2020年版（二部）灭菌注射用水项下的各项规定。

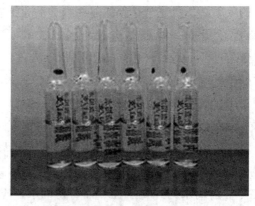

图1-12　灭菌注射用水

三、药包材

（一）认识药包材

药包材即直接与药品接触的包装材料和容器，是指药品生产企业生产的药品和医疗机构配制的制剂所使用的直接与药品接触的包装材料和容器。

以前在制剂生产中只注意制剂本身的质量，而近年来，由于包装材料和包装技术的高速发展，中药制剂生产对包装的重要性也愈来愈重视。离开包装则谈不上制剂的质量，制剂的贮存期也必须从制剂本身的质量连同它的包装一同来评价。作为药品的一部分，药包材本身的质量、安全性、使用性能以及药包材与药物之间的相容性对药品质量有着十分重要的影响。药包材是由一种或多种材料制成的包装组件组合而成，应具有良好的安全性、适应性、稳定性、功能性、保护性和便利性，在药品的包装、贮藏、运输和使用过程中起保护药品质量、安全、有效，实现给药目的（如气雾剂）的作用。

为加强直接接触药品的包装材料和容器（以下简称"药包材"）的监督管理，保证药包材质量，根据《中华人民共和国药品管理法》及《中华人民共和国药品管理法实施条例》，国家食品药品监督管理局于 2004 年 7 月 20 日颁布了《直接接触药品的包装材料和容器管理办法》，对药包材实施注册管理。

（二）药包材的分类

1. 按作用分 分为内包装和外包装。内包装是直接与药品接触的包装，按照给药方法和用途对中药制剂进行分剂量，并装于直接接触药品的容器或材料，如注射剂用玻璃安瓿、大输液用塑料输液袋、片剂和胶囊剂用泡罩式铝塑包装袋等；外包装是内包装以外的包装，外包装是容纳多个内包装的容器或材料，如容纳已用铝塑包装好的胶囊、药片的纸盒，容纳小包装药品的包装箱等。

2. 按材质分 可分为塑料类、金属类、玻璃类、陶瓷类、橡胶类和其他类（如纸、干燥剂）等，也可以由两种或两种以上的材料复合或组合而成（如复合膜、铝塑组合盖等）。

3. 按用途和形制分 可分为输液瓶（袋、膜及配件）、安瓿、药用（注射剂、口服或外用剂型）瓶（管、盖）、药用胶塞、药用灌封注射器、药用滴眼（鼻、耳）剂瓶、药用硬片（膜）、药用铝箔、药用软膏管（盒）、药用喷（气）雾剂泵（阀门、罐、筒）、药用干燥剂等。

（三）药包材的作用

1. 保护作用 使药品不受周围环境因素的影响，如湿气、空气、氧气以及日光等；

不受微生物的污染，异物不进入。

2. 鉴别作用　如药品的品种、规格、用途等可用不同的包装来区别。

3. 方便应用　使药品便于服用。

（四）药包材的性能要求

1. 机械性能　药包材应能有效地保护药品，因此应具有一定的强度、韧性和弹性等，以适应压力、冲击、振动等静力和动力因素的影响。

2. 隔离性能　根据对药品包装的不同要求，药包材应对水分、水蒸气、气体、光线、芳香气、异味、热量等具有一定的阻挡。

3. 安全性能　药包材本身的毒性要小，以免污染产品和影响人体健康；包装材料应无腐蚀性，并具有防虫、防蛀、防鼠、抑制微生物等性能，以保护产品安全。

4. 加工性能　药包材应宜于加工，易于制成各种包装容器，方便包装作业的机械化、自动化，以适应大规模工业生产，应适于印刷，便于印刷包装标志。

5. 经济性能　药包材应来源广泛、取材方便、成本低廉，使用后的药包材应易于处理，不污染环境，以免造成公害。

（五）常用的药包材

1. 纸　纸是药品生产中应用最广泛的一种包装材料，有纸、纸板和瓦楞纸三大类。纸张即可以作成纸包装容器或包装装潢，也可以制作成包装箱、包装盒、包装杯等，还可以用于产品说明书或广告印刷。纸具有来源广、重量轻、成本低、折叠性好、便于印刷、可回收利用等优点，其缺点是防潮性能较差。

2. 玻璃　用于药品包装的玻璃主要以氧化硅、氧化硼等为主要原料，通过玻璃成型工艺和设备生产的各类药用玻璃容器。玻璃具有优良的保护性、化学性质稳定、光洁透明、造型美观、可回收利用、价廉等优点，缺点是质重、易碎。

3. 塑料　塑料是以无毒的高分子聚合物（聚乙烯、聚丙烯、聚碳酸酯、聚酯等）为主要原料，用塑料成型工艺和设备生产工艺制成的各类药用塑料容器。塑料具有质量比玻璃或金属轻、不易破碎等优点，缺点是透气、透湿性、化学稳定性和耐热性均不如玻璃。

4. 复合膜及其制品　复合膜是由各种塑料与纸、金属或其他材料通过层合、挤出贴面、共挤塑等工艺技术将基材结合在一起而形成的多层结构膜。复合膜及其制品具有防尘、防污、保持香味、防紫外线、防静电、印刷方便、能以微波加热等优点；缺点是难以回收，易造成环境污染。

5. 泡罩包装材料　泡罩包装材料是将成泡基材真空吸泡（吹泡）或模压成型，充填好物品后再使用覆盖材料并通过压力在一定温度和时间条件下与成泡材料热合密封形成，覆盖材料常用铝箔，成泡基材常用聚乙烯、聚丙烯等。泡罩包装材料具有防尘、防污、化学稳定较好、透明、印刷方便、适用于机械加工、取药方便、便于携带等优点；缺点是难以回收，易造成环境污染。

6. 金属包装材料　金属包装材料是以铁质、铝质等金属制成的容器，如药用铝管、各类金属瓶盖。金属包装材料具有力学性能优良、刚性好、强度高、印刷装饰美观等优点；缺点是耐腐蚀性能低，材料价格较高。

7. 橡胶　橡胶主要用作药用瓶塞，防止药品在贮存、运输、使用过程中受污染和渗漏，如气雾剂瓶密封件、输液瓶塞、粉针剂瓶塞等，具有高弹性、耐灭菌、低透气和透水性等优点，缺点是可能含有能渗透进药液的物质。

药包材的命名应按照用途、材质和形制的顺序编制，文字简洁，不使用夸大修饰语言，尽量不使用外文缩写，如口服液体药和聚丙烯瓶。

药包材的包装上应注明包装使用范围、规格及贮藏要求，并应注明使用期限。

实训二　制药用水的制备

一、实训目的

1. 能熟练掌握纯化水制备的岗位操作法。
2. 掌握 0.5t/h 一级反渗透纯水装置的标准操作规程。
3. 能对纯化水质量作出评价。
4. 能按清场规程进行清场工作。

二、实训条件

1. 实训场地　实验室、实训车间。

2. 实训仪器与设备　0.5t/h 一级反渗透纯水装置。

3. 实训材料　清水、纯化水。

三、实训内容和步骤

（一）实训内容

纯化水的制备。

（二）实训步骤

【制法】　饮用水经反渗透装置制得纯化水。

【性状】　本品为无色的澄清液体，无臭。

【检查】　见《中国药典》2020 年版（二部）纯化水项下的检查项目，应符合规定。

四、实训考核

纯化水实践实训操作技能的详细考核内容见表 1-11。

表1-11　纯化水实践实训操作技能评定考核表

班级：　　　　　　　　　　　姓名：　　　　　　　　　学号：

考核内容		实训考核点	分值	实得分
准备工作（分值10%）		着装及个人卫生符合规定	2	
		正确选用技能操作设备	5	
		检查确认操作仪器和设备性能良好	3	
操作（分值60%）	预处理	清洗过滤器操作正确	10	
		检查过滤器	5	
	装置运行	各阀门处于运行状态正确	10	
		全自动开机方法正确	10	
		手动开机方法正确	5	
	关机	关机操作正确	10	
		关机顺序正确	10	
清场（分值10%）		场地、仪器和设备清洁	5	
		清场记录填写准确、完整	5	
操作记录（分值10%）		记录填写准确、完整	5	
		质量标准符合、规定	5	
其他（分值10%）		正确回答考核人员提出的问题	10	
合计			100	

考核教师：　　　　　　　　　　　　　　考核时间：　　年　　月　　日

目标检测

自测题

一、单项选择题

1. 生产药品和调配处方时使用的赋形剂和附加剂称为（　　）。

　　A. 制剂　　　　　B. 原药料　　　　　C. 药用辅料　　　　D. 药包材

2. 药品生产企业生产的药品和医疗机构配制的制剂所使用的直接接触药品的包装材料和容器称为（　　）。

　　A. 制剂　　　　　B. 原药料　　　　　C. 药用辅料　　　　D. 药包材

3. 下列哪类药用辅料是处方内的药用辅料（　　）。

　　A. 姜汁　　　　　　　　　　　　　B. 水

　　C. 粉性强的饮片细粉　　　　　　　D. 醋

4. 玻璃用作药品包装时的缺点是（　　）。

　　A. 化学稳定性差　　　　　　　　　B. 防潮性差

　　C. 易碎　　　　　　　　　　　　　D. 价格较高

5. 下列对热原性质的正确性描述是（　　）。

A. 耐热、不挥发　　　　　　　　B. 耐热、不溶于水

C. 有挥发性、但可被吸附　　　　D. 溶于水、不耐热

二、多项选择题

1. 药用辅料按来源可分为（　　　）。

A. 天然物　　　　B. 半合成物　　　　C. 全合成物　　　　D. 动物

E. 矿物

2. 处方外的药用辅料包括（　　　）。

A. 蜂蜜　　　　　　　　　　　　B. 蒸馏酒

C. 粉性强的饮片细粉　　　　　　D. 淀粉

E. 糖粉

3. 药包材按作用分为（　　　）。

A. 大包装　　　　B. 小包装　　　　C. 内包装　　　　D. 外包装

E. 中包装

4. 下列有关制药用水的描述，正确的是（　　　）。

A. 纯化水为饮用水经蒸馏法、离子交换法、反渗透法或其他适宜的方法制备的制药用水

B. 纯化水不含任何附加剂

C. 纯化水不得用于注射剂的配制与稀释

D. 注射用水必须在防止细菌内毒素产生的设计条件下生产、贮藏及分装

E. 纯化水应符合细菌内毒素试验要求

5. 热原的检查方法有（　　　）。

A. 家兔升温法　　　　　　　　　B. 鲎试剂法

C. 离子交换法　　　　　　　　　D. 细菌内毒素检查法

E. 蒸馏法

书网融合……

 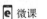　　

　　微课　　　　　划重点

项目二 中药固体制剂制备技术

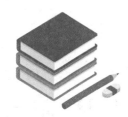

学习目标

知识要求

1. **掌握** 散剂、颗粒剂、胶囊剂、片剂、丸剂、软膏剂（乳膏剂）、贴膏剂和栓剂的剂型识别与分类、制备方法、质量评定。

2. **熟悉** 中药固体制剂剂型特点、制粉技术、制粒技术、干燥技术、压片技术、制丸技术和包衣技术。

3. **了解** 生产原理、常见问题及处理方法、设备故障处理方法。

能力要求

1. 能正确称量配料、按工艺规程进行生产、正确评价质量。

2. 能正确选择赋形剂，使用常见设备，对不合格品进行分析。

任务一 散剂的制备

岗位情景模拟

PPT

情景描述 散剂是一种制备方法最简单的剂型。那么，如果你是中药散剂工，你将如何组织生产。

分析 1. 你将按照什么流程进行生产？

2. 不宜制备成散剂的药物有哪些？

一、认识散剂

你知道吗

相传，北宋开宝年间，京郊钱员外的独生女儿出嫁，花轿临门，小姐正发痛经，腹痛如绞，一家人慌得六神无主，正在这时，恰有一蔡姓郎中路过，称有妙药可治。他从葫芦里倒出一匙黄褐色的药粉，嘱取半碗香醋调匀饮用。大约半个时辰后，少女痛止，展颜一笑，转身进屋更衣去了。钱员外拜询："所用为何药，如此灵验？"郎中道："此药可令失笑者转笑，就称'失笑散'吧。""失笑散"为散剂中的一种制剂。

散剂是中药原料药物或与适宜的辅料经粉碎、均匀混合制成的干燥粉末状制剂，可供口服和局部用。散剂是古老的传统剂型，古代有"散者散也，去急病用之"的论述，迄今仍为中医临床常用剂型之一。散剂具有奏效较快，制备简单，对创面有一定的机械性保护作用，剂量可随症加减，运输、携带和贮藏方便等优点；但也存在易吸潮，刺激性大，分剂量麻烦等不足。因此，易吸湿或易氧化变质的药物，腐蚀性强药物，刺激性大药物，含挥发性成分多且刺激性大药物不宜制成散剂。《中国药典》2020年版（一部）收载有安宫牛黄散、六一散、冰硼散、桂林西瓜霜等散剂。

散剂按医疗用途和给药途径可分为口服散剂（如乌贝散、五苓散）和局部用散剂（包括撒布散剂如痱子粉、吹入散剂如桂林西瓜霜、调敷散剂如五虎散）。

散剂按饮片组成可分有单散剂（如蒙脱石散）和复方散剂（如三子散）。

散剂按剂量分为分剂量散剂（如九分散）和不分剂量散剂（如痱子粉）。

散剂按饮片性质可分为普通散剂（如六一散）和特殊散剂（包括含毒剧药成分的散剂如九一散、含液体成分的散剂如蛇胆川贝散、含浸膏成分的散剂如紫雪散、含低共熔成分的散剂如痱子粉、含氧化还原成分的散剂如诸葛行军散）。

散剂的质量要求：①散剂的外观应干燥、疏松、混合均匀，色泽一致；②粒度，口服用散剂应为细粉，儿科用和局部用散剂应为最细粉；③除另有规定外，散剂含水量不得超过9.0%；④装量、装量差异、微生物限度等应符合《中国药典》2020年版（四部）的规定。

二、称量配料

（一）称量

称是用衡器衡量物料重量，量是用量器测量液体物料体积。在制剂工作中，称量即是测定所取用物料的重量或体积的操作过程。

称和量是制剂生产中确保成分含量准确、制剂发挥预期疗效的重要和关键操作之一。药物用量的多少不但影响着药物作用的强弱，而且还有可能改变制剂的疗效，引起中毒，甚至死亡。因此，在称量操作过程中，应认真、仔细，反复核对，确保称量的准确无误。

1. 计量单位　在制剂生产和检验过程中，我们会遇到各种各样的单位，其名称和换算关系见表 2-1。

表 2-1　常见计量单位及换算关系

物理量	单位及换算关系
长度	米（m）　分米（dm）　厘米（cm）　毫米（mm）　微米（μm）　纳米（nm） $1m = 10dm = 10^2 cm = 10^3 mm = 10^6 μm = 10^9 nm$
体积	升（L）　毫升（ml）　微升（μl） $1L = 10^3 ml = 10^6 μl$
质（重）量	千克（kg）　克（g）　毫克（mg）　微克（μg） $1kg = 10^3 g = 10^6 mg = 10^9 μg$
压力	帕（Pa）　千帕（kPa）　兆帕（MPa） $1MPa = 10^3 kPa = 10^6 Pa$

2. 称重操作　称重操作主要适用于固体和半固体，也可用于液体。

（1）衡器　称重用的衡器的特性与适应范围见表2-2。

表2-2　常见称重衡器特性与适应范围

衡器名称	特性及适应范围
托盘天平	为等臂天平。灵敏度较低，称样量不大，只适用于称量一般性药物，见图2-1
电子秤	物体放在秤盘上时，压力施加给传感器，该传感器发生弹性形变，输出信号转化显示重量。主要用于量较大药物称量，见图2-2
电子天平	是以电磁力或电磁力矩衡原理进行称量的天平。称量准确可靠、但称样量小，对使用环境要求也更高。主要用于药物分析，见图2-3
增砝台秤	为不等臂衡器。通常用于称量较重的物品，在库房和制剂生产中常用，用于量大的物品称重，见图2-4

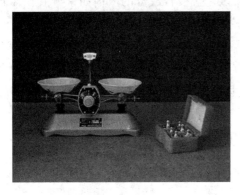

图2-1　托盘天平

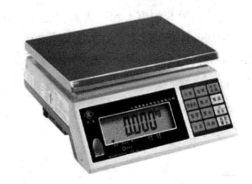

图2-2　电子秤

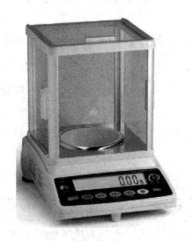

图2-3　电子天平

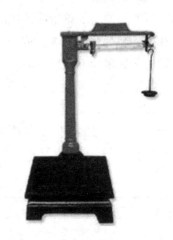

图2-4　增砝台秤

（2）称重操作的注意事项　①使用校准和检定合格的衡器；②选择量程和精度要求适宜的衡器；③衡器放置在水平稳定的台面上操作，避免震动、气流及阳光照射，使用前检查好灵敏度并调整好零点，电子天平的操作应按说明书的要求进行；④使用天平时，不得直接将物料放置在天平托盘上称重，应使用称量纸、小烧杯、表面皿或称量瓶等，加热的物料应放冷至室温再称量；⑤称重时，物料与砝码均应放置在托盘中央，以减少误差；⑥保持天平及砝码的清洁与干燥，使用完毕，填写使用记录，并使天平处于休止状态。

3. 量取 量取操作主要用于液体物料。由于液体的相对密度随温度的变化而变化，在不同温度下所量取的同样体积的液体，其重量会产生差异，因此，量取操作不如称量操作准确，但较称重操作简便、迅速。在实际操作中，如果量器选用恰当，操作正确，其准确度也能达到规定要求。

（1）量器 制剂生产中常见的量器有：①量筒、量杯。材质多为玻璃，也有用搪瓷的，大小规格不等。量杯准确度不及量筒，一般量取较大量液体时使用；搪瓷制品可量取热的液体。②移液管为玻璃制品，有多种规格。准确度比量筒和量杯高，一般用于量取毒、剧药或需精密量取的液体。③微量进样器、定量毛细管等一般用于制剂分析时使用，可以精确到微升（μl）。

（2）量取操作的注意事项 ①使用校准和检定合格的量器；②选择量程和精度要求适宜的量器；③量取液体时，左手持量器和瓶塞，右手持药瓶并使瓶签向着手心，避免瓶签被药液污染或腐蚀，倾倒时应缓缓沿量器倒入，防止飞溅；④量取黏稠液体时，注入和倾出均需保持足够时间，使其流尽，以保证量取的准确性；⑤用玻璃量器量取热的液体时，应先将液体冷却至室温再操作，以保证量取的准确性，同时也防止量器炸裂；⑥量取结束，应及时清洗量器，干燥后放置于洁净用品柜中。

（二）配料技术

配料是在制剂生产时按照生产处方要求，逐一称取药物和辅料进行调配的操作过程。配料操作是把好药品质量的第一关，需要有高度的责任心和认真细致的工作态度。配料时应严格按照生产企业的生产管理制度和标准操作规程进行操作。

1. 配料过程 原辅料前处理→填写配料单→按处方取药→复核→混合→移交下一道工序配料前准备。

2. 配料方法 配料的方法有混合配料、分别配料和单独配料三种。实际操作时，可按照处方要求、药物性质和剂型需要，选择合适的配料方法。

（1）混合配料 按照处方中原辅料的排列顺序，逐一进行称取，混合后备用的配料方法。此法操作简单，适用于混合粉碎或混合提取的品种。

（2）分别配料 根据处方或者生产的特殊要求，分组进行配料的方法。这种配料方法较为复杂，要求操作者对该生产品种的工艺流程非常熟悉，所以配料时应按照下述规定进行操作。

①配料时必须将规定另配的药物另行放置，以备不同处理方法处理，如烊化、包煎等。处方中的其他药物按混合配料进行。

②处方中的细料药、毒剧药、浸膏、药汁或辅料等，需要在成型时加入使用的，不能在配料时与其他药料混合，也应单独放置。因此，在配料完成需将物料移交下一工序时，必须随附配料单，并注明缺味情况，以便下一工序清楚地领用，防止漏配药味。

（3）单独配料按处方药味顺序称取，分别存放备用的配料方法。本法适于单味提取或单独粉碎的药料。

3. 配料注意事项 ①配料前应校正计量用具，做到称量准确。配料用的容器、工具应洁净。配料环境和操作人员的卫生应符合要求。②用于配料的药物应为检验合格，并已经按照处方要求依法炮制，以保证用药安全。③配料应双人复核，均应对物料种类和物料重量进行双重复核，并签字确认（配料记录表，如表2-3），以保证计量准确无误。④按照生产的要求，将处方中的全部或部分物料混合，并标明物料名称、重量、批号、时间等，送交下一工序。

表2-3　配料记录表

产品名称		生产日期		生产数量	（kg）	生产批号	
序号	原料名称	标准值/kg	实际值/kg	配料员	复核员		原料批号
1							
2							
3							
4							
5							
6							
7							
8							
9							
10							
11							
合计							

表格编号：××-×× ×

三、制粉技术

在中药制剂生产过程中，通常需要将原料药物或辅料粉碎成不同细度的粉末以达到剂型制备的要求，即便是处方中的原料药物和辅料都是细粉，也需将它们互相均匀混合，以适应制剂操作的需要。因此，制粉技术是中药固体制剂生产的基本操作，也是制备各种剂型的基础。

（一）粉碎技术

粉碎技术是借机械力将固体物料粉碎成适宜程度的操作。在制剂生产过程中，通过粉碎操作，能增加物料的表面积，使药用成分更容易提出，也利于机体吸收；能为多种剂型的制备奠定基础；同时便于药物的调配与服用。

粉碎的难易程度和原料药物的性质密切相关。一般而言，极性晶型原料药物容易粉碎，如石膏、硼砂。非极性晶型原料药物脆性差，粉碎时易变形，较难达到粉碎目的，如冰片、樟脑。非晶型原料药物具有一定的弹性，粉碎时易产生弹性形变而生热，导致粉碎效率降低，如乳香、没药。植物原料药物性质差异比较大，花、叶和部分根茎类原料药物较易粉碎；木质和角质类原料药物则不易粉碎；若降低植物原料药物的含水量，其脆性增加，粉碎则更容易。动物类原料药物以及含油性、黏性的原料药物一般均需进行适当处理后再粉碎。因此，在实际生产中，应根据物料的性质、剂型的需要以及治疗目的等要求，选择适宜的粉碎方法。

1. 粉碎的方法

（1）干法粉碎　将物料干燥至含水量在5%以下后再进行粉碎的方法。除有特殊要求外，大多数原料药物均采用干法粉碎，如石膏、荆芥、山药、红花等。

在应用干法粉碎时，可根据原料药物的性质，采用混合粉碎、单独粉碎和特殊处理后的粉碎。

①混合粉碎　即将处方中部分或全部原料药物混合后进行粉碎的方法。混合粉碎一般用于质地相似的原料药物。由于混合粉碎是粉碎和混合同时进行，所以具有省时、省事、省力的优点。

②分别粉碎　当处方中含有大量的油性、黏性和动物性原料药物，用其他方法难以粉碎时，可以先将原料药物进行适当处理后，再进行粉碎。常用的分别粉碎见表2-4。

表2-4　分别粉碎

方法	适用范围	操作
串油法	油性原料药物如桃仁、柏子仁、枣仁等	油性原料药物捣成泥，再陆续兑入处方中其他原料药物的细粉共捣，直到加完细粉为止
串料法	黏性原料药物如熟地、麦冬、枸杞、山茱萸等	处方中粉性较强的原料药物碎成粗粉，与黏性原料药物共研，使成块状或颗粒状，60℃左右干燥，再粉碎成所需程度
蒸罐法	动物药如乌鸡、全鹿等	需蒸制的动物药洗净后置蒸罐中，加入适量的辅料，加热蒸至辅料蒸尽后取出，与处方中其余原料药物的粉末混匀，低温干燥后，再粉碎

③单独粉碎　将一种原料药物单独进行粉碎的方法。适合于原料药物本身性质特殊或有特殊用途的药物。需单独粉碎的原料药物类型见表2-5。

表2-5　常见需单独粉碎的原料药物

类型	举例
贵重药、细料药	麝香、牛黄、珍珠、三七、鹿茸
毒剧药	红粉、轻粉
强氧化性原料药物和强还原性原料药物	硫黄、雄黄、火硝
强挥发性原料药物	丁香、沉香、冰片、樟脑
黏性较大的树脂类原料药物	乳香、没药、儿茶
有特殊用途的原料药物	包衣用的滑石粉
其他	化学药、细小种子类原料药物

（2）湿法粉碎　在原料药物或药物中加入适量的液体进行研磨粉碎的方法。湿法粉碎一般均为单独粉碎，可分为水飞法和加液研磨法，见表2-6。

表2-6　湿法粉碎分类

分类	操作	举例
水飞法	药物粗碎后置乳钵或球磨机中加水研磨，使研细的药物粉末混悬于水中，稍静置，倾出混悬液，余下药物粗颗粒继续加水研磨，直至全部研细，合并混悬液，静置沉降，收集底层湿粉，干燥，研细即得	朱砂、珍珠、雄黄、滑石粉、炉甘石
加液研磨法	药物置乳钵中，加入少量液体（如水、乙醇），共研，挥尽液体成分，即得	冰片、樟脑、牛黄、麝香、薄荷脑

（3）低温粉碎　将物料保持在较低温度下，利用物料温度降低时脆性增加的特点，进行粉碎的方法。低温粉碎不但能够较好地保护药物的有效成分，还能获得更细的粉末产品。主要适合于在常温下粉碎困难的药物和挥发性强的药物。

低温粉碎在操作时，通常有以下四种方法：①物料先冷却或在低温条件下，迅速粉碎；②粉碎机壳通入低温冷却水，在循环冷却下进行粉碎；③待粉碎的物料与干冰或液化氮气混合后再粉碎；④上述方法组合运用进行粉碎。

你知道吗

超细微粉碎

超细微粉碎是指采用适当的设备将原料药物粉碎至粒径为75μm以下的粉碎方法，经超细微粉碎的药粉粒径可达微米级，显著增加药物的表面积，植物性药材细胞破壁率可达95%以上，如灵芝的孢子破壁粉碎。

超细微粉碎是近二十年来才得到迅速发展的新工艺技术，但它带来的巨大效益，引起世界上许多国家的重视，并大力开展研究和应用。超细微粉碎使原料的提取方式趋于简化，提取时间缩短，转移率提高，既节约了时间，加快了生产周期，又节约了能源，还提高了原料的综合利用率，发展前景十分光明。

2. 粉碎设备　中药制剂生产中的粉碎设备种类很多，适用范围也不尽相同，其基本作用力主要有截切、挤压、撞击和劈裂，此外还有撕裂和锉削，常用粉碎设备见表2-7。

表2-7　常用的粉碎设备

粉碎设备	作用方式和特点	适用范围
柴田式粉碎机（万能粉碎机）	物料经冲击、剪切、摩擦等联合作用被粉碎。该设备粉碎能力最大，构造简单，易于操作，属于细碎设备，生产时应控制机内温度，见图2-5	应用范围广，含黏性、油脂、纤维性及质地坚硬的原料药物均可
万能磨粉机	物料经撞击、撕裂、研磨等作用力被粉碎。该设备粉碎和过筛同时进行，可制备各种细度的粉末。高速运转时会产生大量的热，见图2-6	应用较广泛，适宜粉碎各种干燥的非组织药物、结晶性药物及干浸膏颗粒等。不适于含大量挥发性成分及黏性成分的药物

续表

粉碎设备	作用方式和特点	适用范围
球磨机	物料被撞击、研磨而粉碎。该设备密闭无粉尘飞扬，干法、湿法粉碎均可，还可用于混合。但粉碎时间长，能耗较大，见图2－7	应用较广泛，适于粉碎不溶于水的矿物类、贝壳类、树脂类、细料药、刺激性药及易吸潮的药物等
流能磨	物料受高压气流作用，相互碰撞、剪切、撕裂而粉碎。粉碎过程中不升高物料的温度，还能同时对粉末进行分级，可得5μm以下的均匀微粉，见图2－8	适用于抗生素、酶、低熔点或其他对热敏感的药物的粉碎

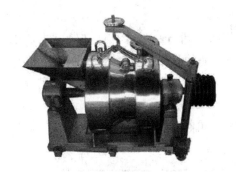

图2－5　柴田式粉碎机

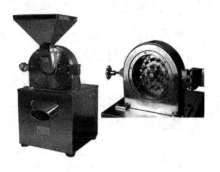

图2－6　万能磨粉机

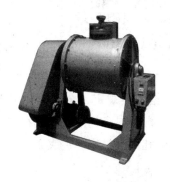

图2－7　球磨机

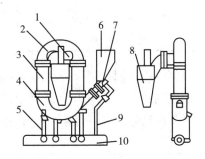

图2－8　流能磨

1. 粉粒出口；2. 上弯管；3. 直管；4. 下弯管；

5. 喷嘴；6. 料斗；7. 加料喷嘴；8. 旋风分离器；

9. 喷嘴气管；10. 压力气体总管

3. 粉碎操作要点

（1）粉碎的物料应先净制，特别注意应除去石块、铁钉等坚硬异物，同时在加料口安装电磁铁，以防损坏粉碎设备。

（2）物料应先按处方要求进行必要的处理如炮制等，经干燥后再粉碎。

（3）应注意安全操作和劳动保护，尤其是在粉碎毒、剧药和刺激性较强的物料时；电机及转动部位应加防护罩。

（4）开机前须认真阅读设备使用说明书及标准操作规程，了解操作步骤后再开始操作。粉碎时先启动粉碎设备，待运行平稳后再加入物料粉碎。

（5）根据用药目的和剂型需要选择适宜的粉碎度（固体物料粉碎后的程度称为粉

碎度），粉碎中及时筛出达到细度要求的粉末，避免过度粉碎，兼顾疗效和成本需要。

（6）粉碎中应注意保持物料的组成和药理作用不变，不能随意丢弃不易粉碎的部分，同时注意粉碎设备的温度不可过高。

（7）保持粉碎设备良好的润滑性，以保证设备的完好和正常运转。电机不得超负荷使用。

（8）操作完毕，应检查并清洁设备各部位，添加润滑剂后罩好，以备下次使用。一旦出现故障应及时切断电源待检修合格后再使用。

（二）过筛技术

过筛技术是物料通过一种网孔性的工具，使粗细粉分离的操作。在制剂生产中，有时需要筛除过粗和过细的粉末，保留一定粒径范围的粉末；有时需要将粉末分成不同的等级以适应不同剂型制备的需要；在粉碎过程中正确应用过筛技术，既能提高粉碎效率，还能保证各组分的均匀性。

1. 筛的种类和规格　根据制法不同，筛可分为冲眼筛和编织筛，见表2-8。

表2-8　药筛的分类

种类	制法	特点和适用范围
冲眼筛	在一整块金属板上冲压出大小相同的圆形或其他形状的筛孔而制成。多用不锈钢制成	筛孔坚固，孔径不易改变。多用于高速运转的粉碎机及丸剂的筛选
编织筛	由不锈钢丝、铜丝、铁丝、尼龙丝、绢丝、竹丝等编织而成	筛线易移位，孔径易改变。多用于速度较慢的设备及手工操作的设备中

根据应用不同，筛可分为药筛和工业筛。药筛是根据药典规定，全国统一用于制剂生产的网孔工具。2020年版《中国药典》所用药筛，选用国家标准的R40/3系列，规定了9种筛号，以一号筛的筛孔内径最大，九号筛的筛孔内径最小，见表2-9。

表2-9　《中国药典》药筛与目号对照表

筛号	筛孔内径（平均值）	目号
一号筛	$2000\mu m \pm 70\mu m$	10
二号筛	$850\mu m \pm 29\mu m$	24
三号筛	$355\mu m \pm 13\mu m$	50
四号筛	$250\mu m \pm 9.9\mu m$	65
五号筛	$180\mu m \pm 7.6\mu m$	80
六号筛	$150\mu m \pm 6.6\mu m$	100
七号筛	$125\mu m \pm 5.8\mu m$	120
八号筛	$90\mu m \pm 4.6\mu m$	150
九号筛	$75\mu m \pm 4.1\mu m$	200

工业筛中以每英寸（2.54cm）长度上的孔数表示筛的规格。比如，100目筛表示每英寸长度上有100个孔。筛孔数越多，筛孔直径越小，通过的粉末就越细。

2. 粉末的分等 《中国药典》2020 年版将粉末分成了 6 种不同等级，见表 2－10。

表 2－10 粉末的分等及标准

等级	分等标准
最粗粉	能全部通过一号筛，但混有能通过三号筛不超过 20% 的粉末
粗粉	能全部通过二号筛，但混有能通过四号筛不超过 40% 的粉末
中粉	能全部通过四号筛，但混有能通过五号筛不超过 60% 的粉末
细粉	能全部通过五号筛，并含能通过六号筛不少于 95% 的粉末
最细粉	能全部通过六号筛，并含能通过七号筛不少于 95% 的粉末
极细粉	能全部通过八号筛，并含能通过九号筛不少于 95% 的粉末

3. 过筛设备 过筛的设备较多，可根据对药粉细度的要求、粉末的性质以及生产数量选用适当的设备，常用的过筛设备见图 2－9、2－10 及表 2－11。

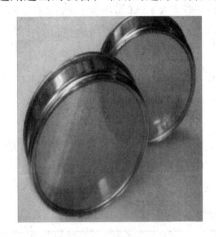

图 2－9 手摇筛

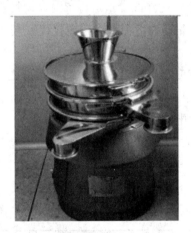

图 2－10 振动筛

表 2－11 常用的过筛设备

设备	适用范围
手摇筛	实验室及少量毒剧药、细料药、刺激性强的药粉过筛
振动筛粉机	分离无黏性的植物药或化学药物，也用于毒剧药、刺激性药、易风化、易潮解的药粉过筛
悬挂式偏重筛粉机	矿物药、化学药和无显著黏性的较小量药粉的过筛
电磁簸动筛粉机	黏性较强的药粉过筛

4. 提高过筛效率的措施 过筛时，有部分可以通过药筛的粉末与不可筛过的粉末一起被截留在筛网上，故通过筛网的粉末常常少于可筛过的粉末，从而影响过筛的效率。我们将实际筛过的粉末与可筛过的粉末数量之比称为过筛效率。提高过筛效率的措施有：①选择适当筛号的洁净药筛；②粉末保持干燥；③采用适宜的振动速度和振动方向；④粉层厚度适宜。

（三）混合技术

混合技术是指将两种及以上固体粉末均匀分散的操作。在固体制剂的生产中，混合技术是非常重要的操作。混合后的粉末均匀与否，直接关系着固体制剂的外观均匀性和含量均匀性，尤其是对含有毒剧药、贵重药的制剂更为重要。

1. 混合原则

（1）粉碎细度　各组分的粉碎细度一致，容易混合均匀；反之，则不易混匀。

（2）各组分的比例量　当处方中各组分的比例量相等或相近时，易于混匀。但是，当各组分的比例量相差悬殊时，不易混匀，应采用等量递增法进行混合。

（3）各组分的密度　当各组分的密度相差悬殊时会出现重者下沉，轻者上浮的现象。实际操作中应采用先放质轻者，再加质重者进行混合。

（4）混合时间　在一定时间限度内，混合时间越长，混合越均匀；但当混匀后，再延长混合时间已没有意义。

2. 混合的方法

（1）搅拌混合　是将待混合物料置于适宜容器中，通过搅拌使其均匀混合的方法。配制少量药物，可直接用搅拌棒或药刀反复翻动；大量物料混合时，可采用混合筒或混合机。

（2）研磨混合　药物置适宜容器中研磨至混合均匀的方法。该法适合于一些结晶性的药物；具引湿性和爆炸性的药物不能用此法。少量药物研磨混合可用乳钵，大生产常用电动乳钵或球磨机。

（3）过筛混合　先将物料初步混合后，再选择适宜的药筛反复过筛。当物料中各组分密度差异较大时，过筛后还应适当搅拌，以防止粉末分层。

3. 混合设备　常用混合设备见表2-12。

表2-12　常用的混合设备

设备	适用范围
混合筒	各种药粉的混合，见图2-11
V型混合机	各种药粉的混合，也用于片剂、颗粒剂、丸剂软材和软膏剂的混合，见图2-12
锥形双螺旋混合机	各种药粉的混合，见图2-13
三维混合机	流动性较好的粉状或颗粒状的物料，见图2-14

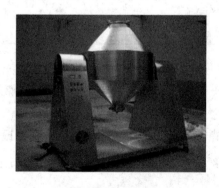

图2-11　混合筒

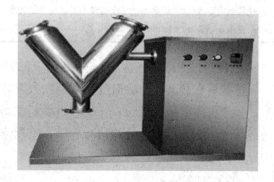

图2-12　V型混合机

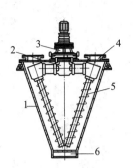

图 2 - 13　锥形双螺旋混合机

1. 锥形筒体；2. 传动装置；3. 减速器；

4. 加料口；5. 螺旋杆；6. 出料口

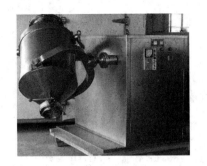

图 2 - 14　三维混合机

四、散剂制备技术

（一）一般散剂的制备

1. 散剂制备的工艺流程　备料→粉碎与过筛→混合→分剂量→包装与贮存。

2. 散剂制备常用设备　散剂主要用到粉碎设备（图 2 - 5、2 - 6）、混合设备（图 2 - 11）和包装设备（图 2 - 15）。

3. 散剂制备要点

（1）粉碎、过筛与混合　供制散剂的饮片、提取物等原料药物均应粉碎，口服散剂粉碎成细粉，局部用及儿科用散剂应粉碎成最细粉。混合是制备散剂的关键操作，物料混合均匀直接影响散剂临床疗效。制备含有毒性药、贵重药或药物剂量小的散剂时，应采用配研法混匀并过筛。配研法分为打底套色法和等量递增法。

①打底套色法　先将量少、色深的药粉置于研钵（表面以少许量大的药粉先饱和）中，再将量多、色浅的药粉逐渐分次加入研匀。此法适用于成品有色泽散剂的制备。

例 2 - 1：九一散的制备

处方：红粉 1g　石膏 9g

操作：见图 2 - 16。

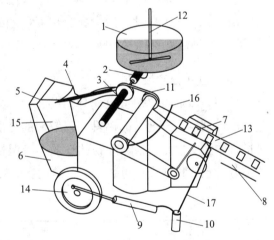

图 2 - 15　散剂定量分装机

1. 贮粉器；2. 螺旋输粉器；3. 轴承；4. 刮板；

5. 抄粉匙；6. 旋转盆；7. 空气吸纸器；8. 传送带；

9. 空气唧筒；10. 安全瓶；11. 链带；12. 搅拌器；

13. 纸；14. 偏心轮；15. 搅粉铲；16. 横杆；17. 通气管

②等量递增法　先取与量小药粉等量的量大药粉与量小药粉混匀，再加入与混合物等量的量大药粉混匀，如此倍量增加至量大药粉加完并混匀为止。此法主要用于含

毒性药物和贵重药物散剂的制备。

例 2-2：九一散的制备

操作：见图 2-17。

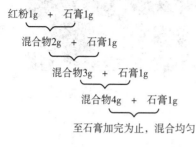

图 2-16　打底套色法流程图

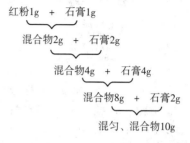

图 2-17　等量递增法流程图

（2）分剂量　混合均匀的散剂，经半成品质量检查合格后，按要求进行分剂量，这是保证剂量准确的关键操作，常用方法见表 2-13。

表 2-13　散剂分剂量方法、特点及应用

方法	操作	特点	应用
目测法	以目测分成若干等分	操作简便，但误差大	药房临时调配散剂
重量法	用天平逐份称重	分剂量准确，但操作麻烦，效率低	用于含毒剧药物、贵重药物散剂
容量法	用固定容量的容器分剂量	效率较高，但准确性不如重量法	大量配制普通药物散剂

（3）包（分）装与贮存

包装　散剂可单剂量包（分）装，含有毒性药的口服散剂应单剂量包装；多剂量包装的散剂应附分剂量的用具。因散剂的分散度大，故吸湿性和风化性较强，为了保证散剂的稳定性，应根据药物的性质、吸湿性强弱不同以及各种材料的性能不同，选用适宜的包装材料进行包装，常见的包装材料见表 2-14。

表 2-14　散剂包装材料及应用

常用的包装材料		适用范围	不适用范围
包药纸	有光纸	性质较稳定的普通散剂	易吸湿的散剂
	玻璃纸	含挥发性成分及油脂类的散剂	易引湿、易风化或易被二氧化碳等气体分解的散剂
	蜡纸	易引湿、风化及二氧化碳作用下易变质的散剂	含冰片、樟脑、薄荷脑、麝香草酚等挥发性成分的散剂
塑料袋或塑料瓶、玻璃管或玻璃瓶		性质较稳定的普通散剂、各种散剂的包装	

大批量生产多用散剂定量包装机进行分剂量和包装。

贮存　散剂应密闭贮存，含挥发性原料药物或易吸湿原料药物的散剂应密封贮存。

（二）特殊散剂的制备

1. 含毒性药物（或含特殊药品）的散剂 由于毒性药、麻醉药品、精神药品等特殊药品用药剂量小，不易准确称量，因此，在制剂备此类散剂的过程中常常添加一定比例量的稀释剂制成稀释散（也称倍散）应用。操作要点如下。

（1）稀释剂用量 主药剂量在 0.01 ~ 0.1g 者，制成 1∶10 倍散；主药剂量在 0.01g 以下者，配成 1∶100 或 1∶1000 倍散。

（2）混合方法 采用等量递增法混合。

（3）常用稀释剂 乳糖、淀粉、糊精、蔗糖、葡萄糖、硫酸钙等。

（4）着色剂 含特殊药品的散剂在制备时需加着色剂，其目的是保证散剂的均匀性和便于识别。常用的着色剂有食用胭脂红、靛蓝、苋菜红等。

2. 含低共熔物的散剂 两种或两种以上药物混合时，有时会出现润湿或熔融液化现象，称为低共熔现象，如水合氯醛与樟脑、樟脑与薄荷脑、薄荷脑与冰片等均能产生低共熔现象。此类散剂制备特点如下。

（1）若形成低共熔物后，药理作用无变化，而处方中固体药物量较大时，则可先形成低共熔物，然后再与其他药物混合，如避瘟散的制备。

（2）如形成低共熔物后，药理作用增强，则可先形成低共熔物，然后再混合。

（3）如处方中含有挥发油或其他足以溶解共熔成分时，可先将共熔成分溶解，用喷雾方法将其喷于固体成分中，如痱子粉的制备。

3. 含液体药物的散剂（含有挥发油、酊剂、流浸膏、药汁等液体成分）

（1）液体组分量较小时，用处方中其他固体组分粉末吸收后研匀。

（2）液体组分量较大时，若处方中固体组分粉末吸收不完，可另加磷酸钙、淀粉、乳糖等辅料吸收后研匀。

（3）液体组分量过大，且药用成分不挥发，可蒸去大部分溶剂，再以处方中其他固体组分粉末吸收后研匀（或加入固体粉末低温干燥后研匀）。

五、散剂的生产与质量控制

（一）生产过程质量控制

1. 操作室内压力应大于室外压力，粉碎、过筛与混合、分剂量操作室要求洁净度达 D 级，控制温度 18 ~ 26℃、相对湿度 45% ~ 65%、灯光不低于 300lx，灯罩应密封完好。

2. 在工艺员的指导下，依照生产指令准确称取饮片与辅料，核对制剂制备所需物料的品名、规格、产品批号、数量、生产企业名称、物理外观、检验合格证等；严格按工艺规程及散剂岗位标准操作程序进行原辅料处理，通过物料通道传递。

3. 严格按散剂的工艺规程及岗位（如混合、分剂量等）标准操作程序进行操作。

4. 应根据组方、药物性质采用适宜方法混合均匀。

5. 生产过程中的物料应有标示，并按规定存放。防止发生混药、混批。

6. 操作完毕应按 GMP 要求进行清场处理。

（二）散剂质量评定

按照《中国药典》2020年版（四部）散剂质量检查的有关规定，散剂需要进行如下方面的质量检查。

【粒度】用于烧伤或严重创伤的中药局部用散剂及儿科用散剂，照下述方法检查，应符合规定。

检查法　除另有规定外，取供试品10g，精密称定，置规定号的药筛中（筛下配有密合的接收容器），筛上加盖。按水平方向旋转振摇至少3分钟，并不时在垂直方向轻叩筛。取筛下的颗粒及粉末，称定重量。通过六号筛的粉末重量，不得少于95%。

【外观均匀度】取供试品适量，置光滑纸上，平铺约5cm²，将其表面压平，在明亮处观察，应色泽均匀，无花纹与色斑。

【水分】中药散剂照水分测定法（通则0832）测定，除另有规定外，不得过9.0%。

【装量差异】单剂量包装的散剂，照下述方法检查，应符合规定。

检查法　除另有规定外，取散剂10袋（瓶），分别精密称定每袋（瓶）内容物的重量，求出内容物的装量与平均装量。每袋（瓶）装量与平均装量相比较〔凡有标示装量的散剂，每袋（瓶）装量与标示装量相比较〕，按表2-15中的规定，超出装量差异限度的散剂不得多于2袋（瓶），并不得有1袋（瓶）超出装量差异限度的1倍。

表2-15　散剂装量差异限度

平均装量或标示装量	装量差异限度
0.1g及0.1g以下	±15%
0.1g以上至0.5g	±10%
0.5g以上至1.5g	±8%
1.5g以上至6.0g	±7%
6.0g以上	±5%

【装量】除另有规定外，多剂量包装的散剂，照最低装量检查法（通则0942）检查，应符合规定。

【无菌】除另有规定外，用于烧伤〔除程度较轻的烧伤（Ⅰ°浅或Ⅱ°外）〕、严重创伤或临床必须无菌的局部用散剂，照无菌检查法（通则1101）检查，应符合规定。

【微生物限度】除另有规定外，照非无菌产品微生物限度检查：微生物计数法（通则1105）和控制菌检查法（通则1106）及非无菌药品微生物限度标准（通则1107）检查，应符合规定。

六、实例解析

七味葡萄散

【处方】白葡萄干180g　石膏90g　红花90g　甘草90g　香附60g　肉桂60g　石榴60g

【处方工艺分析】该方含有的白葡萄干，属黏软性药物，粉碎时应采用串料法，即除白葡萄干外，其余石膏等六味粉碎成粗粉，加白葡萄干，粉碎，烘干，再粉碎成细粉，过筛，混匀，即得。

六一散

【处方】　滑石粉 600g　甘草 100g

【制法】　以上二味，甘草粉碎成细粉，与滑石粉混匀，过筛，即得。

【性状】　本品为浅黄白色的粉末；具甘草甜味，手捻有润滑感。

【功能与主治】　清暑利湿。用于感受暑湿所致的发热、身倦、口渴、泄泻、小便黄少；外用治痱子刺痒。

【用法与用量】　调服或包煎服，一次 6 ~ 9g，一日 1 ~ 2 次；外用，扑撒患处。

【贮藏】　密闭，防潮。

【处方工艺分析】　本制剂因比例量相差悬殊，制备时以滑石粉打底，用等量递增法配研混合均匀。

九一散

【处方】　石膏（煅）900g　红粉 100g

【制法】　以上二味，石膏研磨成极细粉；红粉水飞成极细粉，配研，过绢筛（不得用金属筛），混匀，即得。

【性状】　本品为浅橙色或浅粉红色的细腻粉末。

【功能与主治】　提脓拔毒，去腐生肌。用于热毒壅盛所致的溃疡，症见疮面鲜活、脓腐将尽。

【用法与用量】　外用。取本品适量均匀地撒于患处，对深部疮口及瘘管，可用含本品的纸捻条插入，疮口表面均用油膏或敷料盖贴。每日换药一次或遵医嘱。

【注意】　本品专供外用，不可入口。凡肌薄无肉处不能化脓，或仅有稠水者忌用。

【规格】　每瓶装 1.5g。

【贮藏】　密封，避光，防潮。

【处方工艺分析】　本制剂是含毒剧药成分的散剂。红粉的主要成分为氧化汞（HgO），色红有毒。混合时先取少量煅石膏饱和乳钵，再取红粉，采用等量递增法配研均匀。

【制备过程注意事项】　操作时注意戴口罩和手套防中毒，红粉称量应精密准确。

蛇胆川贝散

【处方】　蛇胆汁 100g　川贝母 600g

【制法】　以上二味，川贝母粉碎成细粉，与蛇胆汁混合均匀，干燥，粉碎，过筛，即得。

【性状】　本品为浅黄色至浅棕黄色的粉末；味甘、微苦。

【功能与主治】　清肺，止咳，除痰。用于肺热咳嗽，痰多。

【用法与用量】　口服。一次 0.3 ~ 0.6g，一日 2 ~ 3 次。

【规格】　每瓶装（1）0.3g　（2）0.6g。

【处方工艺分析】　方中蛇胆汁为液体药物，可用川贝母粉吸收，无需加入其他辅料；以 TLC 鉴别蛇胆汁、川贝母。

【制备过程注意事项】注意控制干燥温度。

实训三　称量和配料

一、实训目的

1. 熟悉检查、校正所用计量容器、度量衡器。

2. 会根据要求按照称量范围选择适当的容器、衡器，进行称量，在工艺规程规定的条件下进行，清楚配料比、配料量、配料程序、配料速度、配料方式等。

3. 能按清场规程进行清场工作。

二、实训条件

1. 实训场地　实验室、实训车间。

2. 实训仪器与设备　电子天平、托盘天平、电子称、烧杯、量筒、称量纸、不锈钢桶、托盘等。

3. 实训材料　大黄、盐酸小檗碱、黄芩浸膏。

三、实训内容和步骤

（一）实训内容

三黄片

【处方】大黄 300g　盐酸小檗碱 5g　黄芩浸膏 21g

（二）实训步骤

调节电子天平底座，使水准泡置于液腔的中心。开机后按 CAL 键，取校准砝码置于称量盘上，直到读数稳定后取下校准砝码。然后分别称取粉碎后的大黄细粉、盐酸小檗碱细粉、黄芩浸膏细粉分别置于不同的容器中，用等量递增法（图 2－17）将上述三种药物混合，标明物料名称、重量、批号、时间。

四、实训考核

称量和配料实训操作的技能评定考核的具体内容见表 2－16。

表 2－16　称量和配料实训操作技能评定考核表

班级：　　　　　　　　　　　姓名：　　　　　　　　　学号：

考核内容	实训考核点	分值	实得分
准备工作 （分值10%）	着装及个人卫生符合规定	2	
	检查核对环境温度、相对湿度、药材干燥程度	5	
	按照称量范围选择适当的容器、衡器	3	

续表

考核内容		实训考核点	分值	实得分
操作（分值60%）	器具选择	检查工具、容器的清洁、灭菌情况	10	
	仪器校正	检查、校正所用计量容器、度量衡器	10	
	药材	核对原料的品名、批号、规格、数量、质量	10	
		药材粒度控制得当	10	
	配料	配料比、程序、速度、方式等正确	10	
		配料操作规范	10	
清场（分值10%）		场地、仪器和设备清洁	5	
		清场记录填写准确完整	5	
操作记录（分值10%）		记录填写准确完整	5	
		质量标准符合规定	5	
其他（分值10%）		正确回答考核人员提出的问题	10	
合计			100	

考核教师：　　　　　　　　　　　　　　　考核时间：　　年　　月　　日

实训四　粉碎和过筛

一、实训目的

1. 能熟练运用粉碎、过筛与混合设备及操作。
2. 会根据要求对药材进行粉碎、筛分和混合。
3. 能按清场规程进行清场工作。

二、实训条件

1. **实训场地**　实验室、实训车间。
2. **实训仪器与设备**　电子天平、80 目药筛、不锈钢桶、托盘等。
3. **实训材料**　三七。

三、实训内容和步骤

（一）实训内容

三七片

【处方】三七 500g

（二）实训步骤

【制法】按量称取干燥的三七，备用；在粉碎机底部安装 60 目筛网，药粉出口用布袋密封连接，开启粉碎机，直到完全粉碎，在振荡筛中过 80 目筛，将未过 80 目筛的药粉继续粉碎直到全部过 80 目筛网。

四、实训考核

粉碎、过筛和混合实训操作技能评定考核的具体内容见表 2 – 17。

表 2 – 17　粉碎、过筛实训操作技能评定考核表

班级：　　　　　　　　　　　　姓名：　　　　　　　　学号：

考核内容		实训考核点	分值	实得分
准备工作（分值 10%）		着装及个人卫生符合规定	2	
		检查核对环境温度、相对湿度、药材干燥程度	5	
		检查确认操作仪器和设备状态	3	
操作（分值 60%）	备料	称量准确	10	
		加料方法正确	10	
	粉碎	粉碎机使用规范	10	
		粉碎时间控制得当	10	
	过筛	选用筛网正确	5	
		筛分操作规范	10	
	包装	容器清洁、干燥	5	
清场（分值 10%）		场地、仪器和设备清洁	5	
		清场记录填写准确完整	5	
操作记录（分值 10%）		记录填写准确完整	5	
		质量标准符合规定	5	
其他（分值 10%）		正确回答考核人员提出的问题	10	
合计			100	

考核教师：　　　　　　　　　　　　考核时间：　　年　　月　　日

实训五　散剂的制备

一、实训目的

1. 能熟练运用等量递增法和打底套色法制备散剂。
2. 会根据标准操作规程制备合格散剂。
3. 能对散剂的质量作出评价。
4. 能按清场规程进行清场工作。

二、实训条件

1. 实训场地　实验室、固体制剂实训车间。

2. 实训仪器与设备　电子秤、粉碎机、筛分机、三维混合机、散剂自动定量分装机、天平、不锈钢桶等。

3. 实训材料　药用红粉、煅石膏、薄荷脑、氧化锌、樟脑、硼酸、香精、滑石粉。

三、实训内容和步骤

（一）实训内容

1. 九一散

【处方】见散剂的实例解析。

2. 痱子粉

【处方】薄荷脑 6g　氧化锌 120g　樟脑 6g　硼酸 150g　香精 10ml　滑石粉加至 1000g

（二）实训步骤

1. 九一散实训步骤

【制法】见散剂的实例解析，采用打底套色法（图 2－16）混合均匀，即得。

【检查】

（1）外观　为均匀浅橙色或浅粉红色的细腻粉末。

（2）装量检查　按《中国药典》2020 年版（四部）最低装量检查法检查，应符合规定。

2. 痱子粉实训步骤

【制法】取薄荷脑、樟脑混合研磨至共熔液化，加适量滑石粉吸收研匀，依次加入研细的氧化锌、硼酸研匀，最后加香精、滑石粉至 1000g，过七号筛，混匀，即得（或取樟脑、薄荷脑研磨至全部液化。另将硼酸、氧化锌、滑石粉研磨混合均匀，过七号筛。然后将共熔混合物与混合的细粉研磨混匀或将共熔混合物喷入细粉中，加香精，过筛，即得）。

【检查】

（1）外观白色、均匀滑腻粉末，具有芳香气味。

（2）应符合散剂项下有关的各项规定（通则 0115）。

【功能与主治】具有吸湿、止痒及收敛作用，用于痱子、汗疹等。

【用法与用量】洗净患处，撒布用。

【处方工艺分析】本制剂是含低共熔成分的散剂。方中薄荷脑、樟脑共熔后其药理作用不变。故制备时先共熔，然后用处方中的固体药粉吸收混匀。共熔混合物也可以喷雾的方式与其他药物细粉混合。

【制备过程注意事项】樟脑、薄荷脑研磨至完全共熔后，再用适量滑石粉吸收，应注意防止樟脑、薄荷脑挥发。处方中硼酸颗粒较大，应单独粉碎过筛后再与其他组分混合。

四、实训考核

散剂实训操作技能评定考核的具体内容见表 2－18。

表 2 – 18　散剂实训操作技能评定考核表

考核内容		实训考核点	分值	实得分
准备工作（分值10%）		着装及个人卫生符合规定	2	
		正确选用操作仪器与设备	5	
		检查确认操作仪器和设备状态	3	
操作（分值60%）	备料	称量准确	10	
	粉碎过筛	按饮片性质正确粉碎，粒度符合要求	10	
	混合	九一散：采用等量递增法混合均匀	10	
		痱子粉：采用先共熔，再等量递增混合	10	
	分剂量、包装	九一散：应按规格包装	5	
		痱子粉：方法正确，装量准确	5	
		容器清洁、干燥、灭菌	5	
	贮存	密封，避光，防潮	5	
清场（分值10%）		场地、仪器和设备清洁	5	
		清场记录填写准确完整	5	
操作记录（分值10%）		记录填写准确完整	5	
		质量标准符合规定	5	
其他（分值10%）		正确回答考核人员提出的问题	10	
合计			100	

考核教师：　　　　　　　　　　　　　　　　考核时间：　　年　　月　　日

自测题

目标检测

一、单项选择题

1. 饮片或提取物经粉碎、均匀混合制成的粉末状制剂，称为（　　）。

    A. 散剂　　　　　　B. 粉针剂　　　　　　C. 茶剂　　　　　　D. 喷雾剂

2. 等量递增法适合于下列哪种情况混合（　　）。

    A. 组分比例量悬殊的　　　　　　　　B. 组分密度差异悬殊的

    C. 组分色泽差异悬殊的　　　　　　　D. 组分粒度差异悬殊的

3. 以下应该采用湿法粉碎的是（　　）。

    A. 芒硝　　　　　　B. 金银花　　　　　　C. 熟地　　　　　　D. 冰片

4. "100目"表示（　　）。

    A. 在1cm的长度上有100个孔　　　　B. 在2.54cm的长度上有100个孔

    C. 在2.54cm²的面积上有100个孔　　D. 在1平方英尺的面积上有100个孔

5. 以下关于散剂混合叙述错误的是（　　）。

    A. 混合是制备散剂的关键操作

  B. 混合的方法有研磨、搅拌和过筛混合

  C. 当药物比例量相差较大时应用"套色"法混合

  D. 等量递增法属于配研法

二、多项选择题

1. 药物粉碎的基本规则有（　　　）。

  A. 粉碎后应保持药物的组成和药理作用不变

  B. 根据应用目的和药物剂型控制适当的粉碎程度

  C. 粉碎过程要及时过筛，以免过度粉碎，也可以提高工效

  D. 对于较难粉碎部分可以丢弃，提高生产效率

  E. 注意安全操作和劳动保护

2. 以下应该采用单独粉碎的是（　　　）。

  A. 牛黄   B. 沉香   C. 三七   D. 鹿茸

  E. 茯苓

3. 散剂的制备工艺包括（　　　）。

  A. 压块   B. 粉碎与过筛   C. 混合   D. 分剂量与包装

  E. 灭菌

4. 散剂的制备中分剂量方法有（　　　）。

  A. 混合法   B. 重量法   C. 容量法   D. 目测法

  E. 密度法

5. 下列为散剂质量控制项目有（　　　）。

  A. 粒度   B. 外观均匀度   C. 水分   D. 装量

  E. 溶化性

任务二　颗粒剂的制备

岗位情景模拟

PPT

  情景描述　中药颗粒剂是中药的常用剂型之一，近年来随着各种工艺技术如提取、纯化分离、制粒等不断发展，中药颗粒剂发展迅速，呈现越来越多的优势。某制药有限公司今年将增加六味地黄颗粒的生产，如果你是颗粒剂工，你将如何组织生产？

  分析　1. 你将按照什么流程进行生产？

    2. 制粒的标准如何判断？

一、认识颗粒剂

  中药颗粒剂是在汤剂、糖浆剂和酒剂的基础上发展起来的一种剂型，《中国药典》1990 年版称为冲剂，1995 年版称为颗粒剂。因该制剂是用开水冲化后服用，故称冲

剂；而其外形为颗粒状见图2-18，又称颗粒剂。

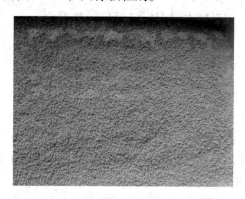

图2-18　颗粒剂

颗粒剂是指原料药物与适宜的辅料混合制成具有一定粒度的干燥颗粒状制剂。颗粒剂可分为可溶颗粒（通称为颗粒）、混悬颗粒、泡腾颗粒、肠溶颗粒，根据释放特性不同还有缓释颗粒等（表2-19）。

表2-19　不同颗粒剂的特点

颗粒剂类型	特点
可溶颗粒剂	水溶颗粒剂易溶于水，溶液呈澄明状；酒溶颗粒剂易溶于白酒，溶液呈澄明状
混悬颗粒剂	颗粒内多含药物细粉，溶液呈混悬状
泡腾颗粒剂	含有碳酸氢钠和有机酸，遇水可放出大量气体（二氧化碳）而呈泡腾状的一种颗粒剂，溶液呈澄明状
肠溶颗粒	采用肠溶材料包裹颗粒或其他适宜方法制成的颗粒剂，肠溶颗粒耐胃酸而在肠液中释放活性成分或控制药物在肠道内定位释放，可防止药物在胃内分解失效，避免对胃的刺激
缓释颗粒	在规定的释放介质中缓慢地非恒速释放药物

你知道吗

颗粒剂的辅料

颗粒剂的辅料包括中药清膏或干燥而成的浸膏粉、饮片细粉、糖粉、可溶性淀粉、糊精、乳糖、微粉硅胶以及泡腾剂（枸橼酸、酒石酸和碳酸氢钠）。含黏液质、多糖类物质多，引湿性强的处方可加入适宜的辅料可改善引湿性、促进其成型、崩解及溶出等作用。中药清膏或干燥而成的浸膏粉、饮片细粉既是颗粒剂中主要成分，也可作辅料应用。

二、制粒技术

颗粒剂通常采用干法制粒、湿法制粒等方法制备。干法制粒可避免引入水分，尤其适合对湿热不稳定药物的颗粒剂的制备。目前医药企业应用最广泛的方法是湿法制粒，系指物料加入润湿剂或黏合剂进行制粒的方法。根据制粒时采用的设备不同，湿法制粒方法有以下几种。

（一）挤出制粒法

挤出制粒系指先将处方中原、辅料混匀后加入黏合剂制软材，然后将软材用手工或机械强制挤压方式通过一定大小孔径的筛网制颗粒的方法。制得的湿颗粒的质量检查多凭经验，一般湿颗粒外观上应显密实，少细粉，均匀无条。

1. 工艺流程 备料→提取浓缩纯化→混合→制软材→过筛→制粒。

2. 常用设备 摇摆式颗粒机（图2-19）、颗粒包装机（图2-20）。

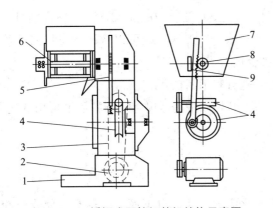
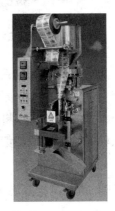

图2-19 摇摆式颗粒机整机结构示意图

1. 底座；2. 电机；3. 传动皮带；4. 蜗轮蜗杆；
5. 齿条；6. 七角滚轮；7. 料斗；8. 转轴齿轮；9. 挡块

图2-20 颗粒包装机

3. 制备要点 饮片采用水提醇沉法或醇提水沉法提取、纯化，浓缩至相对密度为1.10～1.35（50～60℃）的清膏或干燥成干浸膏。饮片细粉或糖粉、糊精或黏合剂等加入上述清膏中混合，制成"握之成团，轻压即散"的软材。

在挤出制粒过程中，制软材是关键步骤。软材干湿度的控制可通过增减黏合剂浓度、用量调节，也可加入适当浓度的乙醇来调整。若黏性过大，容易导致过筛时颗粒呈条状；黏性不足，则易产生过多的细粉。辅料用量的控制，一般不超过清膏的5倍或干浸膏的2倍，可根据成品的溶解性选择适宜的辅料。

（二）高速搅拌制粒

系将经粉碎与过筛后的原料、辅料以及黏合剂（或润湿剂）置于密闭的制粒容器内，利用高速旋转的搅拌桨与制粒刀的切割作用，使物料混合、制软材、切割制粒与滚圆一次完成的制粒方法。

1. 工艺流程 备料→密闭容器中→设置参数→开机→混合、制软材、切割制粒与滚圆。

2. 常见设备 高速搅拌制粒机（图2-21）。

3. 制备要点

（1）黏合剂种类的选择 这是制粒操作的关键，应针对药物粉末的润湿性、溶解

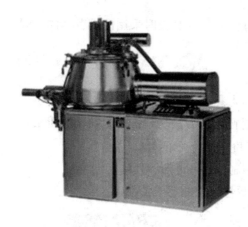

图 2-21　高速搅拌制粒机

性进行选择。一般情况下，溶解性适宜物料制粒效果较好，但溶解性过高时，制粒过程中容易产生"软糖"状态。此时可在物料中加入不溶性辅料或对物料溶解性小的液体以缓和其溶解性能。

（2）黏合剂的用量　黏合剂的加入量对颗粒的粉体性质及收率影响比操作条件影响更大。实际生产中，黏合剂的恰当用量需要在生产实践中摸索。

（3）黏合剂的加入方法　黏合剂可一次加入或分次加入；既可以溶液状态加入（液体黏合剂），也可呈粉末状态加入（固体黏合剂）。

（4）物料的粒度　原料粉粒越小，越有利于制粒。

（5）搅拌速度　物料加入黏合剂后，开始以中高速搅拌，制粒后期可用低速搅拌；也可以根据情况同一速度进行到底。

（6）投料量的控制　一般投料量为混合槽总容量的二分之一左右。

（三）流化制粒（沸腾制粒）

系指把粉碎、过筛后的物料置于流化床内，通过自下而上的热空气使物料粉末保持流化状态，喷入润湿剂或液体黏合剂，粉末相互结聚成粒，由于热空气的作用使颗粒干燥。经反复喷雾、结聚与干燥而制成一定规格的颗粒。

1. 工艺流程　备料→粉碎与过筛→混合→物料沸腾状态 $\xrightarrow{\text{润湿剂或黏合剂}}$ 湿颗粒→干燥。

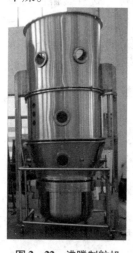

图 2-22　沸腾制粒机

2. 常用设备　沸腾制粒机（图 2-22）。

3. 制备要点

（1）物料的粒度　控制在 80 目以上，以保证颗粒色泽一致、大小均匀。

（2）黏合剂的种类　可选用一种或几种黏合剂的混合液，也可以将适宜浓度的清膏作为黏合剂直接喷入，黏合剂浓度越大，所制得的颗粒脆性越小，粒径变大，均匀度降低；黏合剂浓度较低时，颗粒粒度变小。

（3）喷雾速率的控制　喷雾速度太快，物料不能及时干燥，使物料不能成流化状态；喷雾速度过慢，颗粒粒径小，细粉多，而且雾滴粒径的大小也会影响颗粒的质量，故除选择适当喷雾速度外，还应使雾滴粒径大小适中。

（4）进风量大小的控制　生产中要根据物料的流化状态和物料的温度来调节进风

风量大小。

（5）进风温度与出风温度控制 如果进风温度过高，黏合剂无法浸入物料颗粒内部，影响颗粒的形成，并且颗粒表面的水分蒸发过快，易产生内湿外干的现象。如果进风温度过低，则黏合剂溶液蒸发较慢，颗粒的粒径太大，细粉不能继续保持流化，有时还会造成"塌床"。因此，在制粒开始阶段，应采取较低的进风温度，干燥一定时间后，再将进风温度升高，通常制粒时进风温度控制在 55 ~ 70℃ 为宜，干燥时，则设定在 80℃。

你知道吗
_____

常见的湿法制粒方法

除挤出制粒法、高速搅拌制粒法外，还有转动制粒、喷雾制粒等方法。

转动制粒 药物粉末中加入黏合剂，在转动、摇动、搅拌等作用下，通过母核形成、母核长大及压实等三个阶段结聚成球形颗粒。

喷雾制粒 是将药物溶液或混悬液用雾化器喷雾于干燥室的热气流中，使水分迅速蒸发以直接制成干燥颗粒的方法。该法可在数秒内完成药液的浓缩与干燥、制粒过程，制得的颗粒呈球状，原料液的含水量可达 70% ~ 80%，并能连续操作。

三、干燥技术

1. 干燥的定义 干燥系指利用热能将湿物料中的水分或其他溶剂除去，并利用气流或真空带走气化的湿分，从而获得干燥物品的操作过程。

2. 影响干燥的因素

（1）干燥面积 面积大的速度快，与蒸发量成正比。

（2）干燥速度 干燥应控制在一定速度下缓慢进行，如果过快会使物料表面板结，从而阻碍了内部水分蒸发。因此加热过程一般是先低后高。

（3）物料状态 在干燥过程中被干燥的物料，可以处于静态或动态。

（4）温度 前期干燥一般控制在 50 ~ 80℃，后期控制在 70 ~ 80℃。

（5）物料上方湿度 干燥空间的相对湿度大，物料干燥时间延长，干燥效率就低。

（6）压力 压力与蒸发量成反比。

3. 常用干燥方法 由于被干燥物料的性质各有差异，且干燥产品的要求、生产规模及生产能力各不相同，因此，在中药制剂生产中采用的干燥方法与设备也不相同，一般根据待干燥物料的性质、设备条件、成本等因素来选择适宜的干燥方法和设备。

（1）常压干燥 系指在常压下利用干热空气进行干燥的方法。常用的设备有烘房和烘箱等。此法简单易行，但干燥速度慢，易引起成分的破坏。适用于对热稳定的药物，稠浸膏、散剂、胶囊剂及净药材或饮片等固体粉末、丸剂、颗粒剂成品等多用此法干燥。

（2）减压干燥　系指在密闭的容器中抽真空并进行加热干燥的一种方法，又称真空干燥。常用的设备有真空干燥箱，此法干燥的温度低、速度快，产品呈松脆海绵状，易于粉碎。适用于不耐高温的物料的干燥。

（3）沸腾干燥　又称流化床干燥。它是利用热空气流"吹起"湿颗粒似"沸腾状"，热空气在湿颗粒间通过，在动态下进行热交换，湿气被抽走而达到干燥的目的。常用的设备有负压卧式沸腾干燥床。此法速度快、质量好、产量大、操作方便。适用于湿粒性物料的干燥，在片剂颗粒的干燥中得到广泛的应用。

（4）喷雾干燥　它是利用高速离心喷盘将一定浓度的液态物料，喷射成雾状，在一定流速的热气流中进行热交换，物料被迅速干燥。常用的设备有喷雾干燥器。此法干燥速度快，质量好，成品为粉末，溶解度好。适用于热敏性物料的干燥。

（5）冷冻干燥　系先将湿物料冷冻至冰点以下（－4℃以下），使水分冻结成固态物料水分，再在高真空条件下，适当加热升温，使固态的冰不经液态的水，直接升华为水蒸气排出，故又称升华干燥。常用的设备有冷冻干燥器。此法成品多孔疏松，易溶解，含水量低，有利于药品贮存。适用于极不耐热物品，如血浆、血清、抗生素等。

（6）微波干燥　系利用高频电磁波进行干燥的方法。常用的设备有微波干燥器。此法加热迅速、均匀，干燥速度快，热效率高兼具杀虫和灭菌作用；对含水物料的干燥特别有利。适用于饮片、散剂、蜜丸等干燥。

（7）红外线干燥　系以远红外线为能量的干燥方法。红外线辐射器所产生的电磁波以光速辐射至湿物料，当红外线发射频率与物料中分子运动所固有的频率相匹配时引起物料分子的强烈振动和转动，在此过程中分子间的激烈碰撞与摩擦产生热，因而达到干燥的目的。常用的设备有隧道式远红外干燥机。此法由于物料表面和内部的分子同时吸收红外线，故受热均匀、干燥快、质量好，缺点是电能消耗大。适用于安瓿的干燥。

（8）接触干燥　系指产品与加热面直接接触，传递热能。常用的设备有滚筒式干燥器。此法干燥速度快，成品脆性大。适用于对热稳定的浓缩液、稠膏。

四、颗粒剂制备技术

1. 工艺流程　颗粒剂的生产工艺流程如图 2 - 23 所示（以挤出制粒法为例）。

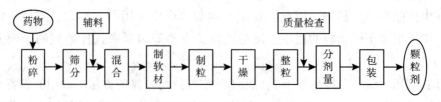

图 2 - 23　颗粒剂生产工艺流程

2. 常用设备　颗粒包装机见图 2 - 20。

3. 制备操作要点

（1）颗粒的干燥　除了流化（或喷雾制粒法）制得的颗粒已被干燥以外，其他方法制得的颗粒必须再用适宜的方法加以干燥，以除去水分、防止结块或受压变形。常用的方法有箱式干燥法、流化床干燥法等。

箱式烘箱干燥时应逐渐升温，温度由低到高，待颗粒七成干后，适时翻动。干燥温度一般为 60~80℃。对热稳定的原料药物的干燥温度可适当提高到 80~100℃，含挥发油、含结晶水和遇热不稳定的原料药物应控制在 60℃以下进行干燥。含水量控制在 2% 以下。

（2）整粒　在干燥过程中，某些颗粒可能发生粘连，甚至结块。因此，要对干燥后的颗粒给予适当的整理，以使结块、粘连的颗粒分开，获得具有一定粒度的均匀颗粒，这就是整粒的过程。整粒采用过筛分级的办法，将干颗粒用一号药筛除去黏结成块的颗粒，将筛过的颗粒再用五号药筛除去过细颗粒，以使颗粒均匀。

处方中若含芳香挥发性油，可先溶于 95% 乙醇中，以雾化方式喷洒于干燥的颗粒中，混匀，密闭放置一段时间，使之闷吸均匀。

（3）分剂量与包装、贮存　将制得的颗粒进行含量检查与粒度测定等。按剂量装入适宜袋中，常采用铝塑复合膜，利用自动颗粒分装机进行分剂量、包装。颗粒剂的贮存基本与散剂相同，但应注意均匀性，防止多组分颗粒的分层，防止吸潮。

（4）混悬性颗粒剂　制粒时若处方中含热敏性、挥发性活性成分或淀粉较多的原料药物以及贵细料药等可粉碎成细粉；一般原料药物以水为溶剂，煎煮提取，煎煮液浓缩至稠膏备用；将稠膏与原料药物细粉及辅料适量混匀，制成软材，制粒。

（5）泡腾性颗粒剂　制粒时浸膏或干膏粉应与酸碱分别制粒。将清膏或干浸膏粉分成两份，一份加入有机酸制成颗粒，干燥，备用；另一份加入弱碱制成颗粒，干燥，备用；将两种颗粒混匀，包装，即得。生产时要注意控制干颗粒的水分，以免在服前酸与碱已发生反应而失去泡腾作用。

五、颗粒剂的生产与质量控制

（一）生产过程质量控制

1. 生产环境要求　洁净级别为 C 级，操作室内压力应大于室外压力，温度应控制在 18~26℃，相对湿度在 45%~65%。

2. 湿法制粒　清膏是制粒的主要半成品，其质量直接影响颗粒剂质量。必须根据处方中饮片药用成分的不同，按具体品种规定的工艺与方法提取、浓缩，并控制清膏的相对密度；挤压制粒时应控制软材的干湿度，并注意筛网孔径的选择应符合工艺要求。

3. 流化制粒　干浸膏的水分含量应在 3%~5%，否则无法流化，喷雾速度应适当，加热温度在 60~70℃。

4. 干燥　干燥的方法、温度及干颗粒含水量符合要求。

5. 整粒　注意筛孔直径、粗颗粒及粉末含量均应符合工艺要求。

6. 标识牌　生产过程中的物料应有标示，生产过程应有状态标识牌。

7. 清场　操作完毕应按 GMP 要求进行清场处理。

（二）质量评定

按照《中国药典》2020 年版（四部）颗粒剂质量检查的有关规定，颗粒剂需要进行以下方面的质量检查。

【外观】颗粒剂应干燥、颗粒均匀、色泽一致，无吸潮、结块、潮解等现象。

【粒度】除另有规定外，照粒度和粒度分布测定法（通则 0982 第二法双筛分法）测定，不能通过一号筛与能通过五号筛的总和不得超过 15%。

【水分】中药颗粒剂照水分测定法（通则 0832）测定，除另有规定外，水分不得超过 8.0%。

【溶化性】除另有规定外，颗粒剂照下述方法检查，溶化性应符合规定。含中药原粉的颗粒剂不进行溶化性检查。

可溶颗粒检查法　取供试品 10g（中药单剂量包装取 1 袋），加热水 200ml，搅拌 5分钟，立即观察，可溶颗粒应全部溶化或轻微浑浊。

泡腾颗粒检查法　取供试品 3 袋，将内容物分别转移至盛有 200ml 水的烧杯中，水温为 15～25℃，应迅速产生气体而呈泡腾状，5 分钟内颗粒均应完全分散或溶解在水中。

颗粒剂按上述方法检查，均不得有异物，中药颗粒还不得有焦屑。

混悬颗粒以及已规定检查溶出度或释放度的颗粒剂可不进行溶化性检查。

【装量差异】单剂量包装的颗粒剂按下述方法检查，应符合规定。

检查法　取供试品 10 袋（瓶），除去包装，分别精密称定每袋（瓶）内容物的重量，求出每袋（瓶）内容物的装量与平均装量。每袋（瓶）装量与平均装量相比较［凡无含量测定的颗粒剂或有标示装量的颗粒剂，每袋（瓶）装量应与标示装量比较］（表 2－20），超出装量差异限度的颗粒剂不得多于 2 袋（瓶），并不得有 1 袋（瓶）超出装量差异限度 1 倍。

表 2－20　平均装量或标示装量的装量差异限度

标示装量	装量差异限度
1.0g 及 1.0g 以下	±10%
1.0g 以上至 1.5g	±8%
1.5g 以上至 6.0g	±7%
6.0g 以上	±5%

凡规定检查含量均匀度的颗粒剂，一般不再进行装量差异检查。

【装量】多剂量包装的颗粒剂，照最低装量检查法（通则 0942）检查，应符合规定。

【微生物限度】以动物、植物、矿物质来源的非单体成分制成的颗粒剂，照非无菌产品微生物限度检查：微生物计数法（通则 1105）和控制菌检查法（通则 1106）及非无菌药品微生物限度标准（通则 1107）检查，应符合规定。

六、实例解析

口炎清颗粒

【处方】天冬　麦冬　玄参　山银花　甘草

【制法】以上五味，加水煎煮二次，第一次 2 小时，第二次 1.5 小时，合并煎液，滤过，滤液浓缩至相对密度 1.26~1.29（80℃），加入乙醇使含醇量达 50%，充分搅拌，静置 12 小时以上，取上清液，滤过，滤液回收乙醇并浓缩成稠膏，加入适量的蔗糖、糊精，制成颗粒，干燥，制成 1000g；或取稠膏，加入适量的可溶性淀粉、糊精及蛋白糖，制成颗粒，干燥，制成 300g（无蔗糖），即得。

【性状】本品为棕黄色至棕褐色的颗粒；味甜、微苦；或味甘、微苦（无蔗糖）。

【功能与主治】滋阴清热，解毒消肿。用于阴虚火旺所致的口腔炎症。

【用法与用量】口服，一次 2 袋，一日 1~2 次。

【规格】（1）每袋装 10g　　（2）每袋装 3g（无蔗糖）

【贮藏】密封。

【处方工艺分析】天冬含天门冬素，麦冬含麦冬皂苷，玄参含玄参苷，山银花主要含绿原酸，甘草主要含甘草甜素，均可用水提取，因此采用水提醇沉法。乙醇含量达 50% 时，可除去黏液质、树胶、蛋白质等杂质，便于制粒和保证成品质量。

【制备过程注意事项】煎煮用水量和煎煮时间是保证药用成分浸出的关键因素，应严格执行工艺规程；清膏的浓缩程度对颗粒影响较大，一般通过测定清膏的相对密度加以控制。

六味地黄颗粒

【处方】熟地黄 320g　酒萸肉 160g　牡丹皮 120g　山药 160g　茯苓 120g　泽泻 120g

【制法】以上六味，熟地黄、茯苓、泽泻加水煎煮 2 次，每次 2 小时，煎液滤过，滤液浓缩至相对密度 1.32~1.35（80℃）的稠膏，备用；酒萸肉、山药、牡丹皮粉碎成细粉，与浓缩液混合，加糊精适量和甜蜜素溶液适量，加入 75% 乙醇适量，制粒、干燥，制成颗粒 1000g，即得。

【性状】本品为棕褐色的颗粒；味微甜、酸、微苦，有特异香气。

【功能与主治】滋阴补肾。用于肾阴亏损，头晕耳鸣，腰膝酸软，骨蒸潮热，盗汗遗精，消渴。

【用法与用量】开水冲服。一次 5g，一日 2 次。

【规格】每袋装 5g。

【贮藏】密封，置干燥处。

【处方工艺分析】

（1）处方中熟地黄、茯苓和泽泻主要含有苷类及多糖等水溶性有效成分，采用煎煮法提取可提高药效。山药属粉性饮片，酒萸肉含熊果酸等成分难溶于水，牡丹皮中的活性成分丹皮酚具有挥发性，故此三种饮片均以细粉入药。

（2）本方药物含有大量多糖，具有较强的吸湿性，选用糊精为填充剂，可降低制剂吸湿性。

【制备过程注意事项】注意控制清膏的相对密度为 1.32 ~ 1.35（80℃）；酒萸肉、山药、牡丹皮粉碎成细粉，并过筛；制粒所用乙醇浓度较高，易挥发，应快速制粒。

山楂泡腾颗粒剂

【处方】山楂 300g　陈皮 50g　枸橼酸 250g　碳酸氢钠 250g　蔗糖 2500g　香精适量

【制法】取山楂、陈皮水煎煮 2 次，每次 0.5 小时，滤过，滤液浓缩成 150ml 备用；白砂糖干燥粉碎，过 60 目筛，平均分为两份，其中一份于槽形混合机中，加入碳酸氢钠 250g，混匀，蒸馏水喷雾湿润，制成软材，备用；剩余的白砂糖粉加入山楂、陈皮浓缩液混匀后制成软材。将以上两种软材分别通过 12 目筛网制成湿颗粒，分别将湿颗粒放于沸腾干燥机中 50 ~ 60℃烘干，用 10 目筛整粒，将两种干颗粒合并，喷雾加入香精，再加入枸橼酸混匀，分装，共制 100 袋，即得。

【性状】本品为浅棕色的颗粒；味酸、甜。

【功能与主治】理气健脾、助消化。用于食欲不振、消化不良。

【用法与用量】开水冲服，每次 1 袋。

【规格】每袋装 30g。

【贮藏】密封，置干燥处。

【处方工艺分析】

（1）山楂果实中含酒石酸、柠檬酸、山楂酸、黄酮类等成分，陈皮含有橙皮苷等成分，均为水溶性成分，采用煎药煮法提取。

【制备过程注意事项】

（1）本颗粒剂采用先将碳酸氢钠制粒，干燥后再加入枸橼酸；也可以采用酸碱分别制粒，干燥后混匀。注意控制颗粒的干燥度及环境的温度。

（2）操作时可用乙醇适当调整软材的干湿度，使其能过筛。为避免酸对糖的水解作用，可先将部分糖粉和碱挤压制粒，另一部分糖粉和浸膏制粒，以上两种颗粒干燥后加入枸橼酸混匀。

实训六　颗粒剂的制备

一、实训目的

1. 能熟练操作制粒设备的使用，掌握软材的制备方法和标准。
2. 会对颗粒剂的质量作出评价。
3. 能按清场规程进行清场工作。

二、实训条件

1. 实训场地　固体实训车间。

2. 实训仪器与设备　槽形混合机、摇摆式颗粒机、恒温干燥箱、高效制粒机、不锈钢盆、台称、电子天平等。

3. 实训材料　熟地黄、茯苓、泽泻等提取液的清膏，相对密度为 1.32～1.35（80℃），酒萸肉、山药、牡丹皮的饮片细粉、糊精等。

三、实训内容和步骤

（一）实训内容

六味地黄颗粒

【处方】同实例解析。

（二）实训步骤

【制法】同实例解析。

【检查】符合《中国药典》2020 年版（四部）颗粒剂质量检查项下的有关规定。

四、实训考核

颗粒剂实训操作技能评定考核的具体内容见表 2－21。

表 2－21　颗粒剂实训操作技能评定考核表

班级：　　　　　　　　　　姓名：　　　　　　　学号：

考核内容		实训考核点	分值	实得分
准备工作 （分值10%）		着装及个人卫生符合规定	2	
		正确选用技能操作设备	3	
		检查确认操作仪器和设备性能良好	3	
操作（分值60%）	备料	称量准确、双人复核	4	
		正确按《槽形混合机安全操作规程》操作	5	
	制软材	正确判断软材质量	5	
		正确处理制软材出现的质量问题	5	
		正确选用筛网并安装	3	
	制湿粒	规范操作摇摆式颗粒机	5	
		随时检查湿颗粒质量	5	
	干燥	温度设定正确、掌握翻动时机	5	
		正确使用设备	5	
	整粒	筛孔选用正确	5	
		正确操作整粒机	5	
	包装	包装操作规范	5	
		装量准确、定时抽查装量	5	

续表

考核内容	实训考核点	分值	实得分
清场（分值 10%）	场地、仪器和设备清洁	5	
	清场记录填写准确完整	5	
操作记录（分值 10%）	记录填写准确完整	5	
	质量标准符合规定	5	
其他（分值 10%）	正确回答考核人员提出的问题	10	
合计		100	

考核教师： 考核时间： 年 月 日

目标检测

自测题

一、单项选择题

1. 混悬性颗粒剂通常将处方中哪类饮片粉碎成细粉直接应用（　　）。
   A. 含水溶性成分的饮片　　　　　B. 含醇溶性成分的饮片
   C. 含非挥发性成分的饮片　　　　D. 含贵重药饮片

2. 泡腾颗粒剂遇水产生大量气泡，是由于颗粒剂中酸与碱发生反应，所放出的气体是（　　）。
   A. 氯气　　　　B. 二氧化碳　　　　C. 氧气　　　　D. 氮气

3. 将药物溶液或混悬液用雾化器喷雾于干燥室的热气流中，使水分迅速蒸发以直接制成干燥颗粒的方法是（　　）。
   A. 喷雾制粒　　B. 流化制粒　　C. 挤出制粒　　D. 转动制粒

4. 颗粒剂除另有规定外，照粒度和粒度分布测定法（通则 0982 第二法双筛分法）测定，不能通过一号筛与能通过五号筛的总和不得超过（　　）。
   A. 15%　　　　B. 10%　　　　C. 9%　　　　D. 8%

5. 中药颗粒剂照水分测定法（通则 0832）测定，除另有规定外，水分不得超过（　　）。
   A. 9%　　　　B. 8.0%　　　　C. 7%　　　　D. 6%

二、多项选择题

1. 泡腾颗粒剂中必须用的辅料是（　　）。
   A. 枸橼酸　　　B. 酒石酸　　　C. 碳酸氢钠　　　D. 氢氧化钠
   E. 淀粉

2. 常见的制粒方法包括（　　）。
   A. 挤压制粒　　B. 喷雾制粒　　C. 流化制粒　　D. 微波制粒
   E. 高速混合制粒

3. 可溶性颗粒剂包含（　　）。

A. 缓释颗粒剂　　　　　　　　B. 水溶性颗粒剂

C. 酒溶性颗粒剂　　　　　　　D. 泡腾性颗粒剂

E. 肠溶颗粒

4. "塌床"原因有（　　）。

A. 中药干浸膏粉多数黏性太大，流动性较差

B. 中药干浸膏引湿性较强

C. 风速过高

D. 风机频率过高

E. 操作中风速过低

5.《中国药典》2020 年版（四部）中规定颗粒剂的质量检查项目包括（　　）。

A. 外观　　　　B. 崩解时限　　　　C. 水分　　　　D. 溶化性

E. 粒度

📋 任务三　胶囊剂的制备

PPT

📋 岗位情景模拟

情景描述　在日常生活中，我们发现一些胶囊打开胶囊壳后，里面是固体的内容物，有些却是液体的，那么，胶囊剂中的药物都是怎样填充进去的呢？如果你是中药硬胶囊剂工、中药软胶囊剂工，你将如何组织生产？

分析　1. 你将按照什么流程进行生产？

　　　　2. 硬胶囊和软胶囊对其中的内容物各有什么要求？

一、认识胶囊剂

在明代，人们将气味不好药物用面包裹服用，出现了胶囊剂的雏形，类似于现代胶囊剂的应用。19 世纪 40 年代发明了软胶囊，后又出现了硬胶囊。由于机械工业的兴起，特别是自动胶囊填充机等先进设备的问世，胶囊剂取得了很大的发展，仅次于丸剂和片剂而位居第三，成为临床上广泛使用的中药口服剂型之一。

胶囊剂是指原料药物或与适宜辅料填充于空心胶囊或密封于软质囊材中制成的固体制剂，主要供口服用，也有供直肠、阴道给药的胶囊以及可改变释药特征的缓释、控释胶囊。

胶囊剂具有外观整洁、美观，容易吞服，崩解迅速，能掩盖药物的不良臭味，剂量准确，稳定性好，可定时定量释放药物，携带、运输、贮存方便，以及生产成本低、服用剂量小等优点，尤其适宜于不宜制成丸剂、片剂的液体药物。但也存在婴幼儿和昏迷患者不宜吞服，某些饮片不宜制成胶囊剂应用等不足。

有下列情况不宜制成胶囊剂：①药物的水溶液或稀乙醇溶液；②易溶性药物和刺

激性较强的药物；③易风化或潮解的药物；④pH 在 2.5 以下或大于 7.5 的药液。

胶囊剂可分为硬胶囊、软胶囊（又称胶丸）、缓释胶囊、控释胶囊和肠溶胶囊，见图 2 – 24。

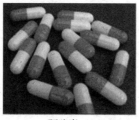 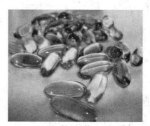

硬胶囊　　　　　　　　　　软胶囊

图 2 – 24　胶囊剂

硬胶囊（通称为胶囊）是指采用适宜的制剂技术，将原料药物或加适宜辅料制成的均匀粉末、颗粒、小片、小丸、半固体或液体等，充填于空心胶囊中的胶囊剂。

软胶囊是指将一定量的液体原料药物直接密封，或将固体原料药物溶解或分散在适宜的辅料中制备成溶液、混悬液、乳状液或半固体，密封于软质囊材中的胶囊剂。可用滴制法或压制法制备。软质囊材一般是由胶囊用明胶、甘油或其他适宜的药用辅料单独或混合制成。

缓释胶囊是指在规定的释放介质中缓慢地非恒速释放药物的胶囊剂。

控释胶囊是指在规定的释放介质中缓慢地恒速释放药物的胶囊剂。

肠溶胶囊是指用肠溶材料包衣的颗粒或小丸充填于胶囊而制成的硬胶囊，或用适宜的肠溶材料制备而得的硬胶囊或软胶囊。肠溶胶囊不溶于胃液，但能在肠液中崩解而释放活性成分。

二、胶囊剂制备技术

（一）硬胶囊的制备

1. 硬胶囊制备的工艺流程　备料→药物填充→封口抛光→包装与贮存。

2. 硬胶囊制备主要设备　如手工胶囊板、半自动胶囊填充机、全自动胶囊填充机、抛光机、胶囊印字机等，见图 2 – 25 所示。

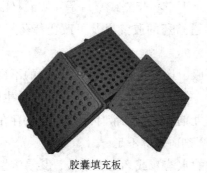

胶囊填充板　　　　　　　　全自动胶囊填充机

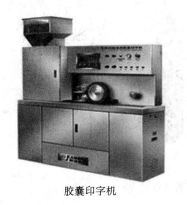
胶囊印字机

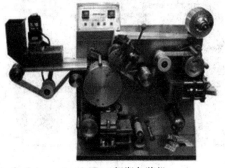
铝塑包装机

图 2-25　胶囊剂主要设备

3. 硬胶囊剂的制备要点

（1）明胶空心胶囊的囊材　囊材的组成见表 2-22。

表 2-22　明胶空心胶囊的囊材组成

囊材组成		常用物质	作用
原料		明胶（黏度、胶冻力、pH、铬及重金属等符合规定）	主要囊材
辅料	增塑剂	甘油、山梨醇、羧甲基纤维素钠	增加囊壳的韧性与可塑性
	增稠剂	琼脂	增加胶液的胶冻力
	遮光剂	二氧化钛	防止光对药物氧化的催化
	着色剂	柠檬黄、胭脂红	增加美观，便于识别
	防腐剂	对羟基苯甲酸酯类（尼泊金类）	防止空心胶囊在制备和贮存过程霉变
	增光剂	十二烷基磺酸钠	增加囊壳的光泽
	矫味剂	乙基香草醛	调整胶囊的口感

你知道吗

空心胶囊规格及品种

空心胶囊的大小以号数标示，规格有 000、00、0、1、2、3、4、5 号共 8 种，以"000"号最大，"5"号最小，目前我国常用 0~3 号四个规格。空心胶囊的品种有透明、不透明及半透明。颜色有粉红、红、绿、黄、蓝等两节不同的带色胶囊。空胶囊壳上还可用食用油墨印字。新型硬质胶囊有：①双环胶囊，囊体有排气孔和逐渐变细的边缘，能保证高速填充时的流畅，先预锁合再紧密锁合；②旋锁胶囊，新充填方式，在新型充填机上先完成旋紧后再锁合，其密封度高，适宜液体充填，如图 2-26。

（2）空心胶囊选择

①选锁口型　锁口型胶囊壳的囊帽与囊身套合面处均有凹槽，套合后紧密嵌合，不易松动滑脱，这使硬胶囊在生产、运输和贮存过程中不易漏粉。而普通型胶囊壳

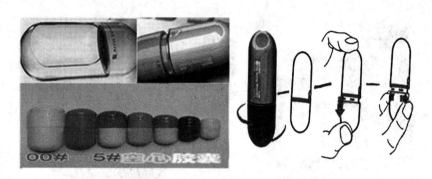

图 2 - 26　新型空胶囊及规格

的囊帽与囊身套合面处平滑，容易松动，往往需涂上一层黏合性强的物质增加其黏合性。

②选 0 ~ 3 号　结合我国亚洲人种的咽喉较细，大体积胶囊不易吞咽，故选此型号。

③根据医疗用途不同　选用肠溶、缓释、控释等空心胶囊。

④根据饮片的特殊性质　选用空心胶囊，如对光敏感的药物宜选用不透明空心胶囊。

（3）药物处理　硬胶囊中一般填充粉末、颗粒、小片、小丸状药物。中药一般须按处方中饮片的性质、用药剂量及治疗需要适当处理。

①处方中贵重饮片及剂量不大的饮片可直接粉碎成细粉，经过筛均匀混合后填充。

②处方中剂量较大的饮片，可将部分易于粉碎者粉碎成细粉。其余饮片经适当提取后浓缩成稠膏，再与上述饮片细粉混合均匀，干燥，研细，过筛，混匀后填充。

③将处方中全部饮片提取，浓缩成稠膏，加适量的吸收剂，混匀，干燥，粉碎，过筛，混匀后填充。

④挥发油则用吸收剂或处方中含有粉性较强的饮片细粉吸收后填充，也可制成包合物、固体分散体、微囊或微球再填充。

另外，将普通小丸、速释小丸、缓释小丸、控释小丸或肠溶小丸单独填充或混合填充，必要时加适量空白小丸作填充。

（4）药物的填充　硬胶囊药物的填充可用手工填充和机器填充两种方法。

①手工填充　生产量少时，一般采用手工。先将药物平铺于工作台上，轻轻压实压平，厚度约为囊身长度的 1/3 ~ 1/4，然后手捏囊身，切口向下插入压好的药物层，使药物嵌入囊身内，控制力度，重复此操作至囊身充满药物，套上囊帽，再用织物轻轻揉搓拭去囊壳表面的药粉。为提高胶囊壳的光亮度，可用喷有少量液状石蜡的纱布滚搓。该法粉尘飞扬大，剂量不准确，生产效率低。采用硬胶囊手工填充板（图 2 - 25）代替，可提高工作效率，减少重量差异。

②机器填充　大规模生产，采用全自动胶囊充填机（图 2 - 25）填充药物，其型号很多，但工作原理相似，填充流程见图 2 - 27。

溶液、混悬液、乳状液等也可采用特制灌囊机填充于空心胶囊中，必要时密封。

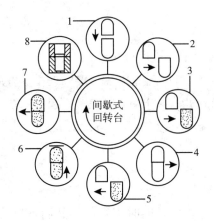

1. 空胶囊帽体分离（拔囊）
2. 囊体径向伸出（错位）
3. 囊体填充药物（填充）
4. 未填充窝囊顶出（剔废）
5. 囊体径向缩回（复位）
6. 实囊体顶入囊帽（锁囊）
7. 合格胶囊顶出（出囊）
8. 上、下囊板孔（清洁）

图 2 - 27　胶囊充填工位示意图

（二）软胶囊的制备

1. 软胶囊制备的工艺流程　备料→溶胶与配液→压制（或滴制）→抛光→包装与贮存。

2. 软胶囊剂制备主要设备　软胶囊制备设备见图 2 - 28。

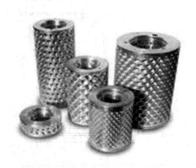
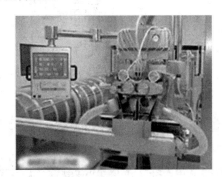

图 2 - 28　软胶囊生产设备

3. 软胶囊制备要点

（1）软胶囊的组成：①囊材。以明胶为主药原料，通常干明胶∶增塑剂∶水的重量比以 1.0∶（0.4~0.6）∶1.0 较适宜，若增塑剂用量过低或过高，囊壁会过硬或过软。②常用的增塑剂有甘油、山梨醇或二者的混合物。③附加剂。主要用防腐剂、遮光剂、食用色素、芳香剂等成分。④若生产中加入二甲基硅油可明显提高胶囊壳的机械强度和防潮、防霉能力。

注意囊材中各组分的质量均应符合《中国药典》2020 年版（四部）的有关规定，尤其应该注意明胶的胶冻力、黏度、铬及重金属测定。

（2）内容物　目前，软胶囊剂多为药物分散在油性或非油性（PEG 400 等）液体介质中形成。①pH 以 2.5~7.5 为宜，否则易使明胶溶解或变性，导致泄露或影响崩解或溶出；②若含 5% 以上的水或为水溶性、挥发性、小分子有机物，如乙醇、酮、酸、酯等，能使囊材软化或溶解，不宜制成软胶囊。

可制成软胶囊的药物

油溶性成分，常温下是液体或半固体，不利制成其他剂型的药物，如鱼肝油。

药物处方中具有挥发性和特殊气味的饮片，如十滴水软胶囊、藿香正气软胶囊。

对湿热、光不稳定及易氧化的成分，如维生素类药物与油混合制成软胶囊剂可增加其稳定性。

黏稠性强的中药浸膏，制成软胶囊剂可改善在贮藏过程中出现内容物黏结的现象。

（3）制备方法　软胶囊的成型与药物装填是同时进行的。其制备方法有压制法（又称模制法）和滴制法两种。

①压制法　目前生产上多采用旋转模压法，主要生产设备见如图2-29。

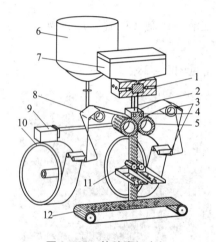 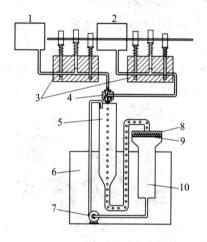

图2-29　软胶囊机主机

1. 供药泵；2. 输药管；3. 导向筒；4. 喷体；
5. 滚模；6. 明胶桶；7. 药液盒；8. 胶带；
9. 涂胶盒；10. 胶带鼓轮；11. 剥丸器；12. 传送带

图2-30　滴丸机工艺流程图

1. 明胶液箱；2. 药液箱；3. 定量控制器；
4. 滴丸成形装置；5. 液蜡冷却筒；6. 冷却箱；
7. 泵；8. 成品箱；9. 滴丸过滤网；10. 液蜡贮箱

操作步骤　首先调节液压泵、注射器、转模以使其同步，然后调节涂胶机箱闸门大小，以使胶片厚度达到0.7~0.8mm；再调节空调管风门，进风量以胶片不黏鼓为度；试车校正胶囊的装量和囊壳的重量；最后开机正式生产，随时检查重量，并及时剔除不合格胶丸。此时的软胶囊囊材含水量较高，表面较软，将表面的润滑油洗净后，须送入相对湿度20%~30%、温度21~24℃的旋转式滚筒中进行定型，一般需要将胶囊壳的含水量降至6%~10%后方可分装。

采用自动旋转模压法制软胶囊时，填充的药液量由填充泵准确控制，填充药液与软胶囊模的形成是同时协调进行。该法产量大，物料耗损少，装量差异小，成品率可达98%。可生产各种形状产品。

②滴制法　又称滴丸法，即通过滴丸机的双层喷头（也叫滴头），以一定量的明胶

液包裹一定量的药液，滴入另一种互不相溶的液体冷却剂中，明胶液在冷却剂中因表面张力作用而凝固成球形软胶囊（胶丸）的方法，主要生产设备见图2-30。

影响滴制胶丸质量的主要因素：胶液的组成、黏度；药物、明胶及冷却剂三者的密度；滴制速度；冷却箱温度（梯度冷却较好）。

滴制法生产的软胶囊又称无缝胶丸，产量大、成品率高、装量差异小，生产过程中原料浪费比较少，生产成本较低，但只能生产球形产品，有一定的局限性。

（三）肠溶胶囊的制备

肠溶胶囊是胶囊壳在胃中不溶解，而在肠液中溶解后释放药物的硬胶囊或软胶囊。主要通过胶囊包衣制备，即在胶囊壳或制成的软胶囊的表面上包裹一层肠溶材料。通常用聚乙烯吡咯烷酮（简称PVP或聚维酮）打底，再包以纤维醋法酯（缩写CAP，又称乙酸纤维素邻苯二甲酸酯、邻苯二甲酸醋酸纤维素）、蜂蜡等。目前市场上已经有不同部位溶解的肠溶空胶囊壳销售。

包装与贮存　胶囊剂常用铝塑复合膜、铝箔、塑料袋或塑料瓶、玻璃瓶等包装。除另有规定外，胶囊剂应30℃以下密封贮存，湿度适宜，防止受潮、发霉、变质。

三、胶囊剂的生产与质量控制

（一）生产过程质量控制

1. 操作室内压力应大于室外压力，填充药物的操作室要求洁净度达C级，硬胶囊的药物应在21~23℃，相对湿度在40%~55%的环境中填充；软胶囊车间洁净度为B或C级，温度为18~28℃，相对湿度为45%~75%；而干燥间的室温应控制在24~31℃，相对湿度在40%以下。

2. 在工艺员的指导下，依照生产指令准确称取饮片、胶囊壳或胶料、增塑剂等，核对制剂制备所需物料的品名、规格、产品批号、数量、生产企业名称、物理外观、检验合格证等；填充物（药粉或颗粒等）由上道工序转入本工序。空胶囊壳按生产指令及规定程序领取，经净化后进入洁净区。物料净化包括脱包、传递和传输。

3. 小剂量药物应用适宜的稀释剂稀释；提高填充物的流动性；调整填充机处于正常工作状态，注意其转速与填充物流速相匹配。严格按胶囊剂的工艺规程及岗位（如填充、抛光等）标准操作程序进行操作。控制装量差异。

4. 应根据组方、药物性质采用适宜方法制备软胶囊。注意干燥的时间、温度和湿度，控制明胶老化。

5. 生产过程中的物料应有标示，并按规定存放；防止发生混药、混批。

6. 操作完毕应按GMP要求进行清场处理。

（二）质量评定

按照《中国药典》2020年版（四部）胶囊剂质量检查的有关规定，胶囊剂需要进行如下方面的质量检查。

【外观】胶囊剂应整洁，不得有黏结、变形、渗漏或囊壳破裂现象，并应无异臭。

【水分】中药硬胶囊剂应进行水分检查。

取供试品内容物，照水分测定法（通则 0832）测定，除另有规定外，不得超过 9.0%。硬胶囊内容物为液体或半固体者不检查水分。

【装量差异】除另有规定外，取供试品 10 粒，分别精密称定重量，倾出内容物（不得损失囊壳），硬胶囊囊壳用小刷或其他适宜用具拭净，软胶囊或内容物为半固体或液体的硬胶囊壳用乙醚等易挥发性溶剂洗净，置通风处使溶剂挥尽，再分别精密称定囊壳重量，求出每粒内容物的装量与平均装量，每粒装量与平均装量相比较（有标示装量的胶囊剂，每粒装量应与标示装量比较），装量差异限度应在平均装量或标示装量的 ±10% 以内，超出装量差异限度的不得多于 2 粒，并不得有 1 粒超出限度 1 倍。

凡规定检查含量均匀度的胶囊剂可不进行装量差异的检查。

【崩解时限】除另有规定外，照崩解时限检查法（通则 0921）检查，均应符合规定。除另有规定外，硬胶囊应在 30 分钟内全部崩解，软胶囊应在 1 小时内全部崩解。凡规定检查溶出度或释放度的胶囊剂，一般不再检查崩解时限。

缓释胶囊应符合缓释制剂（指导原则 9013）的有关要求，并应进行释放度（通则 0931）检查。

控释胶囊应符合控释制剂（指导原则 9013）的有关要求，并应进行释放度（通则 0931）检查。

除另有规定外，肠溶胶囊应符合迟释制剂（指导原则 9013）的有关要求，并进行释放度（通则 0931）检查。

【微生物限度】以动物、植物、矿物质来源的非单体成分制成的胶囊剂，照非无菌产品微生物限度检查：微生物计数法（通则 1105）和控制菌检查（通则 1106）及非无菌药品微生物限度标准（通则 1107）检查，应符合规定。

四、实例解析

连花清瘟胶囊

【处方】连翘 255g　金银花 255g　炙麻黄 85g　炒苦杏仁 85g　石膏 255g　板蓝根 255g　绵马贯众 255g　鱼腥草 255g　广藿香 85g　大黄 51g　红景天 85g　薄荷脑 7.5g　甘草 85g

【制法】以上十三味，广藿香加水蒸馏提取挥发油，收集挥发油，水提取液滤过，备用；连翘、炙麻黄、鱼腥草、大黄用 70% 乙醇提取两次，第一次 2 小时，第二次 1.5 小时，提取液滤过，合并，回收乙醇，备用；金银花、石膏、板蓝根、绵马贯众、甘草、红景天加水煎煮至沸，加入炒苦杏仁，煎煮两次，第一次 1.5 小时，第二次 1 小时，煎液滤过，滤液合并，加入广藿香提油后备用的水溶液，浓缩至相对密度为 1.10～1.15（60℃），加乙醇使含醇量达 70%，在 4℃ 冷藏 24 小时，滤过，滤液回收乙醇，与上述连翘等四味的备用醇提取液合并，浓缩至相对密度为 1.15～1.20

（60℃），喷雾干燥，与适量淀粉混匀，制成颗粒，干燥，过筛，筛出适量细粉，将薄荷脑、广藿香挥发油用适量乙醇溶解，喷入细粉中，混匀，与上述颗粒混匀，密闭30分钟，装入胶囊，制成1000粒，即得。

【性状】本品为硬胶囊，内容物为棕黄色至黄褐色的颗粒和粉末；气微香，味微苦。

【功能与主治】清瘟解毒，宣肺泄热。用于治疗流行性感冒属热毒袭肺证，症见发热，恶寒，肌肉酸痛，鼻塞流涕，咳嗽，头痛，咽干咽痛，舌偏红，苔黄或黄腻。

【用法与用量】口服。一次4粒，一日3次。

【注意】风寒感冒者慎服。

【规格】每粒装0.35g。

【贮藏】密封，置阴凉处。

【处方工艺分析】处方中广藿香（含有挥发性及水溶性药效成分），应先用水蒸气蒸馏法提挥发油，水提液与方中主含水溶性药效成分的金银花、石膏、板蓝根、绵马贯众、甘草、红景天、炒苦杏仁的水煎液合并，浓缩，醇沉除杂。方中连翘、炙麻黄、鱼腥草、大黄含脂溶性药效成分较多，用醇提。水、醇提浓缩液选用喷雾干燥，效率高，药效成分损失少；薄荷脑、广藿香油对热不稳定，乙醇溶解喷入细粉中，与颗粒混匀密闭30分钟，可使挥发性药物充分扩散混合均匀。

藿香正气软胶囊

【处方】苍术195g 陈皮195g 厚朴（姜制）195g 白芷293g 茯苓293g 大腹皮293g 生半夏195g 甘草浸膏24.4g 广藿香油1.95ml 紫苏叶油0.98ml

【制法】以上十味，苍术、陈皮、厚朴、白芷用乙醇提取两次，合并醇提取液，浓缩成清膏；茯苓、大腹皮加水煎煮两次，煎液过滤，滤液合并；生半夏用冷水浸泡，每8小时换水一次，泡至透心后，另加干姜16.5g，加水煎煮两次，煎液滤过；滤液合并，合并两次滤液，浓缩后醇沉，取上清液浓缩成清膏；甘草浸膏打碎后水煮化开，醇沉，取上清液浓缩制成清膏；将上述各清膏合并，加入广藿香油、紫苏叶油与适量辅料，混匀，压制成软胶囊1000粒，即得。

【性状】本品为软胶囊，内容物为棕褐色膏状物；气芳香，味辛、苦。

【功能与主治】解表化湿，理气和中。用于外感风寒，内伤湿滞或夏伤暑湿所致的感冒，症见头痛昏重，胸膈痞闷、脘腹胀痛、呕吐泄泻；胃肠型感冒见上述证候者。

【用法与用量】口服，一次2~4粒，一日2次。

【规格】每粒装0.45g。

【贮藏】密封，置阴凉干燥处。

【处方工艺分析】处方中苍术、陈皮、厚朴、白芷含脂溶性成分较多，需用醇提；生半夏用冷水浸泡至透心后，另加入干姜同煎（姜半夏的炮制方法，为降低生半夏毒性）；水提液浓缩（减少醇的用量，可降低成本、提高效率）后加乙醇沉；广藿香油、紫苏叶油对热不稳定、量少，故清膏制好后加入。

实训七　硬胶囊的制备

一、实训目的

1. 能熟练运用胶囊填充板或胶囊填充机制备硬胶囊剂。

2. 能依据药品标准判断制备空心胶囊的明胶和空心胶囊质量，会根据标准操作规程制备出合格硬胶囊。

3. 能对硬胶囊的质量作出评价。

4. 能按清场规程进行清场工作。

二、实训条件

1. 实训场地　实验室、固体制剂实训车间。

2. 实训仪器与设备　电子秤、粉碎机、筛分机、三维混合机、半自动胶囊填充机（或全自动胶囊填充机，或胶囊填充板）、胶囊抛光机、胶囊包装机等。

3. 实训材料　黄连、1 号空心胶囊。

三、实训内容和步骤

（一）实训内容

黄连胶囊

【处方】黄连

（二）实训步骤

【制法】取黄连，粉碎成细粉，混匀，装入胶囊，制成 1000 粒，即得。

【质量检查】

1. 外观　本为硬胶囊，内容物为黄褐色粉末；气微，微苦。

2. 装量差异检查　按《中国药典》2020 年版（四部）（通则 0103）胶囊剂装量差异检查法检查，应符合规定。

3. 崩解时限　照崩解时限检查法（通则 0921）检查，应符合规定。

【性状】本品为硬胶囊，内容物为黄褐色粉末；气微，微苦。

【功能与主治】清热燥湿，泻火解毒。用于湿热蕴毒所致的痢疾、黄疸，症见发热、黄疸、吐泻、纳呆、尿黄如茶、目赤吞酸、牙龈肿痛，或大便出血。

【用法与用量】口服，一次 2~6 粒，一日 3 次。

【注意】脾胃虚寒者慎用；忌辛辣、油腻、黏滑及不易消化食品。

【规格】每粒装 0.25g。

【贮藏】密封。

四、实训考核

硬胶囊实训操作技能评定考核的具体内容见表2-23。

表2-23 硬胶囊剂实训操作技能评定考核表

班级：　　　　　　　　　　　　　姓名：　　　　　　　　　　学号：

考核内容		实训考核点	分值	实得分
准备工作 （分值10%）		着装及个人卫生符合规定	2	
		正确选用操作仪器与设备	5	
		检查确认操作仪器和设备状态	3	
操作（分值60%）	备料	称量准确，空心胶囊选择正确	10	
	检查	按药品标准对空心胶囊进行质量检查	10	
	药物填充	依从标准操作规程进行硬胶囊的药物填充，装量准确、废品率低	20	
	封口抛光	将填充合格硬胶囊，依从标准操作规程置抛光机中抛光，使外观均匀、整洁	10	
	包装	容器清洁、干燥、灭菌	5	
	贮存	密封，避光，防潮	5	
清场（分值10%）		场地、仪器和设备清洁	5	
		清场记录填写准确完整	5	
操作记录（分值10%）		记录填写准确完整	5	
		质量标准符合规定	5	
其他（分值10%）		正确回答考核人员提出的问题	10	
合计			100	

考核教师：　　　　　　　　　　　　　考核时间：　　年　　月　　日

目标检测

自测题

一、单项选择题

1. 下列宜制成软胶囊剂的是（　　　）。

　　A. O/W 乳剂　　　B. 芒硝　　　　　　C. 鱼肝油　　　　　D. 药物稀醇溶液

2. 下列关于胶囊剂使用方法叙述错误的是（　　　）。

　　A. 口服使用　　　B. 口腔使用　　　　C. 腔道使用　　　　D. 阴道使用

3. 下列不可以填充硬胶囊的药物形态是（　　　）。

　　A. 粉末　　　　　B. 颗粒　　　　　　C. 稀乙醇液　　　　D. 小丸或小片

4. 软胶囊剂中液体填充物的 pH 应控制在（　　　）。

　　A. 2.5 以下　　　B. 7.5 以上　　　　C. 2~8　　　　　　D. 2.5~7.5

5. 下列不属于硬胶囊制备的操作是（　　　）。

　　A. 备料　　　　　B. 药物填充　　　C. 压制或滴制　　　D. 抛光

二、多项选择题

1. 软胶囊剂的制备方法有（　　　）。
　　A. 混合法　　　　　B. 充填法　　　　C. 压制法　　　　D. 滴制法
　　E. 塑制法

2. 不宜于制备胶囊剂的药物有（　　　）。
　　A. 药物的水溶液　　　　　　　　　B. 易溶性和刺激性强的药物
　　C. 药物的稀乙醇液　　　　　　　　D. 易风化或吸潮的药物
　　E. 药物油溶液

3. 胶囊剂质量检查项目有（　　　）。
　　A. 崩解时限　　　B. 外观均匀度　　　C. 水分　　　　D. 装量差异
　　E. 粒度

4. 下列操作属于软胶囊剂的制备的是（　　　）。
　　A. 备料　　　　　B. 溶胶与配液　　　C. 抛光　　　　D. 压制
　　E. 制粒

5. 可以填充硬胶囊的药物形式有（　　　）。
　　A. 粉末　　　　　B. 小丸　　　　　C. 小片　　　　D. 中药水提液
　　E. 颗粒

任务四　片剂的制备

PPT

岗位情景模拟

　　情景描述　某制药有限公司将生产一批"安胃片"，生产车间接到生产指令，作为岗位操作人员，你将如何组织生产？

　　分析　1. 你将按照什么流程进行生产？
　　　　　　2. 成品质量如何判断？

一、认识片剂

　　片剂是指原料药物或与适宜的辅料制成的圆形或异形的片状固体制剂（图2-31）。主要供内服，也有外用。片剂是目前临床应用最广泛的剂型之一，它具有剂量准确，质量稳定，携带、运输和服用方便，机械化程度高、产量大、成本低，品种丰富等优点，但也存在以下缺点：婴幼儿和昏迷患者不宜吞服；易引湿受潮，含挥发性成分的片剂久贮含量下降；片剂经过压缩成型，溶出度较散剂、胶囊剂差。

　　（一）片剂的分类

　　按给药途径结合制法和作用分类如下。

图 2 - 31　不同片形的片剂

1. 口服片剂

（1）口服普通片　包括普通压制片（素片）和包衣片。普通压制片（素片）系指药物与辅料混合经压制而成的片剂。一般不包衣的片剂多属此类，应用广泛，如葛根芩连片、安胃片等。包衣片系指在片芯（压制片）外包有衣膜的片剂。按照包衣物料可分为糖衣片、薄膜衣片、肠溶衣片等，如三黄片、元胡止痛片等。

（2）咀嚼片　系指于口腔中咀嚼后吞服的片剂。咀嚼片一般应选择甘露醇、山梨醇、蔗糖等水溶性辅料作填充剂和黏合剂。咀嚼片的硬度适宜，药片嚼碎后便于吞服，并能加速药物溶出，提高疗效。适用于小儿或治疗胃部有疾患的患者，如健胃消食片。

（3）分散片　系指在水中能迅速崩解并均匀分散的片剂。分散片中的原料药物应是难溶性的。分散片可加水分散后口服，也可将分散片含于口中吮服或吞服，如芩暴红止咳分散片、元胡止痛分散片等。

（4）泡腾片　系指含有碳酸氢钠和有机酸（如枸橼酸、酒石酸），遇水可产生气体而呈泡腾状的片剂。特别适用于儿童、老年人和不能吞服固体制剂的患者，如小柴胡泡腾片、茵栀黄泡腾片等。

（5）缓释片　系指在规定的释放介质中缓慢地非恒速释放药物的片剂。缓释片应符合缓释剂的有关要求。除说明书标注可掰开服用外，一般应整片吞服。

（6）控释片　系指在规定的释放介质中缓慢地恒速释放药物的片剂。控释片应符合控释制剂的有关要求。除说明书标注可掰开服用外，一般应整片吞服。

（7）肠溶片　系指用肠溶性包衣材料进行包衣的片剂。为防止原料药物在胃内分解失效、对胃的刺激或控制原料药物在肠道内定位释放，可对片剂包肠溶衣；为治疗结肠部位疾病等，可对片剂包结肠定位肠溶衣。除说明书标注可掰开服用外，一般不得掰开服用。

（8）口崩片　系指在口腔内不需要用水即能迅速崩解或溶解的片剂。口崩片应在口腔内迅速崩解或溶解，口感良好，容易吞咽，对口腔黏膜无刺激性。一般适合于小剂量原料药物，常用于吞咽困难或不配合服药的患者。

2. 口腔用片剂

（1）含片　系指含于口腔中缓慢溶化产生局部或全身作用的片剂。含片中的原料药物一般是易溶性的，主要起局部消炎、杀菌、收敛、止痛或局部麻醉等作用。含片比一般内服片大而硬，味道适口，多用于口腔及咽喉疾患，如复方草珊瑚含片。

（2）舌下片　系指置于舌下能迅速溶化，药物经舌下黏膜吸收发挥全身作用的片剂。舌下片中的原料药物应易于直接吸收，主要适用于急症的治疗。舌下片不仅起效迅速，而且可以防止胃肠液 pH 及酶对药物的不良影响，也可避免药物的肝脏首过效应，如硝酸甘油片。

（3）口腔贴片　系指粘贴于口腔，经黏膜吸收后起局部或全身作用的片剂。药物通过口腔黏膜吸收快，可迅速达到治疗浓度，避开肝脏的首过效应；用作局部治疗时治疗量小，副作用少，维持药效时间长，便于中止给药，如醋酸地塞米松口腔贴片、甲硝唑口腔粘贴片。

3. 外用片　阴道片与阴道泡腾片系指置于阴道内使用的片剂。阴道片和阴道泡腾片的形状应易置于阴道内，可借助器具将其送入阴道。阴道片在阴道内应易溶化、溶散或融化、崩解并释放药物，阴道片主要起局部消炎杀菌作用，也可给予性激素类药物，如妇必舒阴道泡腾片。具有局部刺激性的药物，不得制成阴道片。

4. 其他片剂　可溶片，系指临用前能溶解于水的非包衣片或薄膜包衣片剂。可溶片应溶解于水中，溶液可呈轻微乳光。可供口服、外用、含漱等。

（二）中药片剂的类型

中药片剂按原料药物来源分类，可分为有浸膏片、半浸膏片和全粉片等。

1. 浸膏片　系指将饮片用适宜的溶剂和方法提取制得浸膏，以全量浸膏制成的片剂，如穿心莲片。

2. 半浸膏片　系指将部分中药细粉与稠浸膏混合制成的片剂，如藿香正气片、银翘解毒片等。此类型片剂在中药片剂中占的比例最大。

3. 全粉片　系指将处方中全部饮片粉碎成细粉作为原料，加适宜的辅料制成的片剂，如安胃片。

（三）片剂的辅料

在片剂制备过程中，为了操作方便，并使药物发挥较好的疗效，要求原料药物应能顺利流动，具有一定的黏性，不粘冲模，遇体液能迅速崩解或溶解，吸收后能产生应有的疗效。许多原料药物是不能满足上述条件的，所以在片剂制备过程中除了原料药物外还需加入其他附加物料即辅料，也称赋形剂，其目的在于确保压片时物料有良好的流动性、润滑性及可压性，制得的成品有良好的崩解性等。片剂辅料的类型有稀释剂和吸收剂、润湿剂和黏合剂、崩解剂、润滑剂四种。

1. 稀释剂与吸收剂　统称为填充剂。片剂的直径一般在 6～12mm，片重在 0.1～0.5g，若主药剂量小于 0.1g，或中药片剂含浸膏量多，或浸膏黏性太大而制片成型困难，或原料药中含有较多挥发油、脂肪油或其他液体，均应加入填充剂才能制成适宜的片剂，常见辅料见表 2-24。

表 2-24　常见的稀释剂与吸收剂

辅料名称	特性及适应范围
淀粉	在水中加热到 62～72℃可糊化，可压性差，一般与糊精、蔗糖等合用。处方中含淀粉较多的中药细粉（如山药、天花粉等）可作稀释剂和吸收剂
预胶化淀粉	有良好的可压性、流动性和润滑性，并兼有黏合和崩解性能，尤适于粉末直接压片

续表

辅料名称	特性及适应范围
糊精	为淀粉水解的中间产物，黏性较强，使用过量会使颗粒过硬，应用时应严格控制用量
糖粉	黏性强、易吸潮结块，可用来增加片剂的硬度，多用于口含片、咀嚼片以及纤维性或质地疏松的中药片剂
乳糖	优良的稀释剂，制成的片剂光洁、美观，可作粉末直接压片，价格较贵，现多用淀粉：糊精：糖粉（7∶1∶1）混合物替代
甘露醇	无引湿性，具凉爽、甜味感，常用于咀嚼片、口含片
无机钙盐	用作稀释剂和挥发油吸收剂，有磷酸氢钙、硫酸钙等

2. 润湿剂与黏合剂　润湿剂与黏合剂在制片中具有使固体粉末黏结成型的作用。本身无黏性，但可润湿药粉，诱发其自身黏性的液体称为润湿剂。本身具有黏性，能使药粉黏结成颗粒便于制粒和压片的辅料称为黏合剂，常见辅料见表 2 – 25。

表 2 – 25　常见的润湿剂与黏合剂

辅料名称	特性及适应范围
水	润湿剂，适于耐热、遇水不易水解的药物
乙醇	润湿剂，常用浓度 30% ~70%，适于黏性较强、遇水分解、受热易变质、片面产生麻点或花斑、崩解时间超限的药物
淀粉浆	常用浓度为 10%，适于对湿热较为稳定且本身又不太松散的药物
糖粉与糖浆	糖浆黏合力强，常用浓度为 50% ~70%，适于中药纤维性很强的或质地疏松的或弹性较大的药物，糖粉常用作干燥黏合剂
胶浆类	如明胶浆、阿拉伯胶浆，具有强黏合性，适于可压性差的松散性药物或作为硬度要求大的口含片的黏合剂
聚维酮 K30	吸湿性强，10% 左右水溶液作为某些片剂的黏合剂；3% ~15% 醇溶液可作为对水敏感药物的黏合剂；干粉为直接压片的干燥黏合剂
纤维素衍生物类	有羧甲纤维素钠（CMC – Na）、微晶纤维素（MCC）、羟丙纤维素（HPC）等，具黏合性，兼有崩解作用；微晶纤维素（MCC）可用于粉末直接压片
中药稠膏	既有治疗作用，又有黏合作用

3. 崩解剂　能使药片在胃肠道中迅速溶解或崩解，从而发挥药效的一类物质称为崩解剂。中药片剂大多含有饮片细粉或浸膏，其本身遇水后能缓缓崩解，可不另加崩解剂，常见辅料见表 2 – 26。

表 2 – 26　常见的崩解剂

辅料名称	特性及适应范围
干淀粉	用前 100 ~105℃ 先行活化使含水量在 8% ~10%，适于不溶性或微溶性药物的片剂，用量应为干颗粒重的 5% ~20%
羧甲淀粉钠（CMS – Na）	吸水后体积可膨胀 200 ~300 倍，适用于可溶性和不溶性药物；用量为全浸膏片用 3%，疏水性半浸膏片用 1.5%

续表

辅料名称	特性及适应范围
低取代羟丙基纤维素（L - HPC）	吸水膨胀度达500%～700%，用量一般为2%～5%，具有崩解和黏合双重作用
交联聚维酮（PVPP）	吸湿性强，水中迅速溶胀，崩解效果好
泡腾崩解剂	遇水产生二氧化碳气体而使片剂崩解，常用碳酸氢钠与酒石酸或枸橼酸，用于可溶片、外用避孕片等
表面活性剂	为崩解辅助剂，增加药物润湿性，加速疏水性或不溶性药片崩解。如聚山梨酯80等，常与淀粉合用

崩解剂的加入方法：

（1）内加法　崩解剂与处方药粉混合制成颗粒，崩解作用较弱。

（2）外加法　崩解剂与已干燥的颗粒混合后压片，崩解迅速，但溶出稍差。

（3）内外加法　取崩解剂用量的50%～75%与药物混合制成颗粒，其余加在干颗粒中，此法可克服以上两种方法的缺点，是较为理想的加入方法。

你知道吗

片剂的崩解机制

崩解剂的主要作用在于消除因黏合剂或由加压而形成片剂的黏合力而使片剂崩解。片剂的崩解机制与所用的崩解剂和原料药性质有关，主要有毛细管作用、膨胀作用、产气作用等。毛细管作用是指崩解剂在片剂中形成毛细管通道，当片剂与水中接触后，水能迅速地通过毛细管进入片剂内部，使整个片剂润湿而促进崩解。如淀粉及其衍生物、纤维素类衍生物。膨胀作用是指崩解剂遇水膨胀，自身体积显著增大，促使片剂崩解，如羧甲基淀粉钠。这种膨胀作用还包括因溶解时产热导致片剂中残存空气膨胀的作用。产气作用是指含有的泡腾崩解剂遇水产生CO_2，借助气体的膨胀而使片剂崩解。此外，还可通过加入表面活性剂改善药物的润湿性或加入相应的酶而促进崩解。

4. 润滑剂　压片前，物料中应加入一定量的润滑剂，润滑剂的作用有润滑性、抗黏附性和助流性。常见辅料见表2-27。

表2-27　片剂常见的润滑剂

辅料名称	特性及适应范围
硬脂酸镁	水不溶性、润滑性强、抗黏附性好、助流性差；适用于易潮解、吸水的颗粒
滑石粉	水不溶性、助流性、抗黏着性良好、润滑性差；适用于弱碱性颗粒
微粉硅胶	流动性和可压性好；适于油类、浸膏等药物
聚乙二醇（PEG）	常用PEG 4000或PEG 6000，水溶性润滑剂，适用于可溶片或泡腾片

二、片剂制备技术

请你想一想

片剂中的辅料往往兼有几种作用，你能举例说明吗？

片剂的制备技术通常有制粒压片法（包括湿法制粒压片、干法制粒压片）和粉末直接压片法，其中湿法制粒压片应用较为广泛。

（一）湿法制粒压片

湿法制粒压片是先加入润湿剂或黏合剂将药物粉粒制成一定形状和大小的颗粒，再压制成片剂的方法，适用于药物不能直接压片，对湿、热稳定的药物制片。

1. 湿法制粒压片工艺流程　备料→粉碎→过筛→混合→制软材→制粒→干燥→整粒→压片→（包衣）→质量检查→包装。

2. 片剂生产主要设备　湿法制粒的常用设备见项目二任务二颗粒剂的制备，压片的常见设备为压片机。常用的压片机有两类。

（1）单冲压片机见图2-32、2-33。单冲压片机由转动轮、加料斗、冲模系统、调节器组成。冲模系统包括上、下两个冲头和一个模圈，是压片机的压片部分。调节器包括压力调节器、片重调节器和出片调节器。出片调节器调节下冲在模孔中上升的高度，使之与模面相平，便于将药片推出；片重调节器调节下冲下降的深度，借以调节模孔的容积而调节片重；压力调节器调节上冲下降的深度，用以控制压力，深度越深，压力越大。

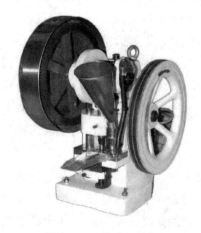

图2-32　单冲压片机

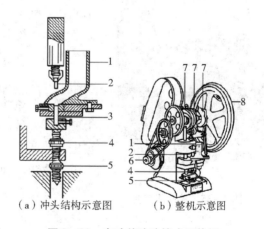

（a）冲头结构示意图　　（b）整机示意图

图2-33　电动单冲冲撞式压片机

1. 加料斗；2. 上冲；3. 下冲；4. 出片调节器；
5. 片重调节器；6. 电动机；7. 偏心轮；8 手柄

单冲压片机的压片过程由图2-34所示的几个步骤组成：①上冲抬起，饲粒器移动到模孔之上；②下冲下降到适宜的深度（根据片重调节，使可容纳的颗粒重恰等于片重），饲粒器在模孔上面摆动，颗粒填满模孔；③饲粒器由模孔上移开，使模孔中的颗粒与模孔的上缘相平；④上冲下降并将颗粒压缩成片；⑤上冲抬起，下冲随之上升到与模孔上缘相平时，饲粒器再移到模孔之上，将压成的药片推开，并进行第二次饲粒，如此反复进行。

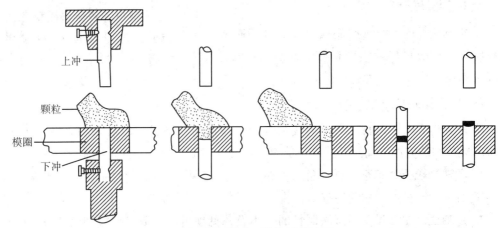

上冲

颗粒

模圈

下冲

图 2 - 34　单冲压片机压片流程

单冲压片机的产量一般为每分钟 80 片，适用于小批量生产或新产品的试制。压片时是由上冲单侧加压，所以压力分布不均匀，易出现裂片，片重差异较大。

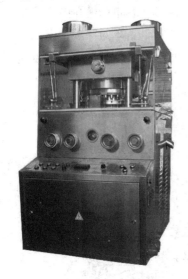

图 2 - 35　旋转式压片机

（2）旋转式压片机　见图 2 - 35、2 - 36，是目前生产中广泛使用的压片机。主要由动力部分、传动部分和工作部分组成。工作部分中有绕轴而旋转的机台，机台分为三层，机台的上层装着上冲，中层装模圈，下层装下冲；另有固定不动的上下压力盘、片重调节器、压力调节器、饲粉器、刮粉器、出片调节器以及吸尘器和防护装置等。机台装于机器的中轴上并绕轴而转动，机台上、下层的上、下冲随机台而转动并沿着固定的轨道有规律地上下运动。在上冲上面及下冲下面适当位置装着上、下压力盘，当上、下冲经过各自压力盘时，被压力盘推动使上冲向下、下冲向上并加压；机台中层之上有一固定位置不动的刮粉器、饲粉器，饲粉器出口对准刮粉器，颗粒不断进入刮粉器中，由此流入模孔；压力调节器用于调节下压力盘的高度，压缩时下压力盘越高下冲抬起得越高，上、下冲间距离越近，压力越大，反之越小；片重调节器装于下冲轨道上，调节下冲经过刮板时的高度以调节模孔的容积。　　微课

旋转压片机的压片过程与单冲压片过程相似：①当下冲转到饲粉器之下时，其位置最低，颗粒填入模孔中。②当下冲转至片重调节器之上时略有上升，经刮粉器将多余的颗粒刮去。③当上冲和下冲转至上、下压轮之间时，两个冲之间的距离最近，将颗粒压制成片。④上冲和下冲抬起，下冲将片剂抬到与模孔上缘相平时，药片被刮粉器推开。⑤下冲下降，颗粒再次填入模孔中，如此反复进行。

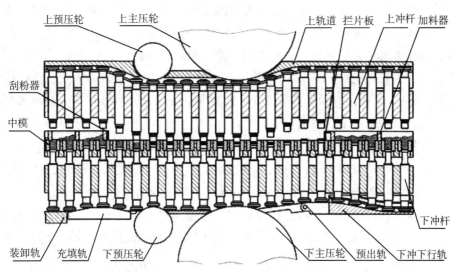

图2-36　旋转式压片机压片过程

旋转式压片机有多种型号，按冲数分有16冲、27冲、33冲、35冲、75冲等，按流程有单流程和双流程。旋转式压片机加料方式合理，片重差异较小，由上、下两侧加压，压力分布均匀，生产效率高。较适合中药片剂生产的为ZP19、ZP33和ZP35型压片机。现在的全自动旋转压片机除能自动调节片重外，还能自动鉴别并剔除废片，以及自动取样、计数、计量和记录。

你知道吗

压片机的冲和模

冲和模（图2-37）是压片机的重要工作部件，需用优质钢材制成，有足够的机械强度和耐磨性能；冲与模孔径差不大于0.06mm，冲头长度差不大于0.1mm。普通药片的冲模一般为圆形；此外，还有压制异形片的冲模，如三角形、椭圆形、长胶囊形、卵形、球形等等，有的冲模上刻有标记或图案，如图2-38。

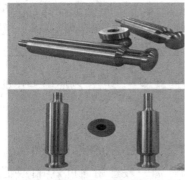

图2-37　冲和模

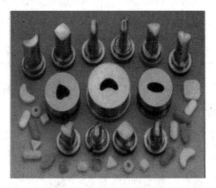

图2-38　异形冲模及片剂

3. 原料的处理　中药片剂的原料根据饮片及其有效成分的性质制成粉末、提取浸膏，备用。中药原料处理的目的在于去除无效物质，缩小体积，减少服用量，提高有效成分含量以利于制剂的成型。中药原料处理的一般原则如下。

（1）按处方选用合格的饮片，并进行洁净、灭菌、炮制和干燥处理。

（2）含淀粉较多的中药（如山药、天花粉等）；用量较少的贵重药、毒性药（如麝香、雄黄等）；某些含有少量芳香挥发性成分药材（如冰片、砂仁等）及某些矿物药（如石膏等），宜粉碎成100目左右细粉。

（3）含挥发性成分较多的中药（如薄荷、荆芥等）单提挥发油或用双提法。

（4）含醇溶性成分的中药，可用不同浓度的乙醇以渗漉法、浸渍法或回流提取法提取，回收乙醇后再浓缩成浸膏，保留有效部位，如刺五加浸膏。

（5）含水溶性有效成分，或含纤维较多、质地泡松、黏性较大及质地坚硬的药材（如大腹皮、丝瓜络、夏枯草等），可用水煎煮浓缩成稠膏备用。或水提醇沉后浓缩成稠膏或干浸膏。

4. 湿法制粒压片制备要点

（1）粉碎、过筛、混合要点参照项目二任务一散剂的制备。

（2）制颗粒片剂绝大多数都需要先制成颗粒后才能压片。制成颗粒的目的是增加物料的流动性，避免粉末分层，减少细粉吸附和容存的空气，避免粉尘飞扬。湿法制粒制备要点见颗粒剂。若采用流化制粒、喷雾干燥制粒，浸膏的相对密度控制在 $1.05 \sim 1.15$（80℃）。半浸膏片的浸膏相对密度 $1.2 \sim 1.3$，有的可达到 1.4，全浸膏片原料最好使用干膏。不同片剂类型制粒注意事项见表 2 - 28。

表 2 - 28　片剂制粒的注意事项

类型	制粒用原料	注意事项
全浸膏片	全部饮片提取的干浸膏	干膏黏性适中，吸湿性不强，可直接粉碎成过 $20 \sim 30$ 目的颗粒；若干膏黏性过大，先粉碎成细粉，再用不同浓度的乙醇制粒
半浸膏片	部分饮片细粉（10% ~ 30%）与其余饮片提取的稠膏	黏性适中可直接制软材制颗粒；黏性不足，可加适量黏合剂制粒；黏性过大，可将膏、粉混合物干燥，粉碎成细粉，加润湿剂制软材制颗粒，或将干燥物直接粉碎成 $20 \sim 30$ 目的颗粒
全粉片	贵重细料饮片、毒性饮片等	细粉混匀后，加适量润湿剂或黏合剂制成适宜软材，挤压过筛制粒。也可以采用一步制粒法；注意饮片全粉的灭菌；黏合剂和润湿剂需根据药粉性质选择

（3）干颗粒的质量要求　主药含量按该片剂品种的含量测定方法测定，指标成分含量应符合规定。

含水量　中药干颗粒含水量一般为 3% ~ 5%，品种不同，要求不同。

松紧度　影响片剂的物理外观，以手指轻捻有粗糙感并能碎成细粉为宜。

颗粒粒度　根据片重及药片直径选择。中药片剂一般选用通过 20 目或更细的颗粒。干颗粒应由一系列粗细不同的颗粒组成，但粗、细颗粒与细粉要有合适的比例。一般干颗粒以含有通过 20 目的粉粒占 20% ~ 40% 为宜，且无通过 100 目筛的细粉。

（4）压片前的处理 整粒指干颗粒再次通过筛网，使条、块状物分散成均匀干颗粒的操作。整粒所用筛网的孔径与制湿粒时相同或稍小些。实际应用时根据具体情况掌握，若颗粒较松，宜选用孔径较大的筛网，以免破坏颗粒增加细粉；若颗粒较粗硬，应用孔径较小的筛网，以免颗粒过于粗硬。

加润滑剂与崩解剂 润滑剂常在整粒后用细筛筛入干颗粒中混匀。有些品种如需加崩解剂，则需将崩解剂先干燥过筛，在整粒时加入干粒中，充分混匀，移置容器内密闭，抽样检验合格后压片。

加挥发油或挥发性药物 挥发油可加在润滑剂与颗粒混合后筛出的部分细粒中，或加入直接从干颗粒中筛出的部分细粉中，再与全部干颗粒混匀。若挥发性药物为固体（如薄荷脑）或量较少时，可用适量乙醇溶解，或与其他成分混合研磨共熔后喷入干颗粒中，混匀后，密闭数小时，使挥发性药物渗入颗粒。

（5）片重计算 若药料的片数与片重未定时，可通过下述计算公式求得每片重量。

$$单服颗粒重(g) = \frac{干颗粒总重量}{单服次数}$$

$$片重(g) = \frac{单服颗粒重}{单服片数}$$

若每片已知主药含量，可通过测定颗粒中主药含量再确定片重。

$$片重(g) = \frac{每片含主药量}{干颗粒测得的主药百分含量}$$

半浸膏片的片重由下式求得。

$$片重 = \frac{干颗粒重 + 压片前加入的辅料重量}{理论片数}$$

$$= \frac{（饮片重量 \times 收膏\% \times 膏中含总固体\% + 原粉重）+ 压片前加入的辅料重量}{理论片数}$$

> **请你想一想**
>
> 生产穿心莲片 10000 片，需饮片 10kg，其中 3kg 粉碎成细粉，7kg 采用 85% 乙醇热浸提取二次，提取收膏率为 15%，膏中固体量为 70%，将浸提浸膏与饮片细粉混合，制粒，干燥，压片前加 0.03kg 硬脂酸镁。请问该片的片重应为多少？

（6）压片常见问题及解决方法 详见表 2-29。

表 2-29 压片常见问题及解决方法

常见问题	产生原因	排除方法
裂片	含纤维性、油类成分、易脆碎的药物（如矿物质、动物角质）；颗粒过粗、过细、细粉过多、黏合剂选择不当或用量不够；疏水性润滑剂用量过多；颗粒过于干燥或含结晶水的药物失去结晶水；压力过大或车速过快；上冲与模圈不吻合	选用黏性大的辅料重新整粒或制粒；重新整粒、选择黏性较强的黏合剂、适当增加用量；更换亲水性润滑剂；与含水分较多的颗粒掺和或喷入适量的乙醇密闭备用；减压、降速；更换冲模
松片	细粉过多，含纤维、角质和矿物类药物多，颗粒疏松，流动性差，填充量不足；含油成分（挥发油、脂肪油）较多；颗粒含水量不当；制剂工艺不当，如药液浓缩温度过高使部分浸膏炭化；压力过小或冲头长短不一	选择黏性较强的黏合剂；加吸收剂吸收或制成包合物；控制颗粒含水量；改进制剂工艺；增大压力或更换冲头

续表

常见问题	产生原因	排除方法
叠片	上冲粘片，再继续压入已装满颗粒的模孔内，压成双片；下冲上升位置太低，没有及时将压好的片子送出，又将颗粒送入模孔中，重复加压成厚片	立即停止生产检修
粘冲	药物易吸潮；颗粒太潮或在潮湿中暴露过久；润滑剂用量不够或混合不匀；冲模表面粗糙、锈蚀；冲头刻字太深或有棱角；室内温度、湿度太高	改善生产环境；重新干燥至规定要求；增加润滑剂用量，混匀；可擦亮使之光滑；调换冲头；保持车间恒温、恒湿，保持干燥
片重差异超限	粗细粉相差悬殊，细粉量太多；颗粒流动性不好，填充不一致；加料斗内的颗粒时多、时少；下冲升降不灵活	重新整粒；加入助流剂；平衡两个加料斗的药量；清洁或更换冲模
崩解迟缓	颗粒过粗、过硬；黏合剂黏性太强或用量太多；崩解剂用量不足；疏水性润滑剂用量太多；压力过大，压出片子过于坚硬	重新整粒；喷入高浓度乙醇，用适当黏合剂或减少用量；崩解剂的用量增加，用前干燥；改用亲水性润滑剂；减小压力
变色或花斑	中药浸膏制成的颗粒过硬，有色颗粒松紧不匀，或润滑剂混合不均匀；挥发油分散不均；上冲油垢过多	换用乙醇为湿润剂或将原辅料充分混匀，并改进制粒方法；增加密闭闷吸时间，或改进加入方法；在冲头上装一橡皮圈，并应经常擦拭冲头和橡皮圈

（二）干法制粒压片法

干法制粒压片是不用润湿剂或液态黏合剂而制成颗粒进行压片的方法。该法不加入任何液体，依靠压缩力的作用，使粒子间产生结合力。干颗粒法制片与湿颗粒法制片不同之处主要在于前者用干法制粒，而后者用湿法制粒，至于压片工艺则是相同的。干法制粒的主要方法有重压法和滚压法。

干法制粒的优点在于物料未经湿、热处理，可缩短工时，且能提高对湿、热敏感药物产品的质量；不用或仅用少量干燥黏合剂，辅料用量较湿法制颗粒大大减少，节省辅料和成本。但也存在着对物料性质、晶形要求高，需要特殊制粒设备等困难。在实际生产中只有干浸膏直接粉碎成颗粒应用较多，其他仅少数产品使用此法。

（三）全粉末直接压片法

粉末直接压片是指将粉末状药物与适宜辅料混匀后，不经制颗粒而直接压片的方法。粉末直接压片缩短了工艺过程，省时节能，适用于对湿、热不稳定的药物，更利于药物的溶出，提高药效。但也存在粉末流动性和可压性差、生产中粉尘较多等问题。

1. 全粉末直接压片法工艺流程　粉碎过筛→混合→压片→（包衣）→包装与贮存。

2. 制备要点

（1）原料药物与辅料全部制成细粉。

（2）尽量选用具有增强可压性、流动性、润滑性的辅料，如喷雾干燥乳糖、微晶纤维素等。

（3）改善压片机的机械性能以提高片剂质量。改进压片机械性能的方法有：在加料斗上加装电磁振荡器；在压片机上增设预压装置；减慢车速，增加压缩时间；采用自动密闭加料，防止药粉飞扬和漏粉。

三、片剂包衣技术

片剂包衣是在片剂表面包裹上适宜材料的衣层的操作。待包的压制片称"片芯"，包衣的材料称"衣料"，已包衣的片剂称"包衣片"。

片剂包衣的目的有：增加药物的稳定性；掩盖药物的不良臭味；控制药物的释放部位和释放速度；改善片剂的外观，便于识别。

根据包衣材料的不同，包衣可分为：糖衣、薄膜衣和肠溶衣。包衣后所得的包衣片依次称之为糖衣片、薄膜衣片和肠溶衣片。

（一）包糖衣操作

糖衣是指用蔗糖为主要包衣材料的包衣。糖衣有一定防潮、隔绝空气的作用；可掩盖不良臭味；改善外观并易于吞服，是应用最早、最广泛的包衣类型。

1. 包糖衣的工艺流程 详见图 2－39 所示。

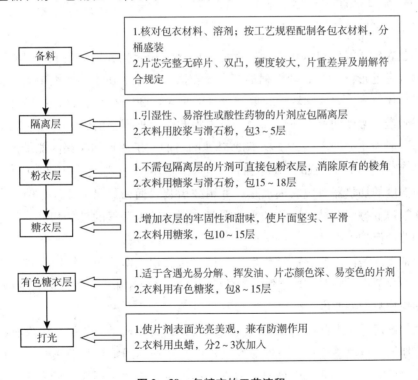

图 2－39 包糖衣的工艺流程

2. 包衣的方法与设备

（1）滚转包衣法 滚转包衣法也称锅包衣法，包衣过程是在包衣锅内完成的，系将片芯置于包衣锅中，在锅不断转动的条件下，逐渐包裹上各种适宜包衣材料的包衣方法。它是一种经典而又常用的包衣方法，可用于包糖衣、薄膜衣和肠溶衣。常用的设备有普通包衣机（图2-40）、高效包衣机（如网孔式高效包衣机，见图2-41）等。

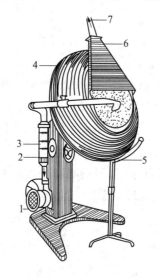

图2-40　普通包衣机

1. 鼓风机；2. 衣锅角度调节器；3. 点加热器；
4. 包衣锅；5. 辅助加热器；6. 吸粉罩；7. 接排风口

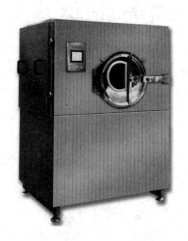

图2-41　BG网孔式高效包衣机

普通包衣机一般由包衣锅、动力部分、加热器和鼓风装置等组成。包衣锅有荸荠形和球形（莲蓬形）两种，球形锅的容量比较大，但片剂在荸荠形锅中滚动快，相互摩擦的机会比较多。包衣锅转轴一般与水平的夹角成30°～45°，这样在转动时能使锅内片剂得到最大幅度的上下前后翻动。包衣锅的转速根据锅的大小与包衣物的性质而定，转速一般为每分钟30～32转。调节转速的目的在于使片剂在锅内能带至高处，成弧线运动而落下，做均匀而有效的翻转。包衣时，包衣材料直接从锅口喷到片剂上，用可调节温度的加热器对包衣锅加热，并用鼓风装置通入热风或冷风，使包衣液快速挥发。在锅口上方装有排风装置和吸粉罩等，可加速水蒸气的排除和吸去粉尘，有利于干燥和劳动保护。

目前常用的是传统包衣锅经改良后的埋管包衣锅，即在包衣锅内安排埋管，从喷头直接喷在片剂上，同时干热空气从埋管吹出穿透整个片床，不仅能防止喷液的飞扬，而且能加快物料干燥速度。

高效包衣机近年来已应用于国内的生产实践，其原理是：片芯在包衣机的旋转滚筒内不停地做复杂轨迹运动，包衣液经喷枪以雾状均匀地喷到片芯表面，由热风柜供给的洁净热风穿过片床从风门排出，包衣液在片芯表面快速干燥，形成薄膜。高效包衣机根据锅形结构可以分为网孔式、间隔网孔式和无孔式三种。高效包衣机具有密闭、防爆、防尘、热交换效率高的特点，并且可通过设定工艺参数控制包衣过程，实现包衣过程的程序化、自动化、科学化，特别适用于包薄膜衣。（图2-42、2-43）

（2）悬浮包衣法　又称流化包衣法，其原理与流化喷雾制粒相似，借助急速上升的空气流，使片剂悬浮于包衣室中，且上下翻转，同时均匀喷入包衣材料溶液，因溶

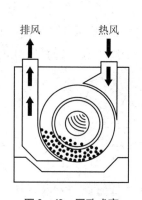

图2-42　网孔式高
效包衣机工作原理图

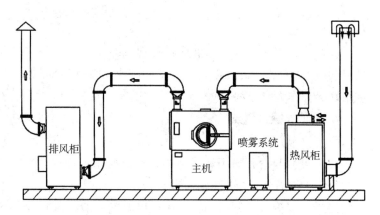

图2-43　高效包衣机成套设备工艺

剂迅即挥发而包上衣料的方法。操作时，称取待包衣的片芯，置于包衣室，鼓风，借急速上升的热空气流使全部片芯悬浮在空气中，上下翻动呈良好的沸腾状态，同时包衣溶液由喷嘴喷出，形成雾状而喷射于片芯上，至需要厚度后，片芯继续沸腾数分钟干燥即成，全过程需时1~2小时。多用于片重较轻、硬度较大的片剂包衣，尤其适合包薄膜衣。常用设备有流化包衣机。

（3）压制包衣法　又称干压包衣法，系利用干压包衣机将包衣材料制成的干颗粒压在片芯外层而成的包衣方法。适用于包糖衣、肠溶衣或含有药物的衣，可用于有配伍禁忌药物的包衣或长效多层片的制备。压制包衣法可以避免水分、高温对药物的不良影响，生产流程短、自动化程度高、劳动条件好，但对压片机械的精度要求较高，目前国内尚未广泛使用。

常用设备有两种类型：一种是压片与包衣在不同机器中进行；另一种是二者在同一机器上进行（联合式干压包衣机），由一台压片机与一台包衣机联合组成，压片机压出的片芯自模孔抛出时立即送至包衣机包衣。

3. 糖衣衣料的准备　包衣物料有糖浆、有色糖浆、胶浆、滑石粉、白蜡等。

（1）糖浆采用干燥粒状蔗糖制成，浓度为65%~75%（g/g），用于粉衣层和糖衣层。因其浓度高，衣层能很快析出蔗糖的结晶，黏附在片剂表面。宜新鲜配制，保温使用。

（2）有色糖浆为含有可溶性食用色素的糖浆，用于有色糖衣层。常用色素有苋菜红、姜黄、柠檬黄、胭脂红等。红黄蓝为原色，用适当比例混合可调合成很多颜色。用量一般为0.03%左右。配制时先配成浓有色糖浆，用时以糖浆稀释至所需浓度。

（3）胶浆常用品种有10%~15%明胶浆、35%阿拉伯胶浆等，多用于包隔离层，可增加黏性和可塑性，提高衣层牢固性，并对片芯起保护作用，但防潮性能不理想。玉米朊的乙醇溶液、邻苯二甲酸醋酸纤维素（CAP）、胃溶性薄膜衣材料如丙烯酸树脂也可用于包隔离层。

（4）滑石粉作为粉料，宜选用白色粉末，用前过100目筛。有时为了增加片剂的洁白度和对油类的吸收，可在滑石粉中加入10%~20%的碳酸钙、碳酸镁（酸性药物不能用）或适量淀粉。

（5）白蜡又名虫蜡。用前应预处理，即加热至 80~100℃ 熔化后过 100 目筛，去除悬浮杂质，并加 2% 硅油混匀，冷却后制成 80 目细粉备用，每万片用 3~5g。有时也可选用蜂蜡等作为打光剂。

4. 包糖衣操作要点

（1）必须层层干燥。

（2）糖浆与滑石粉用量要适当，开始时用量逐层增加，片芯基本包平后，糖浆量相对稳定，滑石粉逐层减少。

（3）干燥温度控制适当，包粉衣层温度一般控制在 35~55℃，且应逐渐升高，片芯基本包平时，温度升至最高，以后开始下降；而包糖衣层，锅温一般控制在 40℃ 左右；包有色糖衣层，温度应逐渐下降至室温。

（4）隔离层可视具体情况，有的片芯可以不包；若仅为防潮或增加片剂硬度，可先包 4~5 层粉衣后再包隔离层，而酸性药物必须从第一层开始包隔离层。

（5）增重控制在 50%~100% 范围。

（6）控制浆、粉加入时间，如包粉衣层前 3 层时，糖浆加入后，刚搅拌均匀，立即加入滑石粉，以免水分渗入片芯，随层数增加，可适当放慢。

5. 包糖衣常见问题及处理方法　详见表 2-30 所示。

表 2-30　包糖衣常见问题及处理方法

常见问题	原因	解决办法
糖浆不粘锅	锅壁上蜡未除尽；包衣锅角度太小	洗净锅壁蜡粉，或锅上再涂一层热糖浆，撒一层滑石粉；适当调整包衣锅角度
色泽不匀	药片受潮变色；有色糖浆未混匀；衣层未干即打光；干燥温度过高；片面粗糙	针对原因予以解决，可用有色糖浆，增加包衣层数，控制温度等解决
糖浆粘锅	加糖浆过多，黏性大，搅拌不均匀	糖浆的含量应恒定，一次用量不宜过多，锅温不宜过低
龟裂或爆裂	糖浆与滑石粉用量不当；糖衣片过分干燥；干燥过快	注意糖浆与滑石粉的用量，注意控制干燥温度和速度
片面不平	撒粉太多，温度过高、衣层未干就包下一层	改进操作方法，低温干燥，勤加料多搅拌
脱壳	片芯与糖衣层未充分干燥，崩解剂用量过多	包衣时注意干燥，控制胶浆或糖浆的用量
露边与麻面	衣料用量不当，温度过高或吹风过早	调整衣料用量，糖浆以均匀润湿片芯为度，粉料以能在片面均匀黏附一层为宜；片面不见水分和产生光亮时再吹风

（二）包薄膜衣操作

薄膜衣系指在片芯之外包一层比较稳定的高分子聚合物衣膜。与糖衣比，薄膜衣生产周期短、效率高，片重增加少（2%~4%），对片剂崩解的不良影响小，包衣过程可实现现代化。缺点是有机溶剂消耗量大，片剂原来的颜色不易完全掩盖，不如糖衣美观。为克服缺点，生产上将片芯先包上几层粉衣层，待其棱角消失和色泽均匀后再包薄膜衣，称为半薄膜衣，实际上是糖衣工艺和薄膜衣工艺的结合。

1. 包薄膜衣的工艺流程 备料→喷包衣液→干燥→固化→干燥→薄膜衣片。

2. 包衣常用方法与设备 可采用滚转包衣法和流化包衣法，具体方法及设备见包糖衣片。

3. 薄膜衣料的准备

（1）成膜材料 主要有纤维素类和丙烯酸树脂类。纤维素类常用羟丙甲纤维素（HPMC）、羟丙纤维素（HPC），多用2%水溶液包衣。羟丙纤维素（HPC）黏性较大，常与其他薄膜衣料混合使用，可加少量滑石粉改善。丙烯酸树脂类产品的商品名称为"Eudragit"，有多种型号，其溶解性能各不相同，有胃溶型、肠溶型和不溶型等。丙烯酸树脂Ⅳ号成膜性、防水性优良，与适量玉米朊合用可提高抗湿性，与羟丙甲纤维素合用可改进外观并降低成本，是目前较理想的胃溶型薄膜材料。

（2）溶剂 常用乙醇、丙酮等有机溶剂，用以溶解、分散薄膜材料。通常应用有机溶剂的薄膜材料，也可用水为溶剂，其中包括能溶于水的纤维素类。这类成膜剂的水包衣浆有时黏性太大，可制成稀醇液。水不溶性的成膜材料可制成乳浊液。

（3）增塑剂 常用水溶性增塑剂有甘油、聚乙二醇、丙二醇等；非水溶性增塑剂有蓖麻油、甘油三乙酯等，用以增加成膜材料可塑性，使衣层在室温保持较好柔韧性。

（4）固体粉料 常用滑石粉、硬脂酸镁等。薄膜衣料黏度过大时，可加入以防止片剂粘连。

（5）着色剂和避光剂 常用着色剂为食用色素，避光剂常用二氧化钛，应严格控制用量。目的是识别不同类型的片剂、改善产品外观、掩盖某些有色斑的片芯和不同批号的片芯色调差异。一般混悬于包衣液中应用。

（6）释放速度调节剂 又称致孔剂或释放促进剂，在水不溶性薄膜衣材料中加入一些水溶性物质，如蔗糖、氯化钠、表面活性剂等，遇水后这些物质迅速溶解，使薄膜衣膜成为微孔薄膜。可根据薄膜材料性能选择不同致孔剂，如乙基纤维素薄膜衣可选用吐温类、司盘类等，丙烯酸树脂类薄膜衣可选用黄原胶等。

4. 包薄膜衣操作要点

（1）注意喷嘴的雾化效果。可选择适当降低溶液浓度、增加雾化气压、降低喷枪片床间的距离等方法。

（2）选择好操作温度。操作温度与溶剂蒸发、衣膜干燥过程有关，应高于聚合物的最低成膜温度。

（3）包衣过程中锅的转速以片芯能在锅内保持翻转为准，转速快则物料翻动好、包衣均匀、干燥快、无粘连。对硬度偏低、耐磨性差的药片，包衣

请你想一想

羟丙甲纤维素（HPMC）包衣液处方组成如下：2% HPMC 水溶液：聚山梨酯 80：蓖麻油：丙二醇：滑石粉：二氧化钛 = 100：1：1：1：2：2。处方中各成分的作用是什么？

初期宜采用较慢的转速,随着薄膜衣层在片面不断形成,再逐步加快速度。对于流化包衣,气流速度和气流会影响到片剂流化状态。因此保持适宜的流化状态,可使包衣液与片剂充分接触。

(4)增重 控制在 2%~4% 范围。

5. 包薄膜衣常见问题及处理方法 详见表 2-31 所示。

表 2-31 包薄膜衣常见问题及处理方法

常见问题	原因	解决办法
起泡	固化条件不当,干燥速度过快	改善成膜条件,控制干燥温度和速度
粘连	喷液速度太快,包衣锅转速太慢,干燥效率不高,喷枪雾化效果差	降低喷液速度,增加包衣锅转速,提高干燥效率,提高雾化压力
剥落	衣膜选择不当,两次包衣间隔过短	更换衣料,调节温度,调节间隔时间
色差	喷枪雾化覆盖不足,色素选择不当,干燥时溶剂可溶性成分带到衣膜表面	调节喷枪覆盖面,改变包衣处方,减慢干燥速度
皱皮	衣料不当,干燥条件不当	更换衣料,改变成膜温度

(三)包肠溶衣操作

凡药物易被胃液(酶)破坏或对胃有刺激性,或要求在肠道吸收发挥特定疗效者,如驱虫药、肠道消毒药以及治疗结肠部位疾病的药物,均宜包肠溶衣,以使片剂安全通过胃而到达肠中崩解或溶解而发挥药效。

1. 包肠溶衣的工艺流程 肠溶衣包衣的工艺流程与一般薄膜衣基本相同。

2. 包衣常用方法与设备 可采用滚转包衣法、流化包衣法和压制包衣法,具体方法及设备见包糖衣片。

3. 肠溶衣料的准备

(1)聚丙烯酸树脂Ⅱ号、Ⅲ号 系甲基丙烯酸与甲基丙烯酸甲酯的共聚物,具有良好的成膜性。生产上常用Ⅱ号和Ⅲ号混合液包衣,调整两者用量比例,可得到不同溶解性能的衣料。

(2)醋酸纤维素酞酸酯(CAP) 成膜性好,质量稳定,是一种较好的肠溶衣料,包衣时一般用 8%~12% 的乙醇丙酮混合液。

(3)羟丙甲纤维素邻苯二甲酸酯(HPMCP) 薄膜衣在 pH 5~6 间能溶解,是一种在十二指肠上端开始溶解的肠溶衣材料。

(4)虫胶 昆虫分泌的一种天然树脂,因其包衣厚度不易控制以及新的肠溶衣材料的发展,逐渐被淘汰。

4. 包肠溶衣操作要点 肠溶衣是薄膜衣的一种,其操作要点与薄膜衣相同。

5. 包肠溶衣常见问题及处理方法 包薄膜衣出现的问题在包肠溶衣中也会出现,其产生的原因和解决的方法见包薄膜衣。而在包肠溶衣过程中还会出现肠溶衣不能安全通过胃液,或在肠液中不溶解的现象,其产生的原因是衣料选择不当或衣层厚薄不当，可通过重新选择衣料或改变包衣液处方，调整工艺来解决。

四、片剂的生产与质量控制

（一）生产过程质量控制

1. 片剂生产车间洁净度应达到 C 级。压片岗位操作室要求室内压大于室外压力，温度 18～26℃，相对湿度 45%～65%。

2. 原料药物与辅料应混合均匀。含药量小或含毒、剧药的片剂，应根据原料药物的性质采用适宜方法使其分散均匀。

3. 凡属挥发性或对光、热不稳定的原料药物，在制片过程中应采取遮光、避热等适宜方法，以避免成分损失或失效。

4. 压片前的物料、颗粒或半成品应控制水分，以适应制片工艺的需要。

5. 包衣用片芯要求素片较硬、耐磨，包衣前筛去细粉，以使片面光洁。

6. 高效包衣机操作与工艺参数控制符合工艺规定。

7. 包衣时应控制好包衣锅转速、包衣液浓度、加料量、加料间隔、进/排风温度、药液喷射速度、喷雾粒度、时间、压缩空气质量、压力。

（二）片剂的质量评定

按照《中国药典》2020 年版（四部）片剂质量检查的有关规定，片剂需要进行如下方面的质量检查。

【外观】 片剂外观应完整光洁，色泽均匀，有适宜的硬度和耐磨性，以免包装、运输过程中发生磨损或破碎，除另有规定外，非包衣片应符合片剂脆碎度检查法（通则 0923）的要求。

【脆碎度】 用于检查非包衣片的脆碎情况及其他物理强度，如压碎强度等。按照脆碎度检查法（通则 0923）检查，减失重量不得过 1%，且不得检出断裂、龟裂及粉碎的片。如减失重量超过 1% 时，应复测 2 次，3 次的平均减失重量不得过 1%，并不得检出断裂、龟裂及粉碎的片。

用冷冻干燥法制备的口崩片可不进行脆碎度检查。

【重量差异】 照下述方法检查，应符合规定。

检查法 取供试品 20 片，精密称定总重量，求得平均片重后，再分别精密称定每片的重量，每片重量与平均片重比较（凡无含量测定的片剂或有标示片重的中药片剂，每片重量应与标示片重比较），按表 2-32 中的规定，超出重量差异限度的不得多于 2 片，并不得有 1 片超出限度 1 倍。

表 2-32 片重差异限度

标示片重或平均片重	重量差异限度
0.3g 以下	±7.5%
0.3g 及 0.3g 以上	±5%

糖衣片的片芯应检查重量差异并符合规定，包糖衣后不再检查重量差异。薄膜衣片应在包薄膜衣后检查重量差异并符合规定。

凡规定检查含量均匀度的片剂，一般不再进行重量差异检查。

【崩解时限】除另有规定外，照崩解时限检查法（通则0921）检查，应符合规定，片剂崩解时限见表2-33。

表2-33 片剂崩解时限一览表

片剂	检查法	规定
中药浸膏片、半浸膏片	通则0921，加挡板	1小时内全部崩解
全粉片	通则0921，加挡板	30分钟内全部崩解
中药薄膜衣片	通则0921，在盐酸溶液（9→1000）中，加挡板	1小时内全部崩解
糖衣片	通则0921，中药糖衣片加挡板	1小时内全部崩解
肠溶片	通则0921，先在盐酸溶液（9→1000）中检查2小时，每片均不得有裂缝、崩解或软化现象；再在磷酸盐缓冲液（pH 6.8）中进行检查	1小时内全部崩解
舌下片	通则0921	5分钟内全部崩解
含片	通则0921	不应在10分钟内全部崩解
泡腾片	通则0921，取1片，置250ml烧杯（内有200ml温度为20℃±5℃的水）中	5分钟内全部崩解
可溶片	通则0921，除另有规定外，水温为20℃±5℃	3分钟内全部崩解

阴道片照融变时限检查法（通则0922）检查，应符合规定。

咀嚼片不进行崩解时限检查。

凡规定检查溶出度、释放度的片剂，一般不再进行崩解时限检查。

【发泡量】阴道泡腾片照下述方法检查，应符合规定。

检查法 除另有规定外，取25ml具塞刻度试管（内径1.5cm，若片剂直径较大，可改为内径2.0cm）10支，按表2-34中规定加水一定量，置37℃±1℃水浴中5分钟，各管中分别投入供试品1片，20分钟内观察最大发泡的体积，平均发泡体积不得少于6ml，且少于4ml的不得超过2片。

表2-34 发泡量检查

平均片重	加水量
1.5g及1.5g以下	2.0ml
1.5g以上	4.0ml

【分散均匀性】分散片照下述方法检查，应符合规定。

检查法 照崩解时限检查法（通则0921）检查，不锈钢丝网的筛孔内径为710μm，水温为15~25℃；取供试品6片，应在3分钟内全部崩解并通过筛网，如有少量不能通过筛网，但已软化成轻质上漂且无硬心者，符合要求。

【微生物限度】以动物、植物、矿物来源的非单体成分制成的片剂，生物制品片剂，以及黏膜或皮肤炎症或腔道等局部用片剂（如口腔贴片、外用可溶片、阴道片、阴道泡腾片等），照非无菌产品微生物限度检查：微生物计数法（通则1105）和控制菌检查法（通则1106）及非无菌药品微生物限度标准（通则1107）检查，应符合规定。规定检查杂菌的生物制品片剂，可不进行微生物限度检查。

五、实例解析

安胃片

【处方】醋延胡索63g　枯矾250g　海螵蛸（去壳）187g

【制法】以上三味，粉碎成细粉，过筛，混匀。加蜂蜜125g与适量的淀粉制成颗粒，干燥，压制成1000片，或包薄膜衣，即得。

【性状】本品为类白色至淡黄棕色的片；或为薄膜衣片，除去包衣后显浅黄棕色；气微，味涩、微苦。

【功能与主治】行气活血，制酸止痛。用于气滞血瘀所致的胃脘刺痛，吞酸嗳气，脘闷不舒；胃及十二指肠溃疡、慢性胃炎见上述证候者。

【用法用量】口服，一次5~7片，一日3~4次。

【规格】（1）素片每片重0.6g　（2）薄膜衣片每片重0.7g

【贮藏】密封。

【处方分析】本处方为全粉末片，处方中白矾（煅）为矿物质松散饮片；海螵蛸为乌贼外套膜内的骨板，为骨质类饮片；延胡索（醋制）为质坚硬而脆的饮片，以上饮片均粉碎成细粉。

【制备过程注意事项】以上饮片需经过炮制后再粉碎成细粉，黏性差，因而选用黏性较强的蜂蜜做黏合剂制粒，制粒时用适量乙醇调节软材的干湿度和黏性，制成颗粒后压片。

通塞脉片

【处方】当归　金银花　党参　玄参　黄芪　牛膝　石斛　甘草

【制法】水煎煮两次，第一次1.5小时，第二次1小时，合并煎煮液，静置滤过，滤液减压浓缩成相对密度在1.2左右（40~50℃）的清膏，稍冷后进行醇沉处理，使含醇量达到50%，静置，48小时后，回收乙醇并继续浓缩成相对密度在1.35左右（40~50℃）的稠膏，真空干燥。干膏直接用摇摆式颗粒机或粉碎机粉碎成14目颗粒，喷洒70%的乙醇调整颗粒水分。加入5%的滑石粉和0.5%硬脂酸镁混匀。用14目筛整粒压片（每片重0.35g），包糖衣即得。

【性状】本品为糖衣片，除去糖衣后显棕褐色；味甘、微苦、涩。

【功能与主治】培补气血，养阴清热，活血化瘀，痛经活络。用于血管闭塞性脉管炎的毒热证。

【规格】每片重 0.5g。

【贮藏】密封。

【处方工艺分析】本制剂为全浸膏片，经过水提醇沉纯化，真空干燥制成干膏，用 5% 的滑石粉和 0.5% 硬脂酸镁作为润滑剂。

【制备过程注意事项】浸膏含有较多糖类物质，其吸湿性强，易造成粘冲，可加入适量滑石粉克服其吸湿性，也可加入适量滑石粉、硬脂酸镁克服其粘冲问题，并控制在相对湿度 70% 以下压片。

银翘解毒片

【处方】金银花 200g　连翘 200g　薄荷 120g　荆芥 80g　淡豆豉 100g　牛蒡子（炒）120g　桔梗 120g　淡竹叶 80g　甘草 100g

【制法】以上九味，金银花、桔梗分别粉碎成细粉，过筛；薄荷、荆芥提取挥发油，蒸馏后的水溶液另器收集；药渣与连翘、牛蒡子、淡竹叶、甘草加水煎煮二次，每次 2 小时，滤过，合并煎液；淡豆豉加水煮沸后，于 80℃ 温浸二次，每次 2 小时，合并浸出液，滤过。合并以上各药液，浓缩成稠膏，加入金银花、桔梗细粉及硬脂酸镁 3g，加淀粉或滑石粉适量，混匀，制成颗粒，干燥，放冷，喷入薄荷、荆芥挥发油，混匀，压制成 1000 片，或包薄膜衣，即得。

【性状】本品为浅棕色至棕褐色的片或薄膜衣片，除去包衣后显浅棕色至棕褐色；气芳香，味苦、辛。

【功能与主治】疏风解表，清热解毒。用于风热感冒，症见发热头痛、咳嗽口干、咽喉疼痛。

【用法与用量】口服。一次 4 片，一日 2～3 次。

【规格】（1）素片每片重 0.3g　（2）薄膜衣片每片重 0.52g

【贮藏】密封。

【处方工艺分析】本制剂为半浸膏片。方中金银花为主药；桔梗含淀粉较多，均粉碎成细粉作吸收剂、崩解剂用。薄荷、荆芥含挥发油，应先用水蒸气蒸馏法提取挥发油，然后再煎煮。淡豆豉、淡竹叶和甘草等因含纤维性等弹性物质较多，宜煎膏作黏合剂。挥发油加入到干颗粒中，应密闭贮存，以便吸收进入干颗粒中，可避免压片时产生松片、裂片现象。

【制备过程注意事项】本制剂以稠浸膏为黏合剂，控制稠浸膏的相对密度，制粒可采用一步制粒法。这种制粒法不仅减少了制粒工序，降低成本，减少环境污染，而且是采用低温制粒（低于 80℃），受热时间较短（一般 3 小时），另外，颗粒是在沸腾中形成，能得到疏松、呈多孔状颗粒，压片后硬度大、崩解快。一步制粒中雾滴大小对颗粒生长速度有非常明显的影响，影响雾滴大小的主要因素有：黏合剂的黏度、喷压、流量以及进风和出风温度等。

实训八　片剂的制备

一、实训目的

1. 能熟练操作旋转式压片机进行片剂的制备。
2. 能对片剂的质量做出评价。
3. 能按清场规程进行清场工作。

二、实训条件

1. 实训场地　固体实训车间。

2. 实训仪器与设备　ZP－35 旋转式压片机、不锈钢盆、台称、电子天平、硬度计、脆碎仪、游标卡尺等。

3. 实训材料　制备好的干颗粒、75% 乙醇等。

三、实训内容和步骤

（一）实训内容

安胃片

【处方】醋延胡索 63g　枯矾 250g　海螵蛸（去壳）187g

【制法】以上三味，粉碎成细粉，过筛，混匀。加蜂蜜 125g 与适量的淀粉制成颗粒，干燥，压制成 1000 片，或包薄膜衣，即得。

（二）实训步骤

1. 准备工作

（1）生产和更换品种前应取得清场合格证，做好环境清洁卫生，预处理工作。

（2）做好生产用具的清洁及消毒等预处理工作。

（3）称量领取处方药品，要核对名称、用量、批号、规格及检验合格证。

2. 操作（以 ZP－35 冲压片机为例）

（1）装机

①安装中模　打开有机玻璃前门和侧门，装上手轮，转动手轮，并将转盘上的螺钉逐件旋出，使固定螺钉的尾部旋至凸出中转台外缘约 1~2mm，转动手轮，待上冲孔与缺口对齐后，将中模平整放置于中转台模孔上端，然后用打棒将中模轻击入模孔，直至中模完全进入模孔，以其平面不得高于转台平面为标准，然后紧固螺钉。

②安装上冲　转动手轮，待上冲孔与缺口对齐后，将上冲逐渐旋进上冲孔内，检查上冲在上冲孔内和中模孔内均能自由上下活动和转动，无任何阻尼现象，然后稍提起上冲，转动手轮，使上冲尾部进入上冲平行轨即可，依此法安装其余的上冲直至全部装完，然后将活动嵌轨安装好即可。

③安装下冲　打开下面不锈钢面板，先将下平行轨盖板移出，然后左手小心从盖板孔下方将下冲送至下冲孔内并摇动手轮，使转台顺时针方向转动，将下冲送至平行轨上，以此法可将下冲杆逐个装上，待下冲全部安装完后，将盖板盖好并锁紧，装好不锈钢面板。

④安装加料部件　先将月形栅式回流加料器置于中转台上，调节其底平面与转台间隙为 0.03 ~ 0.1mm 后匀称拧紧，调节挡粉板的位置使之接触中转台，再将加料斗装上，打开进料开关，关好有机玻璃前门。

⑤手动检查冲模　安装完毕后，用手转动手轮，使转盘旋转 2 ~ 3 转，观察上下冲杆在沿着各轨道上及在各孔中上下移动时应无卡阻现象和不正常的摩擦声，合上手轮柄，盖好不锈钢面板。

注意：安装圆形冲模的顺序是：中模→上冲→下冲，拆除冲模的顺序是：下冲→上冲→中模。安装异形冲模时，应先用上冲为基准来确定中模的位置。

（2）开机压片

①电器检查　打开总电源开关，检查触摸屏显示内容（主要参数、操作控制、参数设置、故障显示等），点参数设置，设置好压力和出片参数后，点操作控制，先按点动，每次旋转 90 度，共旋转 2 周，再低速运行 5 分钟左右，无异常后即可进行生产。

②试压　先将片厚调至较大位置，填充量调至较小位置，将少许颗粒加入料斗内，点动 2 - 3 周后观察药片成型情况，调节充填量可改变药片成型，待其成型后称其平均片重，调节充填旋钮使其片重达到生产指令要求后（此时应根据药片成型状况调节片厚），然后调节预压调节及片厚调节旋钮（一般预压片厚为片厚的两倍），使其硬度达到要求，送检使其外观、片重、硬度、崩解时限均达到要求并经 QA 人员确定后才能正常生产。

③正式生产

A. 连接好真空管，启动除尘机，按触摸屏"运行"按钮启动设备，进入正常生产状态，生产过程中每隔 15 分钟检查一次片重及片重差异。

B. 及时加料，密切注意加料状况，待料斗内颗粒所剩较少时，应降低车速，及时调整填充装置，使压出的片剂合格。

C. 生产中时刻注意生产过程中的突发状况，如发现异常应快速按下红色圆形紧急停止按钮强行停机，待故障排除后方能运行。

④操作结束

A. 正常生产时待颗粒压完后，按"停止"按钮使机器停转，关闭除尘机及总电源。

B. 操作结束，关闭主电机电源、总电源、真空泵开关；将药片转入中间站，填写中间体递交单。

（3）清场

①生产完毕，填写生产记录，取下状态标示牌。

②压片机清洁。当继续生产的下一批是同样的产品时，在下批开始生产前去除机器上上批残留颗粒和片子。重新生产新产品需彻底地清洁压片机。从机器上拆除冲头、模圈和加料器。用清洁剂湿润的一次性使用的抹布擦洗，并用 70% 乙醇或其他消毒剂消毒。

③冲头和模圈清洁。用被清洁剂湿润的一次性使用的抹布擦干净冲头和模圈，擦

亮和产品接触的顶头和模圈内部。一次性使用的抹布用70%乙醇湿润，消毒冲头和模圈。用清洁的一次性使用的抹布来擦干冲头和模圈。检查冲头和模圈有没有达到所需的光洁度的要求，有无任何损坏。损坏的冲头和模圈一定要更换。定期检查冲头的长度，要在规定的允许范围内。将冲头和模圈保存在专用的盒子里。

④加料器和吸尘器清洁。拆除装置用水冲洗部件，用水和清洁剂来刷净，用一次性使用的抹布擦干，也可以放在烘箱中干燥。用肉眼检查各部件已洁净、干燥并且没有任何残留物。最后用纯化水淋洗一遍。

⑤更换状态卡，填写清场记录，报质监员检查。检查合格，发清场合格证，挂已清场牌。

【检查】应符合片剂项下有关的各项规定（通则0101）

四、实训考核

片剂压制实训操作技能评定考核的具体内容见表2-35。

表2-35　片剂制备实践实训操作技能评定考核表

班级：　　　　　　　　　　　　姓名：　　　　　　　　　学号：

考核内容		实训考核点	分值	实得分
准备工作 （分值10%）		着装及个人卫生符合规定	2	
		检查确认操作仪器和设备性能良好	3	
操作（分值60%）	装机	中模的安装	5	
		上冲的安装	5	
		下冲的安装	5	
		加料斗的安装	5	
		刮粉器的安装	5	
	压片	调节药片成型	10	
		调节片重	5	
		调节硬度	5	
		开机生产	5	
		监控片重	5	
		安全操作设备	5	
		及时悬挂状态牌	5	
清场（分值10%）		场地、仪器和设备清洁	5	
		清场记录填写准确完整	5	
操作记录（分值10%）		记录填写准确完整	5	
		质量标准符合规定	5	
其他（分值10%）		正确回答考核人员提出的问题	10	
合计			100	

考核教师：　　　　　　　　　　　　　　考核时间：　　年　　月　　日

实训九 片剂的包衣（薄膜衣）

一、实训目的

1. 能熟练操作高效包衣机进行片剂的包衣。
2. 学会对包衣的质量进行控制。
3. 能按清场规程进行清场工作。

二、实训条件

1. 实训场地 固体实训车间。

2. 实训仪器与设备 高效包衣机、蠕动泵、电子天平等。

3. 实训材料 安胃片、包衣材料等。

三、实训内容和步骤

（一）实训内容

安胃片

【处方】醋延胡索 63g 枯矾 250g 海螵蛸（去壳）187g

【制法】以上三味，粉碎成细粉，过筛，混匀。加蜂蜜 125g 与适量的淀粉制成颗粒，干燥，压制成 1000 片，或包薄膜衣，即得。

（二）实训步骤

1. 包衣液的配制 按工艺规程配制要求将各包衣材料置于不同配制桶内分别配制。难溶解薄膜衣包材应先用溶剂浸泡过夜；配制糖衣则按工艺规程要求，将各包衣料加热煮沸，并搅拌备用。

2. 喷枪的调试 连接好喷枪的压缩空气管、包衣液管道，调整压缩空气至适宜的位置，在滚筒外进行调整试喷，试喷时根据喷雾情况调整蠕动泵的转速，也可增加或减少气压来调整喷枪位置及喷雾状态，使其达到均匀的雾状且无水珠喷出的理想状态，然后固定在滚筒锅内，使其对准药片。

3. 片芯预热 设定好转速 3～5 转，开启包衣滚筒（按好"匀浆"键），低速转动；先开启排风，再开热风开始预热。

4. 待"出风温度"升至 60℃ 并保持基本恒定时开始包衣，转速逐渐增大至 6～8 转，加热温度设定在 80℃。

5. 包薄膜衣应连续不断操作，直至结束；包糖衣应根据工艺要求，按包隔离层、粉衣层、糖衣层、有色糖衣层，再打光的次序进行包衣。按少量多次、逐层干燥的原则操作，根据需要调整糖浆、粉浆、滑石粉的加入量和干燥气体的温度、各阶段的时间。

6. 包衣操作完毕，取出包好的薄膜衣片或糖衣片，置托盘中平铺，放晾片架上晾片，待温度降至室温。

四、实训考核

片剂包衣实训操作技能评定考核的具体内容的详细内容见表 2－36。

表 2－36　片剂包衣实训操作技能评定考核表

班级：　　　　　　　　　　姓名：　　　　　　　　　学号：

考核内容	实训考核点	分值	实得分
准备工作（分值10%）	着装及个人卫生符合规定	5	
	检查确认操作仪器和设备性能良好	5	
操作（分值60%）	正确制备包衣液	8	
	正确安装及调试蠕动泵、喷嘴或滴管	8	
	安全使用包衣机	10	
	正确设定进出风温度	8	
	正确调整喷雾量及雾化效果	8	
	调整包衣锅转速	8	
	正确使用自动卸料装置卸出包衣片	10	
清场（分值10%）	场地、仪器和设备清洁	5	
	清场记录填写准确完整	5	
操作记录（分值10%）	记录填写准确完整	5	
	质量标准符合规定	5	
其他（分值10%）	正确回答考核人员提出的问题	10	
合计		100	

考核教师：　　　　　　　　　　　　　　　　　考核时间：　　年　　月　　日

目标检测

自测题

一、单项选择题

1. 以下关于片剂的特点叙述错误的是（　　　）。

  A. 剂量准确　　　　　　　　　　B. 可以实现定位给药

  C. 质量较稳定　　　　　　　　　D. 对婴幼儿是理想的剂型

2. 为增加片剂的体积和重量，应加入哪种赋形剂（　　　）。

  A. 稀释剂　　　　　　　　　　　B. 崩解剂

  C. 吸收剂　　　　　　　　　　　D. 润滑剂

3. 松片不可能由于（　　　）原因造成。

  A. 存在药物细粉　　　　　　　　B. 原料中含有较多的挥发油

C. 颗粒含水量过高　　　　　　　　　　D. 冲头长短不齐

4. 薄膜包衣具有以下优点（　　　）。

A. 片重增加小

B. 衣层厚，外表美观

C. 包衣过程无需干燥，适用于热敏感药物

D. 有机溶剂耗量小，节约成本

5. 湿法制粒压片的工艺流程是（　　　）。

A. 制软材→制粒→粉碎→过筛→整粒→混合→压片

B. 粉碎→制软材→干燥→整粒→混合→压片

C. 混合→过筛→制软材→制粒→整粒→压片

D. 粉碎→过筛→混合→制软材→制粒→干燥→整粒→压片

二、多项选择题

1. 制粒压片的目的有（　　　）。

A. 有利于片剂的崩解与溶散　　　　B. 避免粉末分层

C. 减少松片裂片　　　　　　　　　D. 避免粉尘飞扬

E. 增加物料的流动性

2. 下列可以作为片剂润滑剂的是（　　　）。

A. 微粉硅胶　　　B. 滑石粉　　　　C. 硬脂酸镁　　　　D. 糊精

E. 糖粉

3. 制备片剂的方法有（　　　）。

A. 干颗粒压片法　　　　　　　　　B. 湿颗粒压片法

C. 粉末直接压片法　　　　　　　　D. 滴制法

E. 塑制法

4. 中药半浸膏片制备时，处方中适宜粉碎成细粉的饮片有（　　　）。

A. 含淀粉较多的饮片

B. 含纤维性强、质地松泡的饮片

C. 黏性较大及质地坚硬的饮片

D. 用量极少的贵重药、毒剧药

E. 含少量挥发性成分的饮片

5. 根据《中国药典》附录"制剂通则"的规定，以下哪些方面是对片剂的质量要求（　　　）。

A. 硬度适中

B. 符合重量差异的要求，含量准确

C. 符合融变时限的要求

D. 符合崩解度或溶出度的要求

E. 小剂量的药物或作用比较剧烈的药物，应符合含量均匀度的要求

任务五　丸剂的制备

岗位情景模拟

情景描述　六味地黄丸是滋补肾阴的中成药，它由熟地黄、酒萸肉、牡丹皮、山药、茯苓和泽泻六味药组成。某制药有限公司将生产六味地黄丸（大蜜丸）。如果你负责蜜丸生产，请按生产工艺规程组织生产。

分析　1. 你将按照什么工艺流程进行生产？

　　　2. 炼蜜、制丸块、制丸如何进行质量控制？

一、认识丸剂

丸剂是指原料药物与适宜的辅料制成的球形或类球形固体制剂，见图 2 - 44。主要供内服。

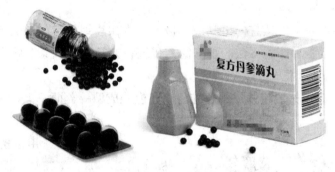

图 2 - 44　丸剂

丸剂是中药传统剂型之一，我国最早的医学方书《五十二病方》中已有丸剂的记述，《金匮要略》中有用蜂蜜、淀粉糊、动物胶作丸剂黏合剂的记载。《中国药典》2020 年版（一部）收载有十全大补丸、人参再造丸、六味地黄丸等丸剂。丸剂具有以下特点：①释药缓慢，作用缓和持久，可降低毒副作用，某些丸剂可用于急救；②能较多地容纳半固体或液体药物；③可通过包衣来掩盖药物的不良气味，提高药物的稳定性；④制法简单。某些丸剂存在服用剂量大、小儿吞服困难、生物利用度低、溶散时限较难控制等问题。随着科技进步，中药丸剂在传承的基础上不断创新，陆续出现了浓缩丸、滴丸、微丸等新型丸剂，这些丸剂由于剂量小，疗效好，越来越受到重视，在中药新药研制开发中已成为首选剂型之一。

中药丸剂包括蜜丸、水蜜丸、水丸、糊丸、蜡丸、浓缩丸、滴丸和糖丸等。

蜜丸是指饮片细粉以炼蜜为黏合剂制成的丸剂。其中每丸重量在 0.5g（含 0.5g）以上的称大蜜丸，每丸重量在 0.5g 以下的称小蜜丸。

水蜜丸是指饮片细粉以炼蜜和水为黏合剂制成的丸剂。

水丸是指饮片细粉以水（或根据制法用黄酒、醋、稀药汁、糖液、含 5% 以下炼蜜的水溶液等）为黏合剂制成的丸剂。

糊丸是指饮片细粉以米粉、米糊或面糊等为黏合剂制成的丸剂。

蜡丸是指饮片细粉以蜂蜡为黏合剂制成的丸剂。

浓缩丸是指饮片或部分饮片提取浓缩后，与适宜的辅料或其余饮片细粉，以水、炼蜜或炼蜜和水为黏合剂制成的丸剂。根据所用黏合剂的不同，分为浓缩水丸、浓缩蜜丸和浓缩水蜜丸等。

滴丸剂是指原料药物与适宜的基质加热熔融混匀，滴入不相混溶、互不作用的冷凝介质中制成的球形或类球形制剂。

糖丸是指以适宜大小的糖粒或基丸为核心，用糖粉和其他辅料的混合物作为撒粉材料，选用适宜的黏合剂或润湿剂制丸，并将原料药物以适宜的方法分次包裹在糖丸中而制成的制剂。

二、丸剂制备技术

（一）泛制法制备

泛制法是指在转动的适宜的工具或机械中，将饮片细粉与赋形剂交替加入，不断翻滚，逐渐增大的一种制丸方法。手工泛丸传统技艺被列为国家非物质文化遗产，也是工匠精神的时代体现。

1. 泛制法制备工艺流程　原辅料准备→起模→成型→盖面→干燥→选丸→质量检查→包装与贮存。

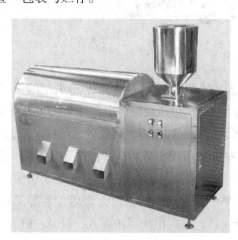

图 2 - 45　滚筒筛

2. 泛制法制备常用设备　主要有包衣机（图 2 - 40）、滚筒筛（图 2 - 45）。

3. 泛制法常用辅料　如表 2 - 37 所示。

4. 泛制法制备要点

（1）起模　药粉制成细小丸粒作为基本母核的操作。它是利用水的湿润作用诱导出药粉的黏性，使药粉相互黏结成细小的颗粒。起模是泛丸的关键操作，因为模子形状影响着成品的圆整度、规格及含量均匀度。起模时应选用黏性适中的饮片细粉，若黏性过大易黏结成团，没有黏性则不易黏结成丸。

表 2 - 37　泛制法的常用辅料

种类	主要特点	应用
纯化水	润湿性强，成丸后应立即干燥，以防微生物生长繁殖	临床无特殊要求，饮片遇水不变质，本身含黏性物质
酒	润湿性较差，具有活血通经、引药上行、降低药物寒性、防腐的作用	用水为润湿剂致药粉黏性太强时应用，常用于舒经活血类处方

续表

种类	主要特点	应用
醋	具有引药入肝、理气止痛、行水消肿、解毒杀虫、矫臭矫味的作用；有助于饮片中碱性成分的溶出	常用作散瘀止痛类药物的赋形剂
药汁	既有利于保存药性，又能诱导其他药物的黏性，便于制丸；具有一定的生理活性	处方中富含纤维、质地坚硬、黏性大难以制粉的饮片、树脂类、浸膏类、液体药物，新鲜的药物等可制取药汁应用

起模用粉量因处方饮片的性质和丸粒的规格有所不同，成批生产以实践经验中得出的下列计算公式来计算起模用粉量：

$$\frac{C}{0.625} = \frac{D}{X}$$

$$X = 0.625D/C$$

式中，C 为成品水丸 100 粒干重（g）；D 为药粉总重（kg）；X 为一般起模用粉量（kg）；0.625 为标准模子 100 粒重量（g）。

你知道吗

起模的方法

泛制起模　取最细粉置于泛丸锅，开动机器，喷水于药粉上，借机器转动和人工使药粉分散并全部均匀受水润湿，待部分药粉成为细粒状，再撒布少许干粉，搅拌均匀，使药粉黏附于细粒表面，再喷水湿润。反复操作至丸粒直径在 0.5～1mm 时，用 20 目和 30 目筛分别过筛分等即得丸模。

喷雾起模　在泛丸锅中喷少量水润湿，撒少量药粉，转动泛丸锅，刷下附着粉粒，再喷水、撒粉，反复进行，粉粒渐大，至达到标准，过筛分等即为丸模。

制粒起模　药粉用水混匀，以握之成团，轻压即散为度，将以上软材过 8～10 目筛制颗粒，再放入泛丸锅内，经旋转、滚撞、摩擦，成球形，取出过筛分等，即得丸模。

（2）成型　操作中应注意：①每次加水、加粉量应适当，而且分布要均匀；随丸粒增大，加水和加粉量应逐步增加。泛制水蜜丸、糊丸和浓缩丸时，所用赋形剂的浓度可随丸粒的增大而提高（筛出的畸形丸等可用水调成糊状泛于加大的丸粒上）。②滚动时间应以丸粒坚实致密而不影响其溶散为指标。③处方中含有芳香挥发性或特殊气味以及刺激性较大的饮片，宜分别粉碎后，泛于丸粒中层，以免挥发或掩盖不良气味。④在成型过程中，应不断筛选以控制丸粒的粒度和圆整度。

请你想一想

泛制法制丸时如需要用水作为润湿剂，应该用什么水？如原料药中含有剧毒、贵重药品在混合时应采用什么方法进行混合？

（3）盖面　将药材细粉、清水或清浆加至已经加大、筛选均匀的丸粒表面，使丸粒表面致密、光洁、色泽一致。

干粉盖面　丸粒充分润湿，一次或分数次将用于盖面的药物细粉均匀撒于丸上，滚动一段时间，至丸粒表面光、圆、紧密，即可取出。

清水盖面、清浆盖面方法同干粉盖面，只是所用辅料不同。

（4）干燥　泛制丸成型或盖面后应及时干燥，一般原料药物干燥温度控制在80℃以下，含芳香挥发性成分等不超过60℃。含麝香、冰片的药物处方则应阴干或用其他适当的方法干燥。

（5）选丸　可用检丸器、滚筒筛等筛选分离大小均匀的丸粒。

（二）塑制法制备

1. 塑制法工艺流程　备料→制丸块→制丸条→分粒、搓圆→质量检查→包装与贮存。

2. 塑制法制丸常用设备　小量生产用搓条板、搓丸板，大生产多采用中药自动制丸机（图2 -46、2 -47）。

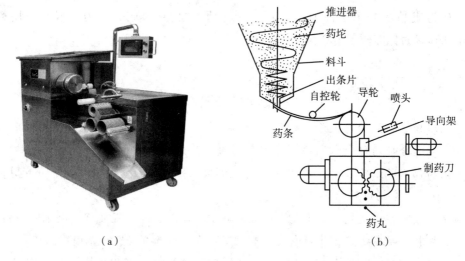

（a）　　　　　　　　　　　　（b）

图2 -46　ZW -80A 型中药自动制丸机及工作原理示意图

（a）实物图；（b）工作原理示意图

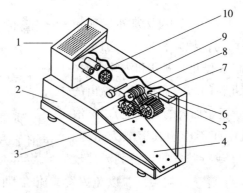

图2 -47　卧式小丸中药自动制丸机结构示意图

1. 加料斗；2. 箱体；3. 制丸刀轮；4. 出料导板；5. 喷头；
6. 控制板；7. 导向架；8. 导向轮；9. 导向杆；10. 药条出口

3. 塑制法常用辅料 如表 2-38 所示。

表 2-38 塑制法常用辅料

种类	主要特点	应用
蜂蜜	蜜丸的重要辅料，兼有滋补、润肺、润肠、解毒、矫味等作用	制备蜜丸，临床常用于镇咳祛痰、补中益气处方
米糊或面糊	制成的丸剂释药缓慢，延长药效；同时能减少药物对胃肠道的刺激性	制备糊丸，含有毒性或刺激性较强的药物处方制丸
蜂蜡	释药极慢，可延长药效，并防止药物中毒或防止对胃肠道的强烈刺激	制备蜡丸，现代许多药物以蜂蜡做骨架制成各种缓控释制剂
饮片浸膏	既作辅料又是药物成分，能减少其他辅料用量，缩小体积	制备浓缩丸

4. 塑制法制备要点

（1）饮片的粉碎与提取 制备蜜丸时一般将饮片粉碎制成细粉，采用塑制法制备浓缩丸，应根据饮片性质，确定提取浸膏的饮片和粉碎制粉的饮片；通常情况是质地坚硬、黏性大、体积大、富含纤维的饮片，宜提取制膏；贵重饮片，体积小、淀粉量多的饮片，宜粉碎成细粉。提取饮片与制粉饮片的比例，必须通过预试验，综合分析确定，从而使服用剂量控制在合理范围内。

（2）蜂蜜的炼制 由于常含有杂质、酶及较高的含水量，故蜂蜜在应用前需加热炼制，称为炼蜜。按炼制程度可分为嫩蜜、中蜜、老蜜，见表 2-39。

表 2-39 炼蜜的种类

种类	炼蜜温度/℃	含水量%	相对密度	性状	用途
嫩蜜	105~115	17~20	1.35	色泽无明显变化，稍有黏性	含较多油脂、糖类、黏液质、淀粉等黏性较强的饮片
中蜜	116~118	14~16	1.37	有光泽，无白丝，有均匀细气泡，有黏性	黏性中等的饮片
老蜜	119~122	10以下	1.40	红棕色，强光泽，大气泡，长白丝，滴水成珠	黏性差的矿物性和纤维性饮片

炼蜜种类的选择与原料药物性质、环境温度有关。一般药粉含水量较高炼蜜程度宜老，含水量较低时炼蜜程度宜嫩；冬季用稍嫩蜜，夏季用稍老蜜。除另有规定外，用塑制法制备蜜丸时，炼蜜应趁热加入药粉中，混合均匀；处方中有树脂、胶类及挥发性成分的药物时，炼蜜应在60℃左右加入。

（3）制丸块 为塑制法的关键工序，趁热加入炼蜜，反复混合制成丸块。丸块的软硬程度及黏稠度，直接影响丸剂成型和在贮存中是否变形。优良丸块应软硬适度、滋润柔软、混合均匀、色泽一致、具可塑性、不粘器皿。

（4）制丸条、分粒、搓圆 手工将丸块分坨，搓成长条或用机器挤出长条，切割并搓圆成型。机械可用蜜丸机将制丸块、搓条、分粒、搓圆一步完成。丸条的要求是粗细均匀，表面光滑无裂缝，内里充实无空隙。

（5）检查　制丸过程经常检查丸剂外观，发现有粘连或裂痕、圆整性不好应及时进行调整。

（6）其他　制备糊丸时，以糊代替蜂蜜；制备蜡丸时，则以蜂蜡代替蜂蜜，蜂蜡要精制，制备时控制温度及蜂蜡用量。

（三）滴制法制备

滴制法是指药物与适宜的基质制成溶液或混悬液，滴入一种与之不相混溶的液体冷凝剂中，冷凝而成丸粒的一种制丸方法。用于制备滴丸剂。

滴丸是在中药丸剂基础上发展起来的一种新型丸剂，发展较快。复方丹参滴丸、苏冰滴丸等已在临床上广泛应用。与传统丸剂相比，滴丸具有：①速效、高效、生物利用度高、掩盖不良气味；②车间无粉尘、设备简单、操作方便、周期短、自动化高；③质量易控制、丸重差异小、含量准确、损耗小、成本低；④液体药物可制成固体滴丸（含挥发性成分的原料药物应注意加热熔融时间和温度），也可外用（耳、眼），还能起长效作用（如肠溶滴丸）等优点。但滴丸载药量小，相应含药量低，供选用的基质和冷凝剂少，使滴丸品种受到限制。

1. 滴制法工艺流程　饮片提取→滴制液的配制→滴制成丸→洗涤→干燥→质量检查→包装与贮存。

2. 滴制丸制备要点

（1）选择合适的基质与冷凝剂　基质分为水溶性及非水溶性两大类，常用的水溶性基质有聚乙二醇类（如聚乙二醇6000、聚乙二醇4000等）、泊洛沙姆、硬脂酸聚烃氧（40）酯、明胶等；非水溶性基质是硬脂酸、单硬脂酸甘油酯、氢化植物油等。实际生产中也常将水溶性和非水溶性基质混合使用，混合基质可容纳更多的药物，还可调节溶出速度或溶散时限。

冷凝液也分为水溶性和非水溶性两类。水溶性冷凝液有水及不同浓度的乙醇，适用于非水溶性基质的滴丸；非水溶性冷凝液有液状石蜡、甲基硅油、植物油等，适用于水溶性基质的滴丸。

请你想一想

如何选择合适的基质和冷凝剂？

滴出方式有下沉式和上浮式，冷凝方式有静态冷凝与流动冷凝两种，滴丸制剂的设备如图2-48所示。

（2）在滴制过程应注意控制丸重及圆整度。影响丸重的因素有很多，如滴管口的半径应大小适宜；操作时药液应保持恒温；滴管口与冷却液液面距离，宜控制在5cm以下。滴丸圆整度受液滴在冷却液中移动速度、冷凝液上部温度（40℃左右）、液滴大小等的影响。

（3）滴制过程应控制好各部位的温度。

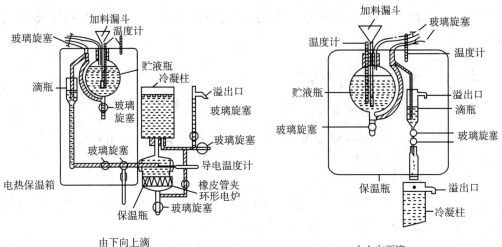

图 2-48 滴丸制备设备示意图

（四）丸剂的包衣

在丸剂的表面上包裹一层物质，使之与外界隔绝的操作称为包衣或上衣。包衣后的丸剂称为包衣丸剂。

请你想一想

"良药苦口"，许多人服用药物时反感其苦味，有什么方法可以解决这个问题？

1. 丸剂包衣的目的 ①掩盖恶臭、异味，便于吞服；②增加药物的稳定性；③根据医疗的需要，部分药物包于外部，在服用后首先发挥药效；④包肠溶衣后，可使药物到达肠道后再释放；⑤改善外观，利于识别。

2. 丸剂包衣的种类 详见表 2-40。

表 2-40 丸剂包衣的种类

包衣种类	包衣材料	特点
药物衣	处方以内成分如朱砂、甘草、黄柏等	包衣材料有明显药理作用，用于包衣既可发挥药效，又可保护丸粒、增加美观
保护衣	处方以外成分如蔗糖（糖衣）、药用高分子材料（薄膜衣）	包衣材料不具明显药理作用，性质稳定，使主药与外界隔绝而起保护作用
肠溶衣	虫胶、邻苯二甲酸醋酸纤维素（CAP）、聚丙烯酸树脂类等	使丸剂在胃液中不溶散而在肠液中溶散

3. 丸剂包衣的方法

（1）药物衣 包衣时，将干燥的丸粒置包衣锅中，加适量黏合剂通过转动、摇摆、撞击等操作，当丸粒表面均匀润湿后，缓缓撒入包衣物料，如此反复操作 5~6 次，至规定量的包衣料全部包严丸粒，取出药丸低温干燥，再放入包衣锅中并加适量虫蜡粉，转动包衣锅，让丸粒互相撞击摩擦，使丸粒表面光亮，即可取出，分装。

（2）糖衣、薄膜衣、肠溶衣 包衣方法与片剂包衣相同。

4. 包衣制备要点 所用的包衣材料需粉碎成最细粉；用于包衣的丸粒要充分干燥，

使之有一定的硬度，以免包衣时碎裂变形或在包衣干燥时，衣层发生皱缩或脱壳；蜜丸有黏性，直接撒布包衣药粉。

三、丸剂的生产与质量控制

（一）生产过程质量控制

1. 丸剂生产车间洁净度应达到 C 级，丸剂岗位操作要求室内相对室外呈正压，温度 18～26℃、相对湿度 45%～65%。

2. 制丸过程注重丸剂质量，严格执行工艺规程，严格控制工艺管理要点和质量关键点。经常检查丸剂外观，发现有粘连或裂痕、圆整性不好时应及时进行调整。保证制出来的丸剂符合内控标准或药典标准要求。

3. 制出来的丸子及时进行干燥、筛分、抛光，并用洁净的容器存放，交中间站，记录数量，写好请检单，并按要求填写生产记录。

4. 生产过程所有物料均应有标示，防止发生混药、混批。

5. 操作完毕应按 GMP 要求进行清场处理。

（二）质量评定

按照《中国药典》2020 年版（四部）丸剂质量检查的有关规定，丸剂需要进行如下方面的质量检查。

【外观】应圆整，大小、色泽应均匀，无粘连现象。蜡丸表面应光滑无裂纹，丸内不得有蜡点和颗粒。滴丸表面无冷凝介质黏附。

【水分】照水分测定法（通则 0832）测定。除另有规定外，蜜丸和浓缩蜜丸中所含水分不得过 15.0%；水蜜丸和浓缩水蜜丸不得过 12.0%；水丸、糊丸和浓缩丸水丸不得过 9.0%。蜡丸不检查水分。

【重量差异】

（1）除另有规定外，滴丸剂照下述方法检查，应符合规定。

检查法　取供试品 20 丸，精密称定总重量，求得平均丸重，再分别精密称定每丸的重量，每丸重量与标示丸重比较（无标示丸重的，与平均丸重比较），按表 2-41 的规定，超出重量差异限度的不得多于 2 丸，并不得有 1 丸超出限度 1 倍。

表 2-41　滴丸剂的重量差异限度

标示丸重或平均丸重	重量差异限度
0.03g 及 0.03g 以下	±15%
0.03g 以上至 0.1g	±12%
0.1g 以上至 0.3g	±10%
0.3g 以上	±7.5%

（2）除另有规定外，其他丸剂（除糖丸外）照下述方法检查，应符合规定。

检查法　以 10 丸为一份（丸重 1.5g 及 1.5g 以上的以 1 丸为一份），取供试品 10

份，分别称定重量，再与每份标示重量（每标示量×称取丸数）相比较（无标示重量的丸剂，与平均重量比较），按表 2 - 42 中的规定，超出重量差异限度的不得多于 2 份，并不得有 1 份超出限度 1 倍。

包糖衣丸剂应检查丸芯的重量差异并符合规定，包糖衣后不再检查重量差异，其他包衣丸剂应在包衣后检查重量差异并符合规定；凡进行装量差异检查的单剂量包装丸剂，一般不再进行重量差异检查。

表 2 - 42　其他丸剂（除糖丸外）的重量差异限度

标示重量或平均重量	重量差异限度
0.05g 及 0.05g 以下	±12%
0.05g 以上至 0.1g	±11%
0.1g 以上至 0.3g	±10%
0.3g 以上至 1.5g	±9%
1.5g 以上至 3g	±8%
3g 以上至 6g	±7%
6g 以上至 9g	±6%
9g 以上	±5%

【装量差异】 除糖丸外，单剂量包装的丸剂，照下述方法检查，应符合规定。

检查法　取供试品 10 袋（瓶），分别称定每袋（瓶）内容物的重量，每袋（瓶）装量与标示装量比较，按表 2 - 43 中的规定，超出装量差异限度的不得多于 2 袋（瓶），并不得有 1 袋（瓶）超出限度 1 倍。

表 2 - 43　单剂量包装丸剂的装量差异限度

标示装量	装量差异限度
0.5g 及 0.5g 以下	±12%
0.5g 以上至 1g	±11%
1g 以上至 2g	±10%
2g 以上至 3g	±8%
3g 以上至 6g	±6%
6g 以上至 9g	±5%
9g 以上	±4%

【装量】 装量以重量标示的多剂量包装丸剂，照最低装量检查法（通则 0942）检查，应符合规定。

以丸数标示的多剂量包装丸剂，不检查装量。

【溶散时限】 除另有规定外，取供试品 6 丸，选择适当孔径筛网的吊篮（丸剂直径在 2.5mm 以下的用孔径 0.42mm 的筛网；在 2.5 ~ 3.5mm 之间的用孔径 1.0 的筛网；在 3.5mm 以上的用孔径 2.0 的筛网），照崩解时限检查法（通则 0921）片剂项下的方法加挡板进行检查，除另有规定外，小蜜丸、水蜜丸、水丸应 1 小时内全部溶散；浓缩丸、糊丸应在 2 小时内全部溶散。滴丸剂不加挡板检查，应在 30 分钟内全部溶散，包衣滴丸应在 1 小时内全部溶散。操作过程中如供试品黏附挡板妨碍检查时，应另取供试品 6 丸，不加挡板进行检查。上述检查，应在规定时间内全部通过筛网。如有细小颗粒状物未通过筛网，但已软化且无硬芯者可按符合规定论。

蜡丸照崩解时限检查法（通则 0921）片剂项下的肠溶衣片检查法检查，应符合规定。

除另有规定外，大蜜丸及研碎、嚼碎等或用开水、黄酒等分散后服用的丸剂不检查溶散时限。

【微生物限度】以动物、植物、矿物质来源的非单体成分制成的丸剂，生物制品丸剂，照非无菌产品微生物限度检查：微生物计数法（通则 1105）和控制菌检查法（通则 1106）及非无菌药品微生物限度标准（通则 1107）检查，应符合规定。生物制品规定检查杂菌的，可不进行微生物限度检查。

四、实例解析

逍遥丸

【处方】柴胡 100g　当归 100g　白芍 100g　炒白术 100g　茯苓 100g　炙甘草 80g　薄荷 20g

【制法】以上七味，粉碎成细粉，过筛，混匀。另取生姜 100g，加水煎煮二次，每次 20 分钟，煎液滤过，备用。取上述粉末，用煎液泛丸，干燥，即得。

【性状】本品为黄棕色至棕色的水丸；味甜。

【功能主治】疏肝健脾，养血调经。用于肝郁脾虚所致的郁闷不舒、胸胁胀痛、头晕目眩、食欲减退、月经不调。

【用法与用量】口服。一次 6～9g，一日 1～2 次。

【处方工艺分析】处方中原料药物软硬度相似，可混合粉碎；混合后药粉黏度适中，可直接用混合均匀的药粉起模和加大成型。

【注意事项】起模是制备水丸的关键，起模时每次加煎液及药粉的量和方法应恰当，防止因过多过少而造成小颗粒过多或黏结成团。处方中含有挥发性成分薄荷，故干燥温度应在 60℃以下。

六味地黄丸

【处方】熟地黄 160g　酒萸肉 80g　牡丹皮 60g　山药 80g　茯苓 60g　泽泻 60g

【制法】以上六味，粉碎成细粉，过筛，混匀。每 100g 粉末加炼蜜 35～50g 与适量的水，制丸，干燥，制成水蜜丸；或加炼蜜 80～110g 制成小蜜丸或大蜜丸，即得。

【性状】本品为棕黑色的水蜜丸、棕褐色至黑褐色的小蜜丸或大蜜丸；味甜而酸。

【功能与主治】滋阴补肾。用于肾阴亏损，头晕耳鸣，腰膝酸软，骨蒸潮热，盗汗遗精，消渴。

【用法与用量】口服。水蜜丸一次 6g，小蜜丸一次 9g，大蜜丸一次 1 丸，一日 2 次。

【处方工艺分析】熟地黄、酒萸肉为含有糖分成分的黏性药料，应采用串料法粉碎或低温粉碎。方中既含有熟地黄等黏性成分，又含有茯苓、山药等粉性较强的成分，所以用中蜜为宜，以塑制法制丸。

【制备过程注意事项】在药条与机器的接触面涂适量的润滑剂，并及时清理黏附的药物。制备蜜丸常发生表面粗糙的问题，主要原因是药粉过粗、加蜜量少和混合不均，制备时应注意。

复方丹参滴丸

【处方】丹参 90g　三七 17.6g　冰片 1g

【制法】以上三味，冰片研细；丹参、三七加水煎煮，煎液滤过，滤液浓缩，加入乙醇，静置使沉淀，取上清液，回收乙醇，浓缩成稠膏，备用。取聚乙二醇适量，加热使熔融，加入上述稠膏和冰片细粉，混匀，滴入冷却的液状石蜡中，制成滴丸，或包薄衣，即得。

【性状】本品为棕色的滴丸，或为薄膜衣滴丸，除去包衣后显黄棕色至棕色；气香，味微苦。

【功能与主治】活血化瘀，理气止痛。用于气滞血瘀所致的胸痹，症见胸闷、心前区刺痛；冠心病心绞痛见上述证候者。

【用法与用量】口服或舌下含服，一次 10 粒，一日 3 次，28 天为 1 个疗程，或遵医嘱。

【处方工艺分析】选用基质聚乙二醇为水溶性，故应选用非水溶性冷凝液，如液状石蜡。

【制备过程注意事项】为使滴丸重量差异在规定范围内，操作时应保持恒温，并控制好滴速与冷凝液温度。制备完成后，置阴凉干燥处保存。

实训十　水丸的制备

一、实训目的

1. 能掌握各岗位操作要点，熟练制备水丸。
2. 学会对泛制法制丸的质量作出评价。
3. 能按清场规程进行清场工作。

二、实训条件

1. 实训场地　实验室、实训车间。

2. 实训仪器与设备 万能粉碎机、三维运动混合机、包衣锅、热风循环烘箱、四级分离筛、六号筛、烧杯、电子天平等。

3. 实训材料 苍术、黄柏、纯化水等。

三、实训内容和步骤

（一）实训内容

二妙丸

【处方】 苍术（炒）500g 黄柏（炒）500g

（二）实训步骤

【制法】 以上二味，粉碎成细粉，过筛，混匀，用水泛丸，干燥，即得。

【检查】 应符合丸剂项下有关的各项规定（通则0108）。

四、实训考核

泛制法实训操作技能评定考核的具体内容见表2-44。

表2-44 泛制法实训操作技能评定考核表

班级： 姓名： 学号：

考核内容		实训考核点	分值	实得分
准备工作（分值10%）		着装及个人卫生符合规定	2	
		正确选用技能操作设备	5	
		检查确认操作仪器和设备性能良好	3	
操作（分值60%）	备料	领料、称量准确	2	
	制粉	正确使用粉碎机	2	
		所得细粉符合要求	3	
	泛丸	正确操作包衣锅	3	
		起模操作时水、加粉量适当	5	
		丸模大小均匀，形状整齐	5	
		成丸表面致密、色泽光洁一致	5	
		正确处理泛丸剂出现的质量问题	5	
	干燥	设备操作方法正确	5	
		温度设定正确	5	
		及时翻动	5	
	整丸	能正确操作分离筛	5	
	包装	包装操作规范	5	
		装量准确、定时抽查装量	5	

续表

考核内容	实训考核点	分值	实得分
清场（分值10%）	场地、仪器和设备清洁	5	
	清场记录填写准确完整	5	
操作记录（分值10%）	记录填写准确完整	5	
	质量标准符合规定	5	
其他（分值10%）	正确回答考核人员提出的问题	10	
合计		100	

考核教师：　　　　　　　　　　　　　　　　考核时间：　　年　　月　　日

实训十一　蜜丸的制备

一、实训目的

1. 能掌握各岗位操作要点，熟练制备蜜丸。
2. 学会对塑制丸的质量作出评价。
3. 能按清场规程进行清场工作。

二、实训条件

1. 实训场地　实验室、实训车间。

2. 实训仪器与设备　万能粉碎机、热风循环烘箱、四级分离筛、槽型混合机、六号筛、搪瓷盆、玻璃棒、电磁炉、温度计、密度计、制丸机、烧杯、电子天平等。

3. 实训材料　熟地黄、酒萸肉、牡丹皮、山药、茯苓、泽泻、纯化水、蜂蜜等。

三、实训内容和步骤

（一）实训内容

六味地黄丸

【处方】熟地黄160g　酒萸肉（制）80g　牡丹皮60g　山药80g　茯苓60g　泽泻60g

（二）实训步骤

【制法】以上六味，粉碎成细粉，过筛，混匀。每100g粉末加炼蜜80~110g制成小蜜丸或大蜜丸，即得。

【检查】应符合丸剂项下有关的各项规定（通则0108）。

四、实训考核

塑制法实训操作技能评定考核的具体内容见表2-45。

表 2－45　塑制法实训操作技能评定考核表

班级：　　　　　　　　　　姓名：　　　　　　　　　　学号：

考核内容		实训考核点	分值	实得分
准备工作（分值 10%）		着装及个人卫生符合规定	2	
		正确选用技能操作设备	5	
		检查确认操作仪器和设备性能良好	3	
操作（分值 60%）	备料	领料、称量准确	2	
	制粉	正确使用粉碎机	2	
		所得细粉符合要求	3	
	炼蜜	炼蜜方法正确	5	
		炼蜜符合要求	3	
	合坨	用具的清洁消毒	5	
		炼蜜量与药粉量比例符合要求	5	
		下蜜温度符合要求	5	
		丸块的软硬程度符合要求	5	
	搓条制丸	正确操作制丸机	5	
		制丸过程经常检查丸剂外观	5	
		正确处理制丸出现的质量问题	5	
	包装	包装操作规范	5	
		装量准确、定时抽查装量	5	
清场（分值 10%）		场地、仪器和设备清洁	5	
		清场记录填写准确完整	5	
操作记录（分值 10%）		记录填写准确完整	5	
		质量标准符合规定	5	
其他（分值 10%）		正确回答考核人员提出的问题	10	
合计			100	

考核教师：　　　　　　　　　　　　　　考核时间：　　年　　月　　日

目标检测

自测题

一、单项选择题

1. 下列关于丸剂特点叙述错误的是（　　）。
   A. 药缓慢，作用缓和持久　　　　　B. 为传统中药剂型之一
   C. 溶散、释放药物快　　　　　　　D. 某些品种溶散时限难控制
2. 丸剂中疗效发挥最快的剂型是（　　）。
   A. 水丸　　　　　B. 蜜丸　　　　　C. 糊丸　　　　　D. 滴丸
3. 下列不适宜作为水丸赋形剂的是（　　）。

A. 蒸馏水　　　B. 黄酒　　　　　C. 淀粉浆　　　D. 米醋

4. 下列水丸制备工艺流程正确的是（　　　）。

　A. 起模→泛制成型→盖面→干燥→选丸→包衣→质检→包装

　B. 起模→泛制成型→干燥→盖面→选丸→包衣→质检→包装

　C. 泛制成型→干燥→选丸→盖面→包衣→质检→包装

　D. 起模→泛制成型→盖面→选丸→干燥→包衣→质检→包装

5. 水丸盖面的目的是（　　　）。

　A. 使丸粒增大　　　　　　　　　B. 使丸粒表面光洁、致密、色泽均匀

　C. 使丸粒崩解时限延长　　　　　D. 使丸粒崩解时限缩短

二、多项选择题

1. 丸剂的制备方法有（　　　）。

　A. 泛制法　　　B. 塑制法　　　　C. 压制法　　　D. 提取法

　E. 滴制丸

2. 含下列成分的药物制蜜丸时，哪些需选择嫩蜜（　　　）。

　A. 富含纤维　　B. 富含淀粉　　　C. 富含糖类　　　D. 富含油脂

　E. 富含黏液质

3. 水丸成型操作中应注意的是（　　　）。

　A. 加水量以丸粒表面润湿而不粘连为度

　B. 加粉量以能被润湿的丸粒完全吸附为宜

　C. 除在泛制过程中及时筛选外，在丸粒干燥后必须进一步选丸

　D. 处方中若含芳香挥发性或刺激性较大的药粉，最好泛于丸粒中层

　E. 含朱砂、硫黄等药物的丸剂不能用铜制锅泛丸

4. 常用的水丸盖面方法有（　　　）。

　A. 干粉盖面　　B. 粗粉盖面　　　C. 淀粉盖面　　　D. 清水盖面

　E. 清浆盖面

5. 制丸块是塑制蜜丸关键工序，优良丸块的质量要求应为（　　　）。

　A. 可塑性好，可以随意塑形　　　B. 软硬适度

　C. 混合均匀，色泽一致　　　　　D. 滋润柔软

　E. 握之成团，按之即散

任务六　软膏剂（乳膏剂）的制备

PPT

岗位情景模拟

情景描述　春秋时节是湿疹的高发期，因此对治疗湿疹使用的外用药膏需求会显著增高。老鹳草软膏能有效缓解湿疹的瘙痒症状。如果你是该软膏剂的生产工，你将

如何组织生产?

　　分析　1. 该软膏应选择哪一种基质?

　　　　　2. 应选用哪种制备方法?

一、认识软膏剂（乳膏剂）

　　软膏剂是原料药物与油脂性或水溶性基质混合制成的均匀的半固体外用制剂。软膏剂多用于慢性皮肤病,所含药物在局部发挥疗效或对皮肤、黏膜起保护、润滑作用。少数软膏剂中的药物经皮吸收后,也可产生全身治疗作用。因药物在基质中分散状态不同,软膏剂可分为溶液型软膏剂和混悬型软膏剂。溶液型软膏剂为原料药物溶解（或共熔）于基质或基质组分中制成的软膏剂;混悬型软膏剂为原料药物细粉均匀分散于基质中制成的软膏剂。

　　乳膏剂是指原料药物溶解或分散于乳状液型基质中形成的均匀半固体制剂。乳膏剂由于基质的不同,可分为水包油型乳膏剂和油包水型乳膏剂。

　　软膏剂（乳膏剂）具有均匀、细腻、黏稠度适宜,易于涂布,性质稳定,所含药物的释放、穿透性较强,刺激性小等特点。软膏剂（乳膏剂）中除了主药外还应添加其他附加物质,我们称作基质,是软膏剂形成和发挥药效的重要组成部分。软膏剂（乳膏剂）的基质不仅作为药物的赋形剂,而且因在软膏剂（乳膏剂）中所占的比例较大,对药物的理化性质和释放、穿透与吸收有直接影响。因此,基质在保证软膏剂（乳膏剂）的质量和发挥主药疗效方面起着重要的作用。

你知道吗

理想基质应具备的条件

　　性质稳定,不发生配伍禁忌或降低主药的作用;润滑无刺激,稠度适宜,容易涂布;不妨碍皮肤的正常功能,具有良好的释药性;具有吸水性,能吸收伤口分泌物;能较易清除,不污染衣物。

　　1. 软膏剂的基质　常用的软膏剂基质分为油脂性和水溶性。

　　（1）油脂性基质　此类基质应用最早,包括烃类、动植物油脂、类脂及硅酮类等。其特点是涂于皮肤上能形成封闭油膜,促进皮肤水合作用,对皮肤无刺激性,润滑而易涂布,能和较多的药物配伍,不易长菌;但由于油腻性及疏水性大,使释药性能差,也不易用水清除。油脂性基质主要用于遇水不稳定的药物,对于有渗出液的湿润、糜烂创面不宜选用。常用的油脂性基质见表2-46。

　　（2）水溶性基质　水溶性基质是由天然或合成的高分子水溶性物质（甘油明胶、淀粉甘油、纤维素衍生物、聚乙二醇等）加水溶解或混合而成的稠厚凝胶或糊状物。具有释药性能良好、易涂布、易清除、无油腻、不污染衣物、能与水性体液混合、能吸收伤口分泌物等优点,多用于湿润、糜烂创面;但易霉变,易使基质变硬等,在使用时应注意。

表 2 - 46 常用的油脂性基质

种类	常用品种	性能特点	应用
烃类	凡士林	熔点 38~60℃，化学性质稳定，能与多数药物配伍，油腻性大，吸水性差	特别适合用于遇水不稳定的药物，不适用于急性且有多量渗出液的患处
	石蜡	为无臭、无味、半透明、无色或白色固体，熔点 50~65℃，化学性质稳定	主要用于调节软膏剂的稠度
	液状石蜡	为透明、无色、黏性油状液体，与多数脂肪油及挥发油均能任意混合	主要用于调节软膏剂的稠度，或用于研磨饮片粉末，利于与基质混合
油脂类	豚脂、植物油	稳定性不及烃类，在贮存过程中易受空气、光线、氧气等影响而分解、氧化、酸败	常与熔点较高的蜡类基质熔合而得到适宜稠度的基质
类脂类	羊毛脂	熔点为 26~42℃，吸水性能良好。其性质与皮脂接近，能促进药物的透皮吸收，黏性大	很少单独用作基质，常与凡士林合用，能改善凡士林吸水与渗透性能
	蜂蜡	有黄白之分，后者由前者漂白而得，熔点 62~67℃，不易酸败	主要增加软膏剂基质的稠度
	胆固醇	熔点 147~150℃	用于软膏基质中起增加基质吸水能力的作用
	二甲基硅油（或称硅油或硅酮）	化学性质稳定。对皮肤无毒性和刺激性。润滑作用良好且易于涂布	常与其他油脂性基质合用制成防护性基质。也可制成乳剂型基质应用

2. 常用的乳膏剂基质 乳膏剂基质由油相、水相及乳化剂三部分组成，有水包油型和油包水型两类，见表 2 - 47。

表 2 - 47 乳膏剂基质类型

类别	形态	特点
水包油型	半固体	雪花膏状，含水量较大，能与水混合，无油腻性，易清洗
油包水型	近似固体	冷霜状，能吸收水，不能与水混合，油腻性较大，不易清洗

制备软膏剂（乳膏剂）时除饮片与基质外，可根据需要加入附加剂，如抗氧剂、防腐剂和皮肤渗透促进剂等。

你知道吗
_____

常用软膏剂（乳膏剂）基质的选用

软膏（乳膏）基质的正确选用对疗效发挥起着重要作用，因此，在选用软膏（乳膏）基质时，应根据治疗目的、基质的性质来选用。一般来说，药物在乳膏剂基质中释放、穿透及吸收最佳，而在类脂类如羊毛脂中则较差，在烃类如凡士林等中最差。若用药目的主要为局部治疗作用，可选用穿透性能较差的基质，如凡士林等；若皮肤皲裂，则应选用油包水型乳膏基质；若用药目的是透过皮肤吸收起全身治疗作用，宜选用穿透力强、释放性能好及吸收快的基质。有多量渗出液的润湿、糜烂面宜选用水溶性基质或水包油型乳膏基质而不宜选用油脂性或油包水型乳膏基质。总之，在选用软膏（乳膏）基质时应充分考虑各方面因素以保证临床疗效。

二、软膏剂（乳膏剂）制备技术

软膏剂的制备一般采用研合法、熔合法，乳膏剂的制备采用乳化法。制备方法的选择需根据原料药物与基质的性质、用量及设备条件而定。有半固体和液体组分组成的软膏基质可用研合法；由熔点较高的组分组成的基质，常温下不能均匀混合，须采用熔合法制备。

（一）研合法

1. 工艺流程　备料→研合→分装→包装与贮存。

2. 常用设备　研合法制备软膏剂常用的设备有乳钵（图2-49）、电动研钵（图2-50）、软膏剂灌装机（图2-51）等。

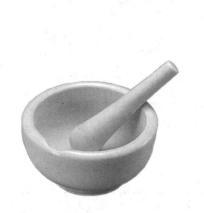
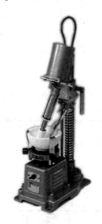
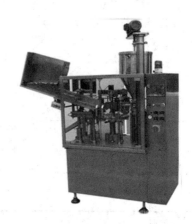

图2-49　乳钵　　　　图2-50　电动研钵　　　图2-51　软膏剂灌装机

3. 制备要点

（1）饮片粉碎成最细粉以提取、纯化，应根据原料药物性质选择适宜的基质。

（2）原料药物加部分基质或液体，研磨至细腻糊状，递加其余基质研磨，即得。

（3）制备合格的软膏用软膏灌装设备进行灌装。

（4）分装后的软膏剂用外包装设备进行贴签、包装；密闭，置阴凉处贮存。

（二）熔合法

1. 工艺流程　备料→基质加热熔融→混合→灌装→包装与贮存。

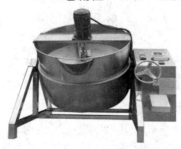

图2-52　搅拌夹层锅

2. 常用设备　熔合法生产软膏剂常用的设备为带搅拌装置的夹层锅（图2-52）。

3. 制备要点

（1）饮片粉碎成最细粉以提取、纯化，应根据原料药物性质选择适宜的基质。

（2）基质水浴加热熔化，加入其他液体成分。先将熔点最高的基质加热熔化，然后依熔点高低顺序逐一加入余下的基质，避免低熔点组分被高温破坏。

（3）在不断搅拌下加入研细的饮片细粉，搅拌冷凝至膏状。搅拌中注意避免空气进入，一直搅拌至冷至室温为止。共熔成分、含挥发性成分饮片或含热敏性成分饮片，应待基质降至40℃左右，再将饮片细粉与基质混合均匀。

（4）制备合格的软膏用软膏灌装设备进行灌装。分装后的软膏剂用外包装设备进行贴签、包装。密闭，置阴凉处贮存。

（三）乳膏剂的制备

1. 工艺流程　备料→制油相、制水相→乳化→药物加入→灌装→包装与贮存。

2. 常用设备　乳化法生产软膏剂常用的设备有真空乳化搅拌机（图2-53）、胶体磨（图2-54）等。

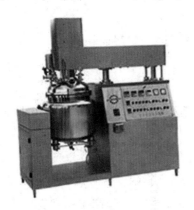

图2-53　真空乳化搅拌机

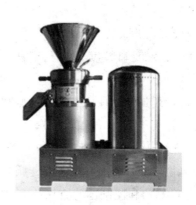

图2-54　胶体磨

3. 制备要点

（1）饮片准确称量配齐后提取、纯化，水相与油相基质分别配齐。

（2）乳膏剂基质制备中，油溶性基质（油相）混合加热熔融，用绢丝细布滤过，保温80℃；水溶性基质（水相）加热，保温80℃；水相或油相加入到油相或水相中，不断往一个方向搅拌，直至冷凝。

（3）乳膏剂基质冷至室温时加入饮片提取物或最细粉，混匀。

（4）制备合格的软膏用软膏灌装设备进行灌装。

（5）软膏剂（乳膏剂）所用内包装材料，不应与原料药物或基质发生物理化学反应，无菌产品的内包装材料应无菌。

（6）将分装后的软膏剂用外包装设备进行贴签、包装。软膏剂应避光密封贮存。乳膏剂应避光密封置25℃以下贮存，不得冷冻。

三、软膏剂（乳膏剂）的生产与质量控制

（一）生产过程质量控制

1. 生产环境要求洁净级别为D级，操作室内压力应大于室外压力，温度应控制在18~26℃，相对湿度在45%~65%。

2. 生产用设备、设施均应有"完好""已清洁"等可使用状态标志。

3. 生产过程中所有物料均应有明显的标示，防止混药、混批的发生。

4. 操作完毕应按 GMP 要求进行清场处理。

（二）质量评定

按照《中国药典》2020 年版（四部）软膏剂（乳膏剂）质量检查的有关规定，软膏剂需要进行如下方面的质量检查。

【外观】软膏剂（乳膏剂）应无酸败、异臭、变色、变硬等变质现象。乳膏剂不得有油水分离及胀气现象。

【粒度】除另有规定外，混悬型软膏剂、含饮片细粉的软膏剂照下述方法检查，应符合规定。

检查法　取供试品适量，置于载玻片上涂成薄层，薄层面积相当于盖玻片面积，共涂 3 片，照粒度和粒度分布测定法（通则 0982 第一法）测定，均不得检出大于 180μm 的粒子。

【装量】照最低装量检查法（通则 0942）检查，应符合规定。

【无菌】用于烧伤［除程度较轻的烧伤（Ⅰ°或浅Ⅱ°外）］或严重创伤的软膏剂与乳膏剂，照无菌检查法（通则 1101）检查，应符合规定。

【微生物限度】除另有规定外，照非无菌产品微生物限度检查法检查：微生物计数法（通则 1105）和控制菌检查法（通则 1106）及非无菌药品微生物限度标准（通则 1107）检查，应符合规定。

四、实例解析

红色正金软膏

【处方】薄荷脑 150g　薄荷油 100g　肉桂油 30g　樟脑 50g　樟油 50g　桉油 60g　丁香罗勒油 30g

【制法】以上七味，取桉油、樟油、肉桂油与适量浓氨溶液混匀；加热回流 8 小时，放冷，加入薄荷脑、樟脑、薄荷油、丁香罗勒油，混合，过滤，备用；将适量石蜡、地蜡、黄凡士林加热熔融，过滤，放冷至 80～90℃加入上述混合物，混匀，制成 1000g，即得。

【性状】本品为棕红色软膏；气芳香。

【功能与主治】祛风、兴奋，局部止痒、止痛。用于中暑、头晕，伤风鼻塞，虫咬、蚊叮。

【用法与用量】外用，涂于患处。

【规格】每盒装　（1）3g　（2）4g

【贮藏】密封，置阴凉处。

【处方工艺分析】本制剂采用熔合法制备，先将基质加热熔化，再将药物分次逐渐加入，边加边搅拌，直至冷凝。制备时，熔点较高的基质石蜡、地蜡应先加热熔融，熔点较低的基质黄凡士林随后加入融化。

【制备过程注意事项】处方中含有挥发性饮片，应待基质降至40℃左右，再将药物与基质混合均匀。

实训十二　软膏剂的制备

一、实训目的

1. 能熟练运用研合法进行软膏剂的制备。
2. 能对软膏剂的质量作出评价。
3. 能按清场规程进行清场工作。

二、实训条件

1. 实训场地　实验室、实训车间。

2. 实训仪器与设备　乳钵、分析天平等。

3. 实训材料　老鹳草等。

三、实训内容和步骤

（一）实训内容

老鹳草软膏

【处方】老鹳草 1000g

（二）实训步骤

【制法】取老鹳草，加水煎煮二次，每次 1 小时，煎液滤过，滤液合并，浓缩至相对密度为 1.05～1.10（80～85℃），加等量的乙醇使沉淀，静置，滤取上清液，浓缩至适量，加入羟苯乙酯 0.3g、羊毛脂 50g 与凡士林适量，混匀，制成1000g，即得。

【检查】

外观　本品为黄棕色的澄清液体，气香，味微甜、微辛。

装量　按照《中国药典》2020 年版（四部）最低装量检查法检查，应符合规定。

四、实训考核

软膏剂实训操作技能评定考核的具体内容见表 2 - 48。

表 2-48　软膏剂实训操作技能评定考核表

班级：　　　　　　　　　　　姓名：　　　　　　　　　　学号：

考核内容		实训考核点	分值	实得分
准备工作（分值10%）		着装及个人卫生符合规定	5	
		正确选用操作设备	2	
		检查确认操作仪器和设备性能良好	3	
操作（分值60%）	备料	称量准确	10	
		操作规范	5	
		会操作配制设备	5	
	制软膏	药物与基质混合均匀	5	
		配制量准确	10	
	灌装	会操作灌装设备	5	
		分装操作正确，装量精确	10	
	外包装	会操作外包装设备，能完成任务	10	
清场（分值10%）		场地、仪器和设备清洁	5	
		清场记录填写准确完整	5	
操作记录（分值10%）		记录填写准确完整	5	
		质量符合标准规定	5	
其他（分值10%）		正确回答考核人员提出的问题	10	
合计			100	

考核教师：　　　　　　　　　　　　　　　　　　考核时间：　　年　　月　　日

自测题

目标检测

一、单项选择题

1. 原料药物与油脂性或水溶性基质混合制成的均匀的半固体外用制剂，称为（　　）。
   A. 凝胶剂　　　　B. 涂膜剂　　　　C. 软膏剂　　　　D. 硬膏剂

2. 原料药物溶解或分散于乳状液型基质中形成的均匀半固体制剂，称为（　　）。
   A. 乳膏剂　　　　B. 软膏剂　　　　C. 涂膜剂　　　　D. 硬膏剂

3. 软膏剂质量要求不正确的是（　　）。
   A. 软膏中药物必须和软膏基质互溶
   B. 无不良刺激性
   C. 软膏剂的稠度应适宜，易于涂布
   D. 色泽一致，质地均匀，无粗糙感，无污物

4. 以凡士林作为基质的软膏剂，加入羊毛脂的目的是（　　）。
   A. 促进药物吸收　　　　　　　　B. 改善基质稠度
   C. 增加基质的吸水性　　　　　　D. 调节 HLB 值

5. 关于软膏剂基质的错误叙述为（　　　）。
    A. 稠度适宜，易于涂布
    B. 基质不仅是软膏的赋形剂，也是药物的载体
    C. 易于清洗，不污染衣物
    D. 对软膏剂的质量、药物释放、吸收无影响

二、多项选择题

1. 软膏剂可用于（　　　）等情况。
    A. 慢性皮肤病　　　　　　　　　B. 对皮肤起保护、润滑作用
    C. 损伤出血　　　　　　　　　　D. 对皮肤起局部治疗作用
    E. 对风湿疾病起治疗作用
2. 软膏基质分为（　　　）。
    A. 油脂性基质　　　　　　　　　B. 混悬型基质
    C. 水溶性基质　　　　　　　　　D. 固体基质
    E. 气体基质
3. 用于（　　　）的软膏剂（乳膏剂）需做无菌检查。
    A. 烧伤〔除程度较轻的烧伤Ⅰ°或浅Ⅱ°〕
    B. 皮肤瘙痒
    C. 湿疹
    D. 严重创伤
    E. 荨麻疹
4. 乳膏剂基质的三个组成部分是（　　　）。
    A. 水相　　　　　B. 油相　　　　　C. 乳化剂　　　　　D. 防腐剂
    E. 药物
5. 软膏剂的制法有（　　　）。
    A. 搓捏法　　　　B. 混合法　　　　C. 熔合法　　　　D. 煎煮法
    E. 研合法

任务七　贴膏剂的制备

PPT

岗位情景模拟

情景描述　贴膏剂是中药外用的一种重要途径。贴膏剂分为橡皮贴膏和凝胶贴膏两类。请根据麝香镇痛膏的处方及适用范围，为其选择合适的制备工艺流程。

分析　1. 橡皮贴膏和凝胶贴膏分别有什么特点？
　　　　2. 制备贴膏剂的工艺流程是什么？

一、认识贴膏剂

贴膏剂是指将原料药物与适宜的基质制成膏状物，涂布于背衬材料上供皮肤贴敷，可产生全身性或局部作用的薄片状制剂。贴膏剂包括橡胶贴膏和凝胶贴膏。

（一）橡胶贴膏

你知道吗

橡胶贴膏的发展

橡胶贴膏的产生源自于18世纪氧化锌橡皮膏。二战后，欧美和日本药品研发生产企业将药物加入橡皮膏的胶浆中，制出含药橡胶贴膏。我国橡胶贴膏是19世纪60年代在膏药应用基础上，引进橡胶贴膏技术发展而成。但目前大部分中药橡胶贴膏仍采用橡胶和松香，难以克服对皮肤的过敏性，且其含药量少，难于控制到最佳水平，这些都制约着橡胶贴膏的发展。

1. 橡胶贴膏 指原料药物与橡胶等基质混匀后，涂布于背衬材料上制成的贴膏剂（图2-55）。

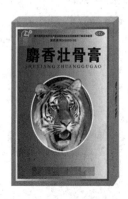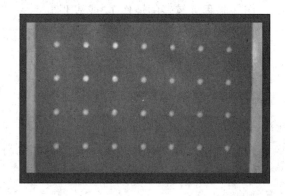

图2-55 橡胶贴膏

2. 橡胶贴膏的特点 橡胶贴膏不预热可直接贴于皮肤，黏着力强，不污染衣物；可保护伤口，防治皲裂；但橡胶贴膏膏料层较薄，容纳药物量少，药效维持时间较短。

3. 橡胶贴膏的组成 橡胶贴膏由背衬材料、膏料层、膏面覆盖物三部分组成。

（1）背衬材料常用漂白细布，也可用聚乙烯、软聚乙烯片。

（2）膏料层由药物、基质及其他辅料组成。

橡胶主要基质，常用生橡胶及热可塑性橡胶。

增黏剂增加膏体黏性，常用松香。

软化剂使生胶软化，增加可塑性、耐寒性和黏性，常用凡士林、羊毛脂。

填充剂增加黏性，减少刺激，具有缓和的收敛作用，常用氧化锌。

（3）膏面覆盖物常用塑料薄膜、硬质纱布或玻璃纸。

（二）凝胶贴膏

凝胶贴膏的发展

凝胶贴膏（原巴布膏剂或凝胶膏剂）在早期称为泥罨剂，一般是将麦片等谷物与水、乳、蜡等混合成泥状，使用时涂布在纱布上，贴于患处，也称为泥状巴布剂；随着医药化学工业的发展，新型高分子材料的出现，凝胶贴膏的基质组成更科学，给药剂量更准确；凝胶贴膏特别适用于中药浸膏制剂，如芳香凝胶贴膏具有芳香治疗作用，贴于体表后产生轻松和兴奋作用。

1. 凝胶贴膏　指原料药物与适宜的亲水性基质混匀后，涂布于背衬材料上制成的贴膏剂（图2-56）。

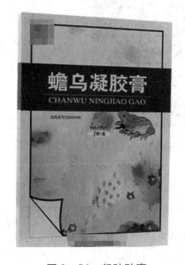

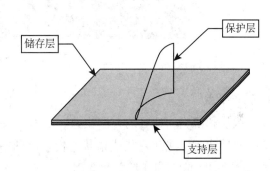

图2-56　凝胶贴膏　　　　　　　图2-57　凝胶贴膏的结构

2. 凝胶贴膏的特点　凝胶贴膏载药量大，保湿性强，与皮肤的相容性好，利于药物吸收；可以反复揭贴。

3. 凝胶贴膏的组成　凝胶贴膏由背衬材料、膏料层、保护层三部分组成（图2-57）。

（1）背衬材料常用漂白布或无纺布。

（2）膏料层由药物与基质组成。

黏合剂使凝胶贴膏产生黏性，常用聚丙烯酸钠、羧甲基纤维素钠、明胶。

填充剂帮助凝胶贴膏成型，常用氧化锌、微粉硅胶。

保湿剂保证凝胶贴膏含水量，常用甘油、丙二醇。

透皮促进剂促进药物吸收，常用氮酮、二甲基亚砜。

（3）膏面覆盖物常用塑料薄膜、硬质纱布或玻璃纸。

二、贴膏剂制备技术

（一）橡胶贴膏的制备技术

1. 橡胶贴膏制备工艺流程　药料提取→基质溶解混合→制膏料→摊涂膏料→回收溶剂→加衬→切割→包装与贮存。

2. 常用的设备　橡胶贴膏生产设备有切膏机、炼膏机、打膏机（打膏桶）、滤膏机、涂布机（图 2 −58）、橡胶贴膏切段机、盖塑机、切片机等。

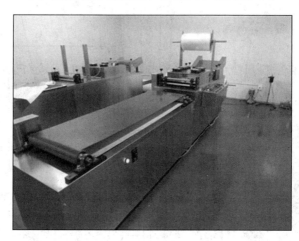

图 2 −58　橡胶贴膏涂布机

3. 制备要点

（1）饮片和溶剂用适宜的方法提取、浓缩、精制成适宜稠度的流浸膏或稠膏。

（2）取生橡胶切成薄片状或条状，投入汽油中，浸渍溶胀后搅拌使溶，分次加入软化剂、增黏剂、填充剂搅拌混匀备用。

（3）饮片提取物加入到基质中，搅匀，过滤，备用。

（4）调制好的膏料，放入装好布裱褙的涂膏机上进行涂膏。

（5）涂好膏料的膏布，进入溶剂回收装置，将溶剂回收，并自动卷成膏布卷。

（6）两条膏布胶面相对，中间夹一层硬质纱布或塑料薄膜，压在一起并卷成薄膜。

（7）加衬完成后用切段机切割成长方形块。

（8）切块合格的橡胶贴膏用塑料袋或纸袋包装，密封贮存。

（二）凝胶贴膏的制备技术

1. 凝胶贴膏制备工艺流程　药料制备→制膏料→涂布→压防粘层→切割→包装与贮存。

2. 常用设备　凝胶贴膏生产常用的设备主要有凝胶贴膏涂布切片机（图 2 −59）等。

3. 制备要点

（1）饮片、溶剂用适宜的方法提取、浓缩、精制成适宜稠度的药膏或将饮片粉碎

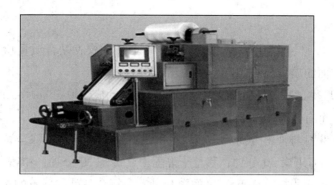

图 2 - 59　凝胶贴膏涂布切片机

成最细粉，备用。

（2）基质原料粉碎、过筛、混合后加温软化，加主药混合得药膏。

（3）将调制好的膏料，加温软化涂布于背衬材料上。

（4）采用层压的方法将膏层与防粘层复合。

（5）加衬完成后用切片机裁切切成符合规定的小片。

（6）切块合格的凝胶贴膏用适宜药包材包装。

三、贴膏剂的生产与质量控制

（一）生产过程质量控制

1. 橡胶贴膏生产过程质量控制

（1）生产环境要求洁净级别为 D 级，操作室内压力应大于室外压力，温度应控制在 18 ~ 26℃，相对湿度在 45% ~ 65%。

（2）在工艺员的指导下，依照生产指令完成以下工作。

①准确称量配料。

②可加入透皮促进剂、表面活性剂、保湿剂、防腐剂或抗氧剂等。

③涂布中若使用有机溶剂的，应注意检查残留溶剂。

④橡胶贴膏每片的长度和宽度，按中线部位测量，均不得小于标示尺寸。

⑤除另有规定外，应密封保存。

2. 凝胶贴膏生产过程质量控制

（1）饮片提取物应按各品种项下规定的方法进行提取。除另有规定外，易碎的芳香固体饮片应粉碎成最细粉或溶于适宜的溶剂中。

（2）凝胶贴膏每片的长度和宽度均不得少于标示量。

（3）膏面应光洁、厚薄均匀、色泽一致，无脱膏、失黏现象。布面应平整、洁净、无漏膏现象。盖衬的长度和宽度应与背衬一致。

（4）凝胶贴膏所用盖衬不得与药物或基质发生理化反应。

（5）凝胶贴膏应密封，置阴凉处贮藏。

（二）质量评定

1. 橡胶贴膏按照《中国药典》2020 年版（四部）橡胶贴膏质量检查的有关规定，需要进行如下方面的质量检查。

【含膏量】取供试品 2 片（每片面积大于 $35cm^2$ 的应切取 $35cm^2$），除去盖衬，精密称定，置于同一个有盖玻璃容器中，加适量有机溶剂（如三氯甲烷、乙醚等）浸渍，并时时振摇，待背衬与膏料分离后，将背衬取出，用上述溶剂洗涤至背衬无残附膏料，挥去溶剂，在 105℃ 干燥 30 分钟，移至干燥器中，冷却 30 分钟，精密称定，减失重量即为膏重，按标示面积换算成 $100cm^2$ 的含膏量，应符合各品种项下的规定。

【耐热性】除另有规定外，取供试品 2 片，除去盖衬，在 60℃ 加热 2 小时，放冷后，背衬应无渗油现象；膏面应有光泽，用手指触试应仍有黏性。

【黏附力】除另有规定外，橡胶贴膏照黏附力测定法（通则 0952 第二法）测定，应符合各品种项下的规定。

【微生物限度】除另有规定外，照非无菌产品微生物限度检查：微生物计数法（通则 1105）和控制菌检查法（通则 1106）及非无菌药品微生物限度标准（通则 1107）检查，应符合规定，每 $10cm^2$ 不得检出金黄色葡萄球菌和铜绿假单胞菌。

2. 凝胶贴膏按照《中国药典》2020 年版（四部）凝胶贴膏质量检查的有关规定，需要进行如下方面的质量检查。

【含膏量】取供试品 1 片，除去盖衬，精密称定，置烧杯中，加适量水，加热煮沸至背衬与膏体分离后，将背衬取出，用水洗涤至背衬无残留膏体，晾干，在 105℃ 干燥 30 分钟，移至干燥器中，冷却 30 分钟，精密称定，减失重量即为膏重，按标示面积换算成 $100cm^2$ 的含膏量，应符合各品种项下的规定。

【赋形性】取凝胶贴膏供试品 1 片，置 37℃、相对湿度 64% 的恒温恒湿箱中 30 分钟，取出，用夹子将供试品固定在一平整钢板上，钢板与水平面的倾斜角为 60°，放置 24 小时，膏面应无流淌现象。

【黏附力】除另有规定外，凝胶贴膏照黏附力测定法（通则 0952 第一法）测定，应附合各品种项下的规定。

【含量均匀度】除另有规定或来源于动、植物多组分且难以建立测定方法的，照含量均匀度检查法（通则 0941）测定，应符合规定。

【微生物限度】除另有规定外，照非无菌产品微生物限度检查：微生物计数法（通则 1105）和控制菌检查法（通则 1106）及非无菌药品微生物限度标准（通则 1107）检查，应符合规定。

四、实例解析

麝香镇痛膏

【处方】人工麝香 0.125g　生川乌 50g　水杨酸甲酯 50g　颠茄流浸膏 96g　辣椒 480g　红茴香根 200g　樟脑 140g

【制法】以上七味，人工麝香研成细粉，分别用乙醚适量和无水乙醇适量浸渍，倾取上清液，静置，滤过，滤液备用；辣椒、生川乌、红茴香根粉碎成粗粉，用90%乙醇作溶剂进行渗漉，收集漉液，待有效成分完全漉出，回收乙醇，浓缩成稠膏；另取橡胶410g、氧化锌440g、松香380g、凡士林80g、羊毛脂60g，搅匀，制成基质，再加入颠茄流浸膏、樟脑、水杨酸甲酯和上述滤液、稠膏，制成涂料。进行涂膏，切段，盖衬，切成小块，即得。

【性状】本品为淡棕色的片状橡胶膏，气芳香。

【功能与主治】散寒，活血，镇痛。用于风湿性关节痛、关节扭伤。

【用法与用量】贴患处。

【贮藏】密闭，避热。

【处方工艺分析】处方中生橡胶为主要基质；松香作为增黏剂增加膏体的黏性；氧化锌为填充剂，同时其能与松香酸生成锌盐，增加膏体与裱褙材料的黏附性，还能减弱松香酸对皮肤的刺激，还有缓和收敛的作用；凡士林和羊毛脂为软化剂，可使生胶软化，增加可塑性，增加胶浆的柔性和产品的耐寒性，改善胶浆的黏性。

【制备过程注意事项】制备时，生橡胶应先切成条状或薄片状，投入汽油中，浸渍溶胀后，搅拌使溶，分次加入氧化锌、松香、凡士林、羊毛脂搅拌混匀。

目标检测

自测题

一、单项选择题

1. 下列辅料在橡胶贴膏基质中可以起到软化剂作用的基质是（　　　）。

　　A. 橡胶　　　　　B. 凡士林　　　　　C. 氧化锌　　　　　D. 甘油

2. 下列辅料在橡胶贴膏基质中可以起到增黏剂的作用的基质是（　　　）。

　　A. 橡胶　　　　　B. 羊毛脂　　　　　C. 氧化锌　　　　　D. 松香

3. 下列辅料在凝胶贴膏基质中可以起到保湿剂作用的基质是（　　　）。

　　A. 明胶　　　　　B. 甘油　　　　　　C. 氧化锌　　　　　D. 氮酮

4. 热压法制备橡胶贴膏的填充剂常用（　　　）。

　　A. 氧化锌　　　　B. 锌钡白　　　　　C. 滑石粉　　　　　D. 微粉硅胶

5. 以下哪项不是凝胶贴膏的特点（　　　）。

　　A. 载药量小　　　　　　　　　B. 药物释放性能好

　　C. 与皮肤生物相容性好　　　　D. 使用方便

二、多项选择题

1. 橡胶贴膏主要由（　　　）组成。

　　A. 背衬材料　　B. 膏料层　　　　C. 保湿层　　　　D. 膏面覆盖物

　　E. 水化层

2. 橡胶贴膏的基质组成有（　　　）。

　　A. 橡胶　　　　B. 软化剂　　　　C. 增黏剂　　　　D. 保湿剂

E. 填充剂

3. 凝胶贴膏制备过程包括（　　）。

　　A. 涂布　　　　　B. 切割　　　　　C. 炼油　　　　　D. 制膏料

　　E. 压防粘层

4. 凝胶贴膏的膏面覆盖物常用（　　）。

　　A. 塑料薄膜　　　B. 硬质纱布　　　C. 蜡纸　　　　　D. 玻璃纸

　　E. 有光纸

5. 橡胶贴膏的质量检查项目有（　　）。

　　A. 含膏量　　　　B. 赋形性　　　　C. 耐热性　　　　D. 黏附力

　　E. 微生物限度

任务八　栓剂的制备

PPT

📋 **岗位情景模拟**

情景描述　中药汤剂一般不能被儿童接受，顺应性较差。通过剂型改造，中药汤剂可以改为栓剂，也能发挥全身作用。请为双黄连栓设计制备工艺流程。

分析　1. 栓剂有什么特点？

　　　　2. 栓剂的制备流程都有哪些？

一、认识栓剂

栓剂是原料药物与适宜基质制成供腔道给药的固体制剂，亦称"坐药"或"塞药"。栓剂因施用腔道的不同，分为直肠栓、阴道栓和尿道栓。目前，应用较普遍的是直肠栓和阴道栓两种，见表 2-49。

表 2-49　栓剂的类型

栓剂类型	外形	外形示意图	举例
直肠栓	有鱼雷形、圆锥形或圆柱形等，其中以鱼雷形为最好，因括约肌收缩容易压入直肠内		甘油栓 野菊花栓 银翘双解栓
阴道栓	有鸭嘴形、球形或卵形等，其中以鸭嘴形较好，因相同重量的栓剂，鸭嘴形的表面积较大		保妇康栓 治糜康栓 消糜栓
尿道栓	有男女之分，一般为棒状		前列地尔尿道栓

栓剂给药有局部作用和全身作用两种。

一种是在腔道起局部作用，通常将润滑剂、收敛剂、局部麻醉剂、甾体、激素以及抗菌药物制成栓剂，可在局部起通便、止痛、止痒、抗菌消炎等作用，如用于通便的甘油栓和用于治疗阴道炎的复方蛇床子栓等。

一种是由直肠吸收进入血循环而达到全身治疗作用。直肠吸收药物有 3 条途径：①不通过门肝系统，塞入距肛门 2cm 处，药物经中下直肠静脉进入下腔静脉，绕过肝脏直接进入血循环；②通过门肝系统，塞入距肛门 6cm 处，药物经上直肠静脉入门静脉，经肝脏代谢后，再进入血循环；③药物经直肠黏膜进入淋巴系统，其吸收情况类似于经血液的吸收。

与口服制剂比较，全身作用的栓剂有如表 2-50 所示的一些特点。

表 2-50　全身作用栓剂的特点

优点	缺点
不受胃肠道 pH 和酶的破坏而失活；避免刺激性药物对胃肠的刺激；减少肝脏对药物的首过作用；减少药物对肝脏的毒性作用；不能口服或不愿吞服药物的患者，尤其是婴儿和儿童可用此法给药；伴有呕吐的患者	传统观念不易接受，生产成本高，生产效率低；使用不如口服方便

你知道吗

栓剂药物吸收途径

栓剂纳入肛门的深度愈靠近直肠下部，栓剂所含药物在吸收时不经肝脏的量亦愈多，其部位应在距肛门 2cm 处。据报道，一般由直肠给药有 50% ~70% 不经肝脏而直接进入大循环。对于阴道附近的血管，几乎均与大循环相连，所以施入阴道的药物吸收速度也比较快，且因不经肝脏而作用也较强。

栓剂制备中除主药外最重要的成分是基质。栓剂基质既赋予药物形状，又影响药物的疗效。优良的基质应具备：室温时应有适当的硬度，当塞入腔道时不变形、不碎裂，在体温下易软化、熔化或溶解；不与主药起反应，不影响主药的含量测定；对黏膜无刺激性、无毒性、无过敏性；理化性质稳定，不影响生物利用度等。常见的栓剂基质见表 2-51。

表 2-51　常见的栓剂基质

类型	常见品种	性质特点
油脂性基质	可可豆脂	能与多种药物配伍使用，熔点为 30~34℃，加热至 25℃时即开始软化，在体温时能迅速熔化，对黏膜无刺激性，是较好的栓剂基质。为同质多晶物，有 α、β 和 γ 三种晶型。α 和 γ 两种晶型不稳定，熔点分别为 22℃和 18℃，β 型稳定，熔点为 34℃，三者可因温度不同而转变，最后转化为 β 型
	半合成脂肪酸甘油酯类	具有适宜的熔点，不易酸败，为目前取代天然油脂的较理想的栓剂基质。包括椰油脂、山苍子油脂及棕榈酸酯
	合成脂肪酸酯	为乳白色或微黄色蜡状固体，略有脂肪臭，遇热水可膨胀，熔点为 36~38℃，对腔道黏膜无明显刺激性
	甘油明胶	在体温时不熔化，但塞入腔道后可缓慢溶于分泌液体中释放药物。作用和缓持久，溶出速度可随水、明胶、甘油比例改变。本品常用作阴道栓剂的基质

续表

类型	常见品种	性质特点
水溶性与亲水性基质	聚乙二醇类（PEG）	本身并无生理作用，遇体温不熔化，可缓缓溶于体液中释放药物。但吸湿性较强，受潮后易变形
	非离子型表面活性剂类	包括聚山梨酯（吐温）-61（可与多数药物配伍，且无毒性、无刺激性，贮藏时亦不易变质）、聚氧乙烯-40（单硬脂酸酯类商品代号"S-40"，为表面活性剂类基质）、泊洛沙姆（是聚氧乙烯、聚氧丙烯的聚合物，为表面活性剂类基质，较常用的型号为188型，能促进药物的吸收）

二、栓剂制备技术

栓剂的制备主要有热熔法与冷压法，搓捏法现已不常用。油脂性基质两法都可采用，而水溶性或亲水性基质多采用热熔法。

（一）热熔法

在栓剂制备中应用较广泛，工厂生产采用机械自动化操作来完成。适用于油脂性和水溶性基质的栓剂。

1. 热熔法制备栓剂工艺流程 备料→熔融→注模→冷却→推出→包装与贮存。

2. 栓剂制备的常用设备 小量制备的设备如图2-60、2-61。大量生产可采用自动化制栓机，见图2-62。

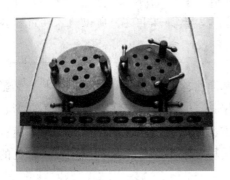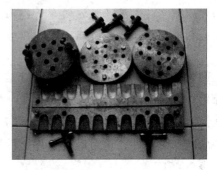

图2-60 圆锥形及扁鸭嘴形栓剂栓模

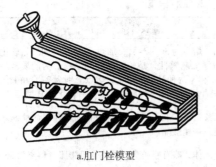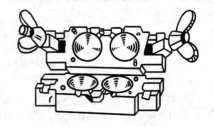

a.肛门栓模型　　　　　　　　　　b.阴道栓模型

图2-61 栓剂模型

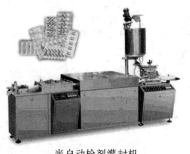
半自动栓剂灌封机

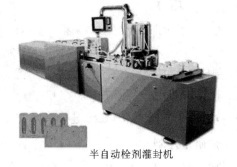
半自动栓剂灌封机

图 2 – 62 栓剂大量生产设备

3. 热熔法制备栓剂要点

（1）供制栓剂用的固体药物，除另有规定外，应预先用适宜方法制成细粉或最细粉。必要时，可加入表面活性剂使药物易于释放和被机体吸收。

（2）采用可可豆脂作基质时应缓缓升温，加热待熔化 2/3 后，停止加热，让余热使其全部熔化。有些药物如樟脑、薄荷脑等使可可豆脂熔点下降，若加入 3% ~6% 的蜂蜡或 20% ~28% 的鲸蜡可提高其熔点。

（3）灌注应连续，倾入栓模中至稍溢出模口为度，以保证栓剂剂量准确。

（4）必须要冷却后才能开栓模，否则栓剂不能成型。

（二）冷压法

先将药物与基质锉末置于容器内混合均匀，然后装入制栓模型机内压成一定形状的栓剂。适宜于油脂性基质的栓剂。机压模型成型者较美观。此法避免了加热对药物与基质稳定性的影响，不溶性药物亦不会在基质中沉降，但易夹带空气，对基质和主药起氧化作用。

你知道吗

栓剂模孔所用的润滑剂

栓剂模孔所用的润滑剂常有两类。

油脂性基质的栓剂，常用软肥皂、甘油各 1 份与 90% 乙醇 5 份制成的醇溶液（肥皂醑）。

水溶性或亲水性基质的栓剂，则用油类润滑剂，如液状石蜡、植物油等。

三、栓剂的生产与质量控制

（一）生产过程质量控制

1. 栓剂成型操作室要求洁净度达 D 级。洁净区的区域温度 18 ~26℃；相对湿度 45% ~65%；照度 300lx；压差：洁净级别不同的相邻房间之间的静压差 >5Pa；与室外

大气的静压差 >10Pa。

2. 配料时要控制好温度和转速，实际最高转速以不将药液溅出为宜。至目测色泽均匀一致后，调整栓液至一定温度，恒温搅拌备用。

3. 制栓时要求设置好栓模温度、灌注温度、冷却温度。

4. 生产过程中的物料应有标示。

5. 操作完毕应按 GMP 要求进行清场处理。

（二）质量控制

按照《中国药典》2020 年版（四部）栓剂质量检查的有关规定，栓剂需要进行如下方面的质量检查。

【外观】 应完整光滑，有适宜的硬度，无裂缝，不变形，不起霜，不变色。

【重量差异】 照下述方法检查，应符合规定。

检查法　取供试品 10 粒，精密称定总重量，求得平均粒重后，再分别精密称定每粒的重量。每粒重量与平均粒重相比较（有标示粒重的中药栓剂，每粒重量应与标示粒重比较），按表 2 - 52 中的规定，超出重量差异限度的不得多于 1 粒，并不得超出限度 1 倍。

表 2 - 52　栓剂的装量差异限度

平均粒重或标示粒重	重量差异限度
1.0g 及 1.0g 以下	±10%
1.0g 以上至 3.0g	±7.5%
3.0g 以上	±5%

凡规定检查含量均匀度的栓剂，一般不再进行重量差异检查。

【融变时限】 除另有规定外，照融变时限检查法（通则 0922）检查，应符合规定。

【微生物限度】 除另有规定外，照非无菌产品微生物限度检查：微生物计数法（通则 1105）和控制菌检查法（通则 1106）及非无菌药品微生物限度标准（通则 1107）检查，应符合规定。

四、实例分析

双黄连栓

【处方】 金银花 2500g　黄芩 2500g　连翘 5000g

【制法】 以上三味，黄芩加水煎煮三次，第一次 2 小时，第二、三次各 1 小时，合并煎液，滤过，滤液浓缩至相对密度为 1.03 ~ 1.08（80℃），在 80℃ 时加 2mol/L 盐酸溶液，调节 pH 至 1.0 ~ 2.0，保温 1 小时，静置 24 小时，滤过，沉淀物加 6 ~ 8 倍量水，用 40% 氢氧化钠溶液调节 pH 至 7.0 ~ 7.5，加等量乙醇，搅拌使溶解，滤过。滤液用 2mol/L 盐酸溶液调节 pH 至 2.0，60℃ 保温 30 分钟，静置 12 小时，滤过，沉淀用水洗至 pH 5.0，继续用 70% 乙醇洗至 pH 7.0。沉淀物加水适量，用 40% 氢氧化钠溶液调节 pH 至 7.0 ~ 7.5，搅拌使溶解，备用。金银花、连翘加水煎煮二次，每次 1.5 小时，合并煎液，滤过，滤液浓缩至相对密度为 1.20 ~ 1.25（70 ~ 80℃）的清膏，冷至

40℃时搅拌下缓慢加入乙醇，使含醇量达75%，静置12小时，滤取上清液，回收乙醇，浓缩液再加乙醇使含醇量达85%，充分搅拌，静置12小时，滤取上清液，回收乙醇至无醇味。加上述黄芩提取物水溶液，搅匀，并调节pH至7.0~7.5，减压浓缩成稠膏，低温干燥，粉碎。另取半合成脂肪酸酯780g，加热熔化，温度保持在40℃±2℃，加入上述干膏粉，混匀，浇模，制成1000粒，即得。

【性状】　本品为棕色或深棕色的栓剂。

【功能与主治】　疏风解表，清热解毒。用于外感风热所致的感冒，症见发热、咳嗽、咽痛；上呼吸道感染、肺炎见上述症候者。

【用法与用量】　直肠给药，小儿一次1粒，一日2~3次。

【规格】　每粒重1.5g

【贮藏】　密闭，置阴凉干燥处。

【处方工艺分析】　金银花、黄芩和连翘三味饮片水提取制成干浸膏粉，然后直接与已熔化的油脂性基质混匀。另外，也可将饮片水提浓缩液，直接与熔化的水溶性基质混合；或加入少量水制成浓缩液后再用适量羊毛脂吸收，与油脂性基质混合均匀。

野菊花栓

【处方】　野菊花10000g

【制法】　取野菊花加水煎煮三次，第一次2小时，第二次1小时，第三次40分钟，合并煎液，滤过，滤液浓缩至相对密度为1.10（50~60℃）的清膏，加乙醇使含醇量为60%，静置，取上清液，回收乙醇并浓缩至相对密度为1.17（50℃）的清膏，再加乙醇使含醇量为80%，静置，取上清液，回收乙醇并浓缩成稠膏（约800g）。取混合脂肪酸甘油酯1380g，加热使熔化，保温（40℃±2℃）备用。将60%乙醇300g加入野菊花稠膏中，搅拌均匀，再加入保温的基质中，搅匀，灌入栓剂模中；或取聚乙二醇1600g，加热使熔化，加入野菊花稠膏，随加随搅拌，搅匀，倾入涂有润滑剂的栓剂模中，制成1000粒，即得。

【性状】　本品为棕色至深棕色鱼雷形栓剂。

【功能与主治】　抗菌消炎。用于前列腺炎及慢性盆腔炎等疾病。

【用法与用量】　肛门给药。一次1粒，一日1~2次；或遵医嘱。

【规格】　每粒重2.4g。

【贮藏】　（1）基质为混合脂肪酸甘油酯的栓剂：密闭，在20℃以下保存。

（2）基质为聚乙二醇的栓剂：密闭，在30℃以下保存。

实训十三　栓剂的制备

一、实训目的

1. 能熟练运用热熔法进行栓剂的制备。

2. 学会对栓剂的质量作出评价。

3. 能按清场规程进行清场工作。

二、实训条件

1. 实训场地 实验室、实训车间。

2. 实训仪器与设备 烧杯（500ml）、玻璃棒、水浴锅、分析天平、栓剂模具等。

3. 实训材料 95%乙醇、纯化水、莪术油、冰片、硬脂酸聚烃氧（40）酯、聚乙二醇4000、聚乙二醇200、月桂氮䓬酮等。

三、实训内容和步骤

（一）实训内容

保妇康栓

【处方】莪术油82g 冰片75g

（二）实训步骤

【制法】以上二味，加入适量乙醇中，搅拌使溶解，另取硬脂酸聚烃氧（40）酯1235g和聚乙二醇4000 200g，加热使熔化，加入聚乙二醇200 120g和月桂氮䓬酮17.5g，搅匀，加入上述药液，搅匀，灌入栓模中，冷却后取出，制成1000粒，即得。

【检查】

1. 外观 本品呈乳白色、乳黄色或棕黄色的子弹形。

2. 规格 每粒重1.74g。

四、实训考核

栓剂实训操作技能评定考核的具体内容见表2-53。

表2-53 栓剂实训操作技能评定考核表

班级：　　　　　　　　姓名：　　　　　　　　学号：

考核内容		实训考核点	分值	实得分
准备工作（分值10%）		着装及个人卫生符合规定	4	
		正确选用栓剂模具	3	
		检查确认操作仪器和设备性能良好	3	
操作（分值60%）	药品称取	数量准确	5	
		操作规范	5	
	模具处理	涂润滑剂的量合适	5	
		熔化基质操作熟练、正确	5	
		药物处理正确	5	
		药物与基质混合均匀	5	
	栓剂制备	灌注连续	10	
		做到稍微溢出模口	10	
		冷却、削平操作正确	5	
		脱模操作正确	5	

续表

考核内容	实训考核点	分值	实得分
清场（分值10%）	场地、仪器和设备清洁	5	
	清场记录填写准确完整	5	
操作记录（分值10%）	记录填写准确完整	5	
	质量标准符合规定	5	
其他（分值10%）	正确回答考核人员提出的问题	10	
合计		100	

考核教师：　　　　　　　　　　　　考核时间：　　年　　月　　日

目标检测

自测题

一、单项选择题

1. 栓剂制备中，栓模孔内涂液状石蜡润滑剂适用于（　　　）基质。
   A. 甘油明胶　　　　　　　　　　　B. 可可豆脂
   C. 半合成椰子油脂　　　　　　　　D. 半合成脂肪酸甘油酯

2. 关于栓剂包装材料和贮藏叙述错误的是（　　　）。
   A. 栓剂应于0℃以下贮藏
   B. 栓剂应于干燥处30℃以下贮藏
   C. 甘油明胶栓及聚乙二醇栓可室温阴凉处贮存
   D. 甘油明胶栓及聚乙二醇栓宜密闭于容器中以免吸湿

3. 下列关于栓剂错误的叙述是（　　　）。
   A. 栓剂为人体腔道给药的半固体制剂
   B. 栓剂通过直肠给药途径发挥全身治疗作用
   C. 正确的使用栓剂，可减少肝脏对药物的首过效应
   D. 药物与基质应混合均匀，外形应完整光滑，无刺激性

4. 以下关于全身作用的栓剂作用特点的错误叙述是（　　　）。
   A. 药物不受胃肠pH或酶的破坏
   B. 栓剂的作用时间一般比口服片剂作用时间长
   C. 药物直接从直肠吸收比口服受干扰少
   D. 栓剂插入肛门深部，可完全避免肝脏对药物的首过效应

5. 下列关于栓剂的概念正确的叙述是（　　　）。
   A. 栓剂系指药物与适宜基质制成的具有一定形状的供口服给药的固体制剂
   B. 栓剂系指药物与适宜基质制成的具有一定形状的供人体腔道给药的固体制剂
   C. 栓剂系指药物与适宜基质制成的具有一定形状的供人体腔道给药的半固体制剂

D. 栓剂系指药物制成的具有一定形状的供人体腔道给药的固体制剂

二、多项选择题

1. 下列关于栓剂的叙述正确的是（　　　）。
   A. 栓剂系指药物与适宜基质制成的具有一定形状的供人体腔道给药的半固体制剂
   B. 栓剂在常温下为固体，塞入腔道后，在体温下能迅速软化、熔融或溶解于分泌液
   C. 栓剂的形状因使用腔道不同而异
   D. 目前，常用的栓剂有直肠栓和阴道栓
   E. 肛门栓的形状有球形、卵形、鸭嘴形等

2. 既可作软膏基质又可作栓剂基质的是（　　　）。
   A. 凡士林　　　　B. 氢化椰子油　　　　C. PEG　　　　D. 甘油明胶
   E. 可可豆脂

3. 关于直肠给药栓剂的正确表述有（　　　）。
   A. 对胃有刺激性的药物可直肠给药
   B. 药物的吸收只有一条途径
   C. 药物的吸收比口服干扰因素少
   D. 既可以产生局部作用，也可以产生全身作用
   E. 栓剂是以速释为目的的直肠制剂

4. 水溶性或亲水性基质的栓剂，常用的润滑剂有（　　　）。
   A. 水　　　　B. 甘油　　　　C. 75%乙醇　　　　D. 植物油
   E. 液状石蜡

5. 除另有规定外，栓剂应进行（　　　）项目检查。
   A. 重量差异　　　B. 融变时限　　　C. 微生物限度　　　D. 水分
   E. 溶散时限

书网融合……

 微课　　　 划重点

项目三 中药液体制剂制备技术

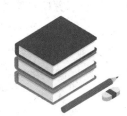

学习目标

知识要求

1. **掌握** 汤剂、合剂（口服液）、酒剂与酊剂、煎膏剂、糖浆剂和中药注射剂的剂型识别与分类、制备方法、质量评定。

2. **熟悉** 中药液体制剂剂型特点、提取技术、分离纯化技术、浓缩技术、配液操作。

3. **了解** 生产原理、常见问题及处理方法、设备故障处理。

能力要求

1. 能正确进行提取、分离纯化、浓缩、配液，按工艺规程进行生产、正确评价质量。

2. 能正确选择附加剂、使用常见设备、对不合格品进行分析。

任务一 汤剂的制备

岗位情景模拟

PPT

情景描述 近年来，大家越来越重视传统中药的应用，汤剂由于具有"辨证施治，随证加减"的优点，在中医临床实践中备受青睐。为此，某连锁药房将中药代煎作为一项对顾客的免费服务内容。如果你是中药煎煮工，你将如何进行煎煮呢？

分析 1. 你将如何向顾客介绍汤剂煎煮的过程和方法呢？

2. 你将如何将进行特殊饮片的处理？

一、认识汤剂

汤剂（图3-1）是饮片用水煎煮或用沸水浸泡，去渣取汁后制成的液体制剂，亦称"汤液"，供内服或外用。汤剂是我国最早使用的有效剂型，也是目前中医临床使用数量最多的剂型。汤剂适应中医的辨证施治，随证加减的原则。汤剂具有制备简单易行、吸收快、能迅速发挥药效的特点。汤剂按制法分有煮剂、煎剂、沸汤泡药，按用途分有内服汤剂和外用汤剂（包括含漱、洗浴和熏蒸）。

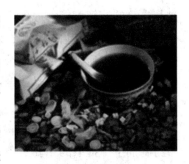

图3-1 汤剂

汤剂的特点 汤剂是饮片加水煎煮一定时间后，去渣取汁制成液体剂型，主要供内服，少数外用多作洗浴、熏蒸、含漱用。它是我国应用最早、最广泛的一种剂型，在防治疾病中发挥了很大作用，现仍为中医临床应用的重要剂型之一。据不完全统计，中医门诊处方中应用汤剂约占50%。汤剂主要的优点是：①能适应中医辨证论治的需要，其中处方组成用量可以根据病情变化，适当加减，灵活应用；②汤剂常为复方，有利于充分发挥中药治疗的多效性和综合性；③汤剂为液体制剂，吸收快，能迅速发挥药效；④以水为溶剂，无溶剂的刺激性及副作用；⑤制备简便易行。

但是汤剂也存在一些不足之处：①药液体积较大、味苦，服用、携带不方便；②多系依据医生处方临时配制应用，不宜大量制备，也不利于及时抢救危重患者；③易发霉、发酵，不能久贮。因此，近年来对汤剂进行了有效的剂型改革，例如中药合剂、颗粒剂、口服液等，都是在尽量保留汤剂优点、克服其缺点的基础上发展起来的中药现代剂型。

二、提取技术

提取技术是中药制剂生产中最重要、最基本的操作技术之一。中药制剂除少数剂型、品种以原生药粉入药外，绝大多数中药制剂都需要通过提取得到药用成分，减少服用量，提高疗效，更好地达到中药制剂生产的要求。

（一）原料药物组成成分

提取是用适宜的溶剂和方法将药用成分从中药原料中提出的操作。如，从红豆杉中提取抗癌成分紫杉醇，从青蒿中提取青蒿素，从银杏叶中提取总黄酮和银杏内酯等。

中药原料药物中的化学成分极其复杂，有一部分化学成分具有一定的生理活性，能起主要治疗作用，为单体化合物，能用分子式或结构式表示，具有一定的物理常数，对这一类化学成分我们统称为有效成分，如青蒿素、盐酸小檗碱、洋地黄毒苷等。

在实际的提取操作中，得到的不仅仅是单一的有效成分，而是含有多种有效成分的混合物，如总生物碱、总黄酮、总皂苷等，我们称这一类化学成分为"有效部位"。在原料药物中，还有一些化学成分，本身无特殊疗效，但能增强或缓和有效成分的作用，或有利于有效成分的提取，或能增强制剂的稳定性，此类化学成分我们称为辅助成分，如大黄中所含鞣质能缓和大黄的泻下作用、黄连流浸膏中的盐酸小檗碱含量超过其自身的溶解度等。原料药物中普遍存在如蛋白质、淀粉、鞣质、黏液质等化学成分，它们不仅没有治疗作用，相反还会影响提取的效率、制剂的稳定性以及外观和药效，如黄芩中所含的酶类能分解黄芩苷、鞣质会造成注射液产生沉淀或浑浊，甚至还会导致注射疼痛等，这类化学成分称为无效成分。原料药物中的细胞、纤维素、栓皮等不溶性物质称为组织物质。

中药制剂生产中，通常将有效成分、有效部位和辅助成分统称为药用成分，它是中药制剂生产提取的主要对象，而无效成分与组织物质则应尽量除去使其不含于制剂成品中。

（二）提取溶剂

用于原料药物提取的液体称提取溶剂。提取溶剂要能最大限度地溶解有效成分，无药理作用，不与药用成分发生反应，不影响药效的发挥，价廉易得。正确选择提取溶剂，不仅可以提高提取效率，还能保证制剂安全、有效、稳定，同时提高生产企业的经济效益。在实际生产中选择的原则是基于上述要求，根据原料药物的性质与各成分的特性、医疗要求，通过试验选定适宜的提取溶剂。常用提取溶剂性质与特点，见表 3 - 1。

表 3 - 1 常用提取溶剂溶解性质与特点

种类	性质	特点
水	极性溶剂，能溶解生物碱盐类、苷类、有机酸、糖类、苦味质、多糖类（果胶、黏液质、淀粉等）、酶类等	溶解范围广，价廉易得，无药理作用，使用安全；选择性差，提取液滤过困难，成品色泽不佳，容易生霉，不利于贮存，某些药用成分易发生水解或分解等（如苷类）
乙醇	半极性溶剂，能溶解极性较大的生物碱盐类、苷类、糖、苦味质等，也能溶解生物碱、挥发油、树脂、内酯、芳烃及少量脂肪油等	选择性强，提取液澄明度好，比热小，易浓缩，成分不易发生分解或水解，调节浓度改变溶解范围；有一定的药理作用，价格较贵，易挥发、燃烧，在生产时应注意安全防护
酒	黄酒：含醇量 12% ~ 15%（ml/ml）白酒：含醇量 50% ~ 70%（ml/ml）溶解范围和同浓度的乙醇相似	主要用于制备药酒。黄酒多用于制备滋补性药酒和作矫味剂；白酒多用于制备祛风活络、止痛散瘀的药酒
有机溶剂	主要用于分离精制	选择性强。多数易燃易挥发，有毒

提取操作中，往往在提取溶剂中加入一些物质，以提高提取效率，增加提取成分的溶解度和稳定性，除去或减少提取液杂质，我们称这类物质为提取辅助剂。常用的提取辅助剂有酸、碱及表面活性剂等，见表 3 - 2。在中药制剂生产中一般只用于单味原料药物的提取，对复方制剂的提取较少应用。

表 3 - 2 常用提取辅助剂

分类	品种	目的
酸	盐酸、硫酸、醋酸、酒石酸、枸橼酸等	促进生物碱的提取，对很多生物碱有稳定作用；并能使部分杂质沉淀，除去酸不溶性杂质等
碱	氨水、碳酸钙、碳酸钠、氢氧化钙、氢氧化钠等。以氨水最为常用	能提高皂苷、有机酸、黄酮、蒽醌、内酯、酚类等成分的提取效率，增加稳定性，并能除去碱不溶性杂质
表面活性剂	非离子型表面活性剂，如聚山梨酯80、聚山梨酯20等	增加原料药物的润湿性以提高提取溶剂的提取效率。但提取液的杂质较多，对生产工艺、制剂的稳定性及疗效有一定的影响
甘油	化学名为丙三醇	鞣质的良好溶剂，可作鞣质和酚性成分的稳定剂

（三）提取过程

1. 提取原理 提取过程是溶剂进入原料药物组织细胞内，药用成分溶解后扩散到细胞外形成提取液的全过程。矿物药和树脂类原料药物无细胞结构，其成分可直接分散于溶剂中；有细胞组织的原料药物经粉碎后，破碎细胞的成分可被溶出、胶溶或洗脱下来，而结构完好细胞内的成分浸出，则受许多因素的影响。所以提取过程不是简单的溶解过程，而是通过原料药物的浸润，溶剂向原料药物组织细胞中渗透，药用成分解吸、溶解、扩散、置换等一系列过程来完成。

2. 影响提取的因素

（1）原料药物的粉碎程度　一般来说，原料药物粉碎得愈细，扩散面积愈大，有利于药用成分的提取。但实践证明，原料药物粉碎过细并不能提高提取的效率。因为过度粉碎常致大量细胞破裂，使提取过程变为"洗涤提取"为主，细胞内不溶性高分子物质被大量洗出，增加成品的杂质含量，增大提取液的黏度而影响扩散速度，并造成过滤困难，提取液混浊；若用渗滤技术提取时，可造成溶剂流通不畅或引起堵塞。对原料药物的粉碎程度选择要根据原料药物本身的性质、提取溶剂及提取方法决定。

（2）提取温度　温度与扩散速度成正比，温度升高，有利于原料药物组织的软化，增加可溶性成分的溶解度和扩散速度；同时温度升高可使蛋白质凝固、提取液的黏度降低；而且高温还能杀灭微生物，使酶失去活性；故升高温度有利于药用成分的提取和制剂的稳定。但提取温度升高会使易挥发性成分挥发损失、某些不耐热成分破坏失效，还能使无效成分的提取量增加，产生沉淀而影响提取质量。故在提取时一般原料药物的提取温度保持在溶剂沸点温度或接近沸点温度为佳。通常将提取温度控制在不破坏药用成分的范围内。

（3）提取时间　提取时间与药用成分的提取量成正比，而当扩散达到平衡后无论时间多长也不会增加药用成分的提取量，反而是时间越长，无效成分的提取量增多，影响制剂质量。故提取时间应根据原料药物的性质、提取溶剂、提取方法等来确定。

（4）浓度梯度　浓度梯度是指原料药物粉粒细胞内的浓溶液与细胞外稀溶液之间的浓度差。浓度梯度越大，扩散速度越快，扩散的物质量越多；当浓度梯度为零时，扩散终止。在提取操作中，浓度梯度是影响提取的主要因素，浓度梯度所致的渗透压差是提取发生扩散作用的主要动力。因此，在提取过程中，应尽可能地创造有利条件，保证最大的浓度梯度，以加速药用成分的提取。如浸渍技术操作中用搅拌、强制循环或及时更换提取溶剂；利用流动溶剂进行渗滤操作以及连续逆流提取技术等措施，都有助于增大浓度梯度。在选择提取工艺与提取设备时应以能创造最大浓度梯度为基础。

（5）提取溶剂的性质　提取溶剂的溶解性能、质量以及某些理化性质对药用成分提取的影响较大。由于原料药物的成分复杂，如所用溶剂选择不当，就会导致药用成分提取不完全。水和醇是原料药物成分提取中最常用的溶剂。水质的好坏直接影响提取效果和提取液的质量，当水中的 Ca^{2+}、Mg^{2+} 过多时（硬水），能影响原料药物成分的提取，如水中的含钙量大于 13.5ppm 时，能与原料药物中的生物碱、苷类、有机酸等起化学反应而显色或产生沉淀。当水中重金属含量高时，会影响酚类等药用成分的提取效果及某些药用成分的稳定性，并可导致成品重金属含量超限。因此，一般采用纯化水最为适宜。不同浓度的乙醇对各类成分有选择性溶解作用，一般选用90%以上乙醇提取挥发油、树脂等，用50%～70%乙醇提取生物碱、苷类等，用50%以下乙醇提取蒽醌类化合物等；中药酒剂应用蒸馏酒为溶剂。溶剂的pH与提取效果有密切关系，适宜的pH能增加药用成分的溶解度及制剂的稳定性。

（6）提取压力提高　提取压力可使原料药物组织内部更快地充满溶剂，形成浓提取液，加速溶剂对原料药物的浸润与渗透；同时，在加压条件下细胞壁破裂，亦有利于药用成分向外转移。若原料药物组织内部充满溶剂之后，加大压力对扩散速度则没有影响。对组织松软的原料药物、容易浸润的原料药物，加压对提取影响也不显著。

（7）新技术的应用　随着科学技术的发展，出现了如半仿生提取法、超声提取法、超临界流体萃取法等新技术应用于中药制剂生产，促进了提取方法的改进和发展，从而提高了提取的效率。

（四）提取方法

广泛应用于中药制剂生产的提取方法有煎煮法、浸渍法、渗漉法、回流法和水蒸气蒸馏法等。

1. 煎煮法　以水为溶剂，将原料药物加热煮沸，取其煎出液的操作技术，也称水煮法或水提法。操作简单易行；但用水煎煮，杂质较多，提取液澄明度差，易霉败变质，对热不稳定成分或易水解、酶解成分或挥发性成分在煎煮中易被破坏或挥散，应及时处理。因此，煎煮法适合于药用成分溶于水、对湿热稳定、不挥发性成分的提取，也适用于一些药用成分不明确的原料药物提取。

（1）煎煮法操作工艺流程　备料→煎煮→滤过→合并煎液→提取液。

（2）煎煮法的常用设备　小量制备可选用不锈钢制容器、陶瓷容器、砂罐，大生产用多功能提取罐，见图3－2。

（3）煎煮法操作要点　原料药物要检验合格，适当粉碎；溶剂选用饮用水或纯化水，用量为原料药物量的8～10倍；煎煮前，原料药物用冷水浸泡至规定时间；加入规定量的水煎煮，一般2～3次，每次1～2小时；煎煮时火候的控制一般是先用武火至沸，再用文火保持微沸；原料药物煎煮至规定时间，用纱布或滤网滤过，药渣再加水继续煎煮；几次煎煮的提

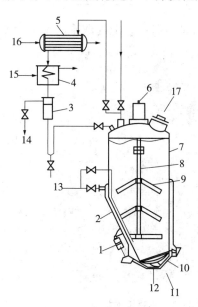

图3－2　多功能提取罐的结构示意图

1. 开启装置；2. 夹套；3. 油水分离器；4. 冷却器；

5. 冷凝器；6. 搅拌减速装置；7. 罐体；8. 上下移动轴；

9. 料叉；10. 带筛板的活动底；11. 残渣出口；12. 提取液出口；

13. 水蒸气；14. 挥发油；15、16. 冷却水入口；17. 药材入口

取液合并，稍静置后再滤过；提取液因用水提取，易霉败变质，应及时处理。

2. 浸渍法 在密闭容器内，用适宜的溶剂，在一定温度下浸泡原料药物以提取药用成分的操作。常用乙醇、酒为溶剂，也有用酸、氨水者，不宜用水。通常用于酒剂和酊剂的生产。

浸渍法用设备简单，操作简便易行，浸出液澄明度好；但溶剂用量大，提取效果差，操作时间长。适用于价格低廉的芳香原料药物如陈皮、生姜等，黏软性、无组织结构的原料药物如乳香、没药，新鲜和易膨胀原料药物如鲜石斛、花叶类等；不适用于药用成分含量低的原料药物、贵重原料药物和毒性原料药物。

浸渍法根据提取的温度和浸渍次数可分为冷浸渍法、热浸渍法和重浸渍法，见表3-3。

表3-3 浸渍法分类

分类	操作	特点
冷浸渍法（常温浸渍法）	原料药物适当粉碎，置密闭容器中，加入规定量的溶剂，常温密闭浸渍3～5天或规定时间，适时搅拌，取滤液和压榨液合并处理	操作简单，提取液澄明度较好；但提取效率低
热浸渍法	原料药物适当粉碎，置夹套密闭容器内，加入规定量的溶剂，水浴或蒸汽加热，在40～60℃浸渍规定时间，适时振摇或搅拌，取滤液和压榨液合并处理	较冷浸法提取时间缩短，生产效率提高；但澄明度稍差
重浸渍法（多次浸渍法）	将溶剂分成几份，先用其中一份浸渍原料药物，药渣再用第二份溶剂浸渍，如此重复2～3次，最后合并处理各次浸渍液	提取效果好；但费时费工，操作更繁琐

常用的浸渍设备有多能提取罐、不锈钢搅拌罐等，见图3-2、3-3。

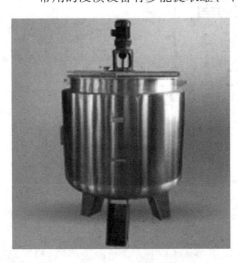

图3-3 不锈钢搅拌罐

3. 渗漉法 渗漉法是将药粉置于渗漉筒中，在药粉上不断添加溶剂，自下部流出口收集提取液，从而使原料药物中的药用成分浸出的操作技术。渗漉法常用乙醇和酒为溶剂，其次为酸、碱，不宜使用挥发性很强的溶剂，用水作溶剂时应注意防腐。

渗漉法属于动态提取，由于提取过程中始终能保持最大的浓度差，溶剂利用率高，药用成分提取完全；无需加热，节省能源；也不必滤过，操作简单。但在渗漉过程中若操作不当会影响提取效率，甚至导致渗漉无法进行。渗漉法适用于贵重原料药物、毒性原料药物及高浓度制剂的制备；也适用于药用成分含量较低的原料药物、不耐热或易挥发的原料药物；对于新鲜的、易膨胀或无组织结构的原料药物则不宜采用。

（1）渗漉法操作工艺流程 备料→润湿→装筒→加溶剂排气→加溶剂浸渍→渗

漉→收集提取液。

（2）渗漉法的常用设备 小量生产用渗漉筒（图3-4），大量生产用多功能提取罐。

（3）渗漉法操作要点 原料药物要检验合格，并适当粉碎，分出粗粉和细粉，分开放置；溶剂选用食用规格的溶剂。

润湿粗粉和细粉分别放入适宜容器内，加入药粉量0.7~1倍的溶剂混匀，密闭放置1~4小时，使药粉充分润湿膨胀。

装筒 装筒前先在渗漉筒底部装好假底，关闭出口；充分润湿的药粉分次装入筒中，先装粗粉，再装细粉，药粉要求层层铺平、压力均匀、不超过筒高的2/3；最后装完药粉后，在药粉面上覆压重物，防止药粉漂浮。

加溶剂排气 方法是打开下口，在药粉上缓缓加入溶剂，待下口流出液中不再有气泡时，关闭下口。

加溶剂浸渍 加溶剂至高出药粉表面数厘米，加盖放置48~72小时，使溶剂充分渗透和扩散。

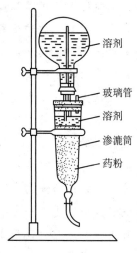

图3-4 渗漉筒

（图中标注：溶剂、玻璃管、溶剂、渗漉筒、药粉）

渗漉 渗漉速度分为慢渗和快渗两种，毒剧药、贵重药一般采用慢渗，即1~3ml/（kg·min）；一般药物采用快渗，即3~5ml/（kg·min）；随时补充溶剂，以保证渗漉过程中，液面始终高于药粉表面；渗漉至规定溶剂用完、味淡或无色为止。

收集提取液 根据具体品种的要求，直接应用或采用不同方法进行处理。

4. 回流法 原料药物粉末与具有挥发性的有机溶剂共置蒸馏器中，在溶剂沸点温度加热以使药用成分浸出的操作。回流技术中所用溶剂可以循环反复使用，因此溶剂用量小，利用率高，适用于药用成分易溶于提取溶剂、对热稳定、质地坚硬而不易浸出的原料药物。

常见的回流技术有回流热浸法、回流冷浸法。

（1）回流热浸法 原料药物适当粉碎后装入容器内，添加规定量的溶剂，在冷凝器上通入冷凝水；原料药物浸泡至规定时间后水浴加热，回流提取至规定时间，滤取药液；药渣再添加新溶剂回流2~3次，合并各次药液，回收溶剂即得。大生产常用多功能提取罐。

（2）回流冷浸法 用较少的溶剂通过连续循环回流进行提取，使原料药物中的药用成分充分浸出的提取技术。少量药粉常用索氏提取器，大生产用连续回流提取器。

5. 水蒸气蒸馏法 原料药物放入密闭的蒸馏器中，通入水蒸气进行蒸馏，使挥发性成分浸出的操作。分为共水蒸馏法（直接加热）、通水蒸气蒸馏法和水上蒸馏法三种，主要用于能随水蒸气蒸馏而不被破坏、难溶或不溶于水、不与水反应的挥发性成分的提取、分离。如橙皮油、八角茴香油的提取等。

你知道吗

原料药物成分提取新技术

超临界流体萃取技术（SFE）　超临界流体萃取技术是利用超临界状态下的流体作为萃取剂，从液体或固体原料药物中萃取药用成分并进行分离的操作技术。具有操作范围广、便于调节、选择性好、操作温度低等优点，尤其适宜于热敏性成分的提取。该技术也有一定的局限性，因它适用于亲脂性、分子量较小物质的萃取，而对极性大、分子量太大的物质如苷类、多糖等，通常要加夹带剂，并且要在很高的压力下进行操作，给工业化生产带来一定的难度；所用设备一次性投资大，限制了该技术的普及。

半仿生提取技术（SBE）　该技术是模拟口服给药后药物经胃肠道转运的环境，为经消化道给药的中药制剂设计的一种新的提取技术。即先将原料药物以一定 pH 的酸水提取，再以一定 pH 的碱水提取，提取用水的最佳 pH 和其他工艺参数的选择，可用一种或几种药用成分结合的主要药理作用作为指标，采用比例分割法来优选。

超声提取技术（UE）　超声提取技术是利用超声波增大物质分子运动频率和速度，增加溶剂穿透力，提高药物溶出速度，缩短提取时间的操作技术。与传统的提取技术相比较，其省时、节能、提取效率高的优点非常明显，但目前主要在实验室采用，适应大生产的设备还有待进一步研究。

三、汤剂制备技术

（一）汤剂制备的工艺流程

汤剂制备的工艺流程：配料→饮片加冷水浸泡→加热煎煮→去渣取汁→贮存。

（二）汤剂制备的常用器具

中药汤剂煎煮器具与药液质量有密切关系，历代医药学家对煎器均很重视。如陶弘景说："温汤忌用铁器"。李时珍说："煎药并忌用铜铁器，宜银器、瓦罐"。古人强调用陶器煎药是因陶器与药物所含的各种成分不发生化学反应，煎出的汤剂质量好，又因砂锅导热均匀，热力缓和，价格低廉，因而沿用至今。搪瓷器皿和不锈钢锅，具抗酸耐碱的性能，可以避免与中药成分发生化学变化，大量制备时多选用。铝锅不耐强酸和强碱，故对酸碱性不很强的复方汤剂仍可选用，但不是理想的煎煮用具。铁质煎器虽传热快，但其化学性质不稳定，易氧化，并能在煎煮时与中药所含多种成分发生化学反应，如与鞣质生成鞣酸铁，使汤液色泽加深，与黄酮类成分生成难溶性络合物，与有机酸生成盐类等，均可影响汤剂质量。铜器煎药虽传热效率高，但可与某些药物发生化学反应铜生成碱式碳酸铜等。这些金属器皿能与药材中某些成分起化学变化。有些虽能催化某些成分的氧化，影响制剂的稳定性和药效。故一般认为，铁、铜、铝、镀锡等器具不宜供煎药应用。前人提倡用银器煎药，其化学性质虽稳定，但价格昂贵，得之不易，且因导热性强，锅底温度甚高，不耐高温的成分易被破坏，水分蒸发快，易产生药材糊底焦化现象，故也无实际应用意义。

医院煎药多数采用自动煎中药机，可自动控制煎药温度和时间，使煎药、滤过、煎液包装在一台机器上完成，既方便又卫生，适合医院药店煎药房选用。

汤剂小量制备时的煎煮容器见图3-5、3-6。

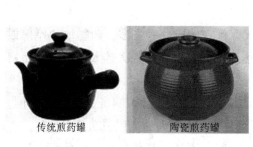

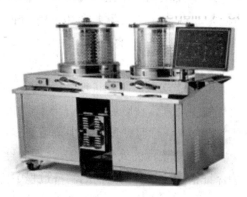

图3-5　煎煮罐　　　　　　　　　图3-6　自动煎中药机

你知道吗

古代医家对煎药的论述

皮日休（唐）《祝疟疠文》："病于人者，上则汤剂，次则矿艾，愈矣。"

《新唐书·吴凑传》："诏侍医敦进汤剂，不获已，一饮之。"

邵雍（宋）《安乐窝中吟》之十："安乐窝中设不安，略行汤剂自能瘥。"

李时珍（明）说："凡服汤药，虽品物专精，修治如法，而煎煮者，鲁莽造次，水火不良，火候失度，则药亦无功。"

清代名医徐大椿说："煎药之法，最宜深讲，药之效不效，全在乎此。夫烹饪禽鱼羊豕，失其调度，尚能损人，况药专以之治病，而可不讲乎？"

（三）汤剂制备要点

1. 加冷水浸泡汤剂　在煎煮前应先加冷水浸泡30分钟左右，使饮片充分湿润，以利药用成分的煎出。注意含酶类的饮片如槐米、黄芩等不能用冷水浸泡。

2. 煎器　小量生产用陶器制品；大量生产用不锈钢制品或搪瓷制品。

3. 加水量　煎药的加水量是一个很重要的因素，加水量的多少，直接影响到汤剂的质量。药多水少会造成"煮不透煎不尽"，有效成分浸出不完全，并易干糊；药少水多，虽然能增加有效成分的溶出，但汤液的量过大，不宜患者服用。药物质地不同其吸水量有显著差别，重量相同的药物，质地轻松其容积必大，吸水量多；质地坚实其容积必小，吸水量亦少。煎煮花、叶、全草类及其他质地轻松的药材，其用水量大于一般用水量；煎煮矿物、贝壳类及其他质地坚实的药物，其用水量应小于一般用水量。

传统经验是将药物置煎锅内，加水至超过药物表面 3~5cm 为宜，第二次煎煮超过药渣 1~2cm 即可。这是一种行之方便，又比较容易掌握的加水方法。

4. 火候控制　"武火至沸，文火保持微沸"。煎药热源与浸出效率及煎液质量亦有关。民间一直沿用直火煎煮法，沸前用大火（也叫"武火"），沸后改用小火（也叫"文火"），保持微沸状态，使其减慢水分的蒸发，有利于有效成分的溶出。

5. 加热时间　根据饮片性质、煎煮次数、饮片数量以及煎煮工艺与设备等适当增减。一般说来，解表药头煎 10~15 分钟，二煎 10 分钟；滋补药头煎 30~40 分钟，二煎 25~30 分钟；一般性药，头煎 20~25 分钟，二煎 15~20 分钟。汤剂煎得后，应趁热滤过，尽量减少药渣中煎液的残留量。

6. 煎煮次数　实践证明，一次煎煮比多次煎煮有效成分丢失多，药物饮片厚薄或粉碎粒径适宜，一般煎煮 2~3 次，基本上能达到浸提要求。煎煮次数太多，不仅耗费工时和燃料，而且使煎出液中杂质增多。

7. 特殊饮片的处理　由于饮片的性质、质地等不同，汤剂的制备方法也不相同。为保证汤剂疗效，在汤剂的制备过程中应针对具体情况对饮片进行特殊处理。

先煎　将饮片先加热煎煮 30 分钟甚至更长时间，再加入其他饮片一同煎煮。先煎的饮片有质地坚硬的矿物类饮片（磁石、自然铜、青礞石、花蕊石）、贝壳类饮片（海蛤壳、石决明、珍珠母、瓦楞子）、角甲类饮片（龟板、鳖甲、水牛角、穿山甲）；有毒类饮片（生川乌、生附子、雪上一枝蒿、生南星）；药用成分难溶于水的饮片（天竺黄、石斛、藏青果、火麻仁）。

后下　一般饮片在煎煮 5~15 分钟后再加入后下饮片一同煎煮。目的是减少挥发性成分的损失、避免药用成分分解破坏。后下的饮片有气味芳香、含挥发油多的饮片如砂仁、豆蔻、沉香、降香、檀香、藿香、薄荷等，一般在其他饮片煎煮 5~10 分钟后再加入后下饮片；不耐久煎的饮片如钩藤、大黄、苦杏仁、番泻叶等一般在其他饮片煎煮 10~15 分钟后入煎。

另煎　将饮片单独进行煎煮，取汁另器保存，药渣与其他饮片一同煎煮，两种煎液合并，混合服用。目的是防止与其他饮片共煎时被吸附于药渣或沉淀损失。另煎的饮片一般是贵重药如西洋参、鹿茸等。

包煎　把饮片装入煎药袋内，扎紧袋口，与其他饮片一同煎煮。目的是防止饮片沉于锅底引起焦化、糊化，或浮于水面引起溢锅；也能防止绒毛进入汤液，避免服用时刺激咽喉引起咳嗽。需包煎的饮片有花粉类饮片，如松花粉、细小种子类饮片；苏子、饮片细粉；六一散，这些饮片表面积大，疏水性强，质轻易浮于水面，故需用纱布包好与其他饮片同煎；含淀粉、黏液质较多的饮片如北秫米等，煎煮时易沉于锅底引起焦糊，也需包煎；带有绒毛的饮片如旋覆花等，包煎可防止其绒毛脱落混于汤液中。

冲服　饮片磨成最细粉以汤液冲服或加入汤液中服用。目的是保证药效，降低饮片损耗。需要冲服的饮片主要是一些难溶于水的贵重药如牛黄、三七、麝香、朱砂、羚羊角等。

烊化　饮片加适量水加热溶化或直接投入煎好的汤液中加热溶化后服用。目的是避免因煎液稠度大而影响药用成分的煎出或饮片中的药用成分被药渣吸附而影响疗效。需要烊化的有胶类或糖类饮片，如阿胶、龟鹿二仙胶、蜂蜜、饴糖等。

取汁兑服　为保证鲜药的疗效，可将新鲜饮片压榨取汁兑入汤液中服用。需要取汁兑服的饮片有鲜生地、生藕、梨、生韭菜、鲜姜、鲜白茅根等。竹沥亦不宜入煎，可用火烤取汁兑入汤液中服用。

8. 汤剂的贮存　在室温条件下贮存期不超过一天。

（四）汤剂的质量评定

汤剂的质量评定　汤剂应具有处方中药物的特殊气味，无纤维残渣，无焦糊气味、无酸败霉变，有一定的浓度。有胶类烊化加入者，应混合均匀，不结块沉降。有粉末药物加入者，应搅拌分散均匀。

> **请你想一想**
>
> **旋覆代赭汤的制备**
>
> 【处方】旋覆花 15g　人参 12g　代赭石 30g　甘草 6g　法半夏 12g　生姜 9g　大枣 4 枚
>
> 请问上述处方中的饮片，应如何浸泡？怎样煎煮？火候如何控制？

四、实例解析

羚角钩藤汤

【处方】羚角片 4.5g　桑叶 6g　川贝母 12g　鲜生地 15g　钩藤 9g　菊花 9g　茯神木 9g　白芍 9g　甘草 2.4g　竹茹 15g

【制法】以上十味，川贝母粉碎成细粉备用；鲜生地取鲜汁，残渣与茯神木、白芍、甘草、竹茹加水浸泡；羚角片、桑叶同钩藤、菊花分别加水浸泡 30 分钟。羚角片用武火至沸，文火保持微沸，30 分钟后加入鲜生地残渣与茯神木等再煎 20 分钟，后下桑叶等，10 分钟后过滤；药渣再加水煎煮 30 分钟，过滤，合并滤液，加入鲜生地汁，静置，取上清液即得。

【性状】本品为棕色至棕黄色的液体，味微苦。

【功能与主治】凉肝熄风。肝热生风症高热不退，烦闷躁扰，手足抽搐，发为痉厥，甚则神昏，舌绛而干，或舌焦起刺，脉弦而数。

【用法与用量】口服，分两次或三次服用。川贝母粉分两次或三次，每次用 100 ~ 200ml 汤液冲服。

【处方工艺分析】本制剂为传统汤剂，方中羚角片质地坚硬应先煎 30 分钟后再与其他药物共同煎煮；鲜生地取汁保持其鲜味；桑叶等因含芳香成分和不耐久煎成分应后下，川贝打成粉冲服。

【制备过程注意事项】影响羚角钩藤汤的主要因素是特殊饮片的处理方法及加水量和火候控制。汤剂的贮存时间在室温条件下最多不超过一天。

实训十四　汤剂的制备

一、实训目的

1. 掌握汤剂制备方法及操作要点。
2. 熟悉特殊处理饮片的煎煮方法。
3. 了解煎药设备的使用方法。
4. 能按代煎单的指令规范地制备合格汤剂。

二、实训条件

1. 实训场地　实验室、实训车间。

2. 实训仪器与设备　电煎药砂锅或煎药机、中药液体包装机。

3. 实训材料　中药饮片处方、代煎单、取药凭证、药材（麻黄、桂枝、杏仁、炙甘草）、煎药记录、包装塑料袋等。

三、实训内容和步骤

（一）实训内容

麻黄汤的制备

【处方】　麻黄 6g　桂枝 6g　杏仁 9g　炙甘草 3g

（二）实训步骤

水煎煮，每日一剂。加水过药面 2 ~ 3cm，冷浸 30 分钟。用中火将麻黄先煎 10 分钟去上沫，再加入甘草、杏仁、桂枝（桂枝于煎毕前 10 分钟左右加入）合煎 20 分钟，滤取药汁；药渣再加水至药面，煎煮 20 分钟，滤取煎液，将二次煎液合并即得。

学生分组，以小组为单位按"煎药室工作流程"完成麻黄汤的制备，汤剂实践实训操作技能评定考核表见表 3 - 4。

四、实训考核

汤剂实训操作的考核内容见表 3 - 4。

表 3 - 4　汤剂实训操作技能评定考核表

班级：　　　　　　　　　　　　姓名：　　　　　　　　　　　　学号：

考核内容	实训考核点	分值	实得分
处方审核	审核中药调配结果与处方是否相符，代煎单、煎药凭证与处方是否相符，患者姓名、剂数、日期是否正确，特殊饮片处理方法是否正确	5	
登记和剂量	在煎药记录表上登记患者姓名、年龄、剂数、包数、每包药液量以及特殊事项	3	

续表

考核内容	实训考核点	分值	实得分
清洗	将盛药砂锅或煎药机容器或浸药桶清洗干净	5	
检查煎器	检查供电、供水是否正常，煎药设备是否完好、合格	3	
放置药品	将麻黄置洁净的煎药砂锅，杏仁、甘草另置浸泡容器，桂枝单独置一个浸泡容器	10	
放水量	使用符合卫生标准的饮用水，加水至超过药面2~3cm为度	5	
浸泡时间	麻黄冷水浸泡约30分钟，杏仁、甘草冷水浸泡约30分钟，桂枝冷水浸泡约30分钟	10	
状态标志	取药凭证或代煎单附在浸泡药品的砂锅上	3	
控制火候	沸前用中火，沸后用文火保持沸腾状态	5	
控制时间	沸腾计时，麻黄先煎10分钟，桂枝于煎毕前10分钟加入	5	
过滤	将第一次煎煮汤药过滤，药渣再加水过药面，将第二次煎煮汤药过滤，压榨药渣取药	8	
合并煎药	煎煮两次，合并煎药	5	
状态标志	取药凭证或代煎单附在浸泡药品的砂锅上	2	
检查包装机	供电、供水正常，包装设备完好、合格	5	
设置参数	在包装机上调节好每包剂量和包数	5	
灌装	打开分装按钮，分包灌装，检查成品质量，剔除渗漏药包	5	
贴标签	标签内容与代煎单、取药凭证、处方一致，在外包装袋上贴上标签	3	
处理药渣	将药渣取出，放置在规定区域	3	
清洁器具	浸泡容器、煎药砂锅用水清洗至洁净，包装机按包装机清洗规程进行清洗	5	
清场	按煎药室清洁规定进行清洁	5	
合计		100	

考核教师：　　　　　　　　　　　　　　考核时间：　　年　　月　　日

目标检测

自测题

一、单项选择题

1. 滋补药头煎的煎煮时间，一般为煮沸后再煎（　　）。

　　A. 10~15分钟　　B. 20分钟　　　　C. 30分钟　　　　D. 45分钟

2. 制备汤剂时，质地坚实的矿物、贝壳类饮片应当（　　）。

　　A. 后下　　　　B. 先煎　　　　C. 包煎　　　　D. 另煎

3. 下列药物入煎剂需后下的是（　　）。

　　A. 生川乌　　　B. 制附子　　　C. 生龙骨　　　D. 降香

4. 汤剂属于（　　）。

A. 半固体制剂 B. 液体制剂

C. 固体制剂 D. 气体制剂

5. 下列药物在制备汤剂时，需要烊化的是（ ）。

A. 矿物类 B. 花粉类 C. 胶类 D. 挥发油类

二、多项选择题

1. 在制备汤剂时，需要采用后下处理的有（ ）。

A. 质地重实的饮片 B. 久煎疗效下降的饮片

C. 含热敏成分的饮片 D. 含挥发性成分的饮片

E. 含鲜汁成分的饮片

2. 常用煎药用具有（ ）。

A. 铁锅 B. 铜锅 C. 砂锅

D. 瓦罐 E. 铝锅

3. 下列哪些是汤剂的特点（ ）。

A. 吸收较快，能迅速发挥药效

B. 便于根据病情变化随症加减

C. 适用于病情较重或病情不稳定的患者

D. 体积小，含量高，便于服用

E. 根据药物性质及病情选择适当的煎煮方法

4. 下列属于特殊煎药方法的是（ ）。

A. 先煎 B. 后下 C. 烊化

D. 煮沸 E. 包煎

5. 一般来说，以下不需要单煎的药物有（ ）。

A. 贝壳类 B. 角骨甲类 C. 贵重药物

D. 矿物类 E. 花粉类

任务二 合剂（口服液）的制备

岗位情景模拟

PPT

情景描述 合剂作为中药成品剂型，省去了临用调配和煎煮的不便。近年来，合剂得到了广泛的应用，尤其在儿童用药方面。为此，某制药有限公司将小儿感冒宁合剂的生产作为重点。如果你是合剂生产工，你将如何组织生产？

分析 1. 你将按照什么流程进行生产？

2. 合剂质量如何判断？

一、认识合剂与口服液

合剂是在汤剂的基础上改进和发展起来的中药剂型，系指饮片用水或其他溶剂，采用适宜方法提取制成的口服液体制剂（单剂量灌装者也可称"口服液"），《中国药典》2020 年版（一部）收载有小儿感冒宁合剂、小建中合剂、小青龙合剂、藿香正气口服液、鼻渊舒口服液等品种。

中药合剂与口服液是在汤剂的基础上改进和发展起来的中药剂型。一般是选用疗效可靠、应用广泛的处方制备。其特点是：能综合提取饮片中的多种有效成分，体现制剂的综合疗效；与汤剂一样，吸收快，奏效迅速；可大量生产，免去临用煎药的麻烦，应用方便；经浓缩工艺，服用量减小，且多加入矫味剂，易为患者接受；成品中多加入适宜的防腐剂，并经灭菌处理，密封包装，质量稳定；若单剂量包装，则携带、保存和服用更方便、准确。但中药合剂不能随证加减，工艺过程中常用乙醇等精制处理，必要时成品中亦可含有适量乙醇，故不能代替汤剂。同时，制备时生产设备、工艺条件要求高，如配制环境应清洁避菌，灌装容器应无菌洁净干燥等。成品在贮存期间只允许有微量轻摇易散的沉淀。

汤剂与合剂（口服液）的特点比较见表 3 - 5。

表 3 - 5 汤剂与合剂（口服液）的特点比较

剂型	优点	缺点
汤剂	灵活性大；制法简单；应用广泛；吸收快、奏效迅速	使用、携带不便，服用量大，易霉变，儿童及昏迷病人难服用
合剂（口服液）	能保证制剂的综合疗效，奏效快，携带方便	易产生沉淀或霉变，成本较高，不能随证加减

二、分离纯化技术

（一）分离技术

提取操作多在高温条件下进行，原料药物中的蛋白质、淀粉、黏液质等高分子物质容易进入到提取液中；高温会促使药用成分发生氧化、还原、聚合、分解，导致药用成分溶解度降低；提取操作中有意识地将有效成分进行沉淀。为了得到澄清的液体或纯净的固体，需要通过固 - 液分离技术来达到操作目的。

固 - 液分离技术是固体 - 液体非均相体系用适当方法分开的操作。包括沉降技术、滤过技术和离心分离技术。

1. 沉降技术 利用固体微粒与液体介质的密度差异，固体微粒依靠自身重量自然下沉，分离上层澄清液，使固体与液体分离的操作。此法简单易行，不需要特殊设备，但所需时间长，分离不完全，工效低，通常将本技术与滤过技术或离心分离技术配合使用。沉降技术适用于固体与液体相对密度相差悬殊、不易变质的提取液；不适于固体物含量少、粒子细而轻的提取液。

2. 滤过技术 固 - 液混悬液通过一种多孔介质，固体粒子被截留在介质上，液体经介质孔道流出，使固 - 液分离的操作。

（1）滤过原理 滤过原理有两种，一种是过筛作用，即料液中大于滤器孔隙的微粒全部被截留在滤过介质表面，如薄膜滤过；另一种是深层滤过，微粒截留在滤器的深层，如砂滤棒、垂熔玻璃漏斗等。

（2）影响滤过的因素　影响滤过的因素是多方面的，既和料液的性质有关，也受滤器和滤材的影响。在制剂生产中，应了解各种因素对滤过速度的影响，才能有针对性地采用各种相应措施来提高滤过速度，确保制剂质量。影响滤过的因素及处理措施见表3-6。

表3-6　影响滤过的因素及处理措施

影响因素	处理措施
滤过面积	滤过的速度与滤器的面积成正比，滤过面积越大，滤过速度越快。可增加滤过的面积
滤器两侧的压力差	压力差愈大，则滤过速度愈快。通过加压或减压来提高滤过的效率
滤材的性质	滤材的孔径大小、孔数多少、毛细管长度等都会影响滤过的速度。根据料液性质、生产要求选择合适的滤材
滤液的黏度	滤液的黏度与滤过的速度成反比，黏度愈大，滤速愈慢。采用趁热或保温滤过；同时还应注意先过清液，再过稠液
滤饼的性质	先预处理料液，以减少滤饼厚度；或在滤材上加助滤剂（活性炭、滑石粉、硅藻土、纸浆等），以减小滤饼的阻力

3. 滤过方法与设备

（1）常压滤过　利用滤液本身在滤过介质上的重量所产生的压力作为滤过动力进行的滤过操作。本法设备简单，但滤过速度慢，生产能力低，一般用于初滤。常用滤器有玻璃漏斗、陶瓷、金属夹层保温漏斗等。此类滤器采用滤纸或脱脂棉作滤过介质。

（2）减压滤过　又称真空滤过。通过在滤过介质下方抽真空，增加滤过介质两侧压力差，达到加快滤过速度的滤过操作。此法滤过、洗涤沉淀的速度较快，固-液分离完全，但对滤渣的彻底洗涤和干燥困难，滤液和洗液难于分别排除，减压滤过后所得滤饼一般含液量为18%～50%。可用于实验室或口服液、注射液配液后的精滤。常用布氏漏斗、垂熔玻璃滤器。

（3）加压滤过　利用压缩空气或往复泵、离心泵等输送混悬液所形成的压力为推动力进行的滤过操作。由于压力差大，滤过速度快，所以本法适用于黏度大、颗粒细小及可压缩性物料的滤过。但滤饼洗涤困难，滤布易损坏。常用压滤器和板框式压滤机（图3-7）。

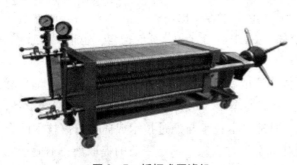

图3-7　板框式压滤机

（4）薄膜滤过　薄膜滤过是利用对组分有选择透过性的薄膜，实现混合物组分分离的过滤操作。膜分离过程通常是一个高效的分离过程，被分离的物质大多数不发生相的变化。膜分离一般在接近室温的条件下进行，能耗低；且操作方便，不产生二次污染。该法与蒸发、萃取、离子交换等分离操作比较，不仅能避免组分受热变质或混入杂质，而且还具有显著的经济效益。常用的有微孔滤膜滤过、超滤等方法。

微孔滤膜是由高分子材料制成的多孔性薄膜过滤介质，其孔径为 0.025 ~ 14μm，主要滤除≥50μm 的细菌和悬浮颗粒。在中药制剂生产中可用于精滤，如注射液及大输液的过滤、热敏性药物的除菌净化、液体中微粒含量的分析和无菌空气的净化等。微孔滤膜过滤的特点在于孔径均匀、滤过精度高；微孔占薄膜总体积的 80% 左右，孔隙率高，滤速快；质地很薄，吸附损失小；过滤时无介质脱落，对药液不污染。但易堵塞，故在用微孔滤膜过滤时，必须先经预滤处理。

超滤是一种能够将溶液进行净化、分离的膜透过法分离技术。超滤非对称结构的多孔膜孔径为 1 ~ 20nm，主要滤除 5 ~ 100nm 的颗粒。所以超滤又是在纳米数量级进行选择性过滤的技术。在中药制剂生产中，超滤常用于药物、注射剂的精制；蛋白质、酶、核酸、多糖类药物的超滤浓缩；蛋白质和酶类制剂的超滤脱盐；对于不能用高压消毒灭菌的制剂用超滤除菌更为适宜。

4. 离心分离技术　待分离的药液置于离心机中，借助离心机高速旋转，使药液中的固体和液体，或两种密度不同且不相混溶的液体，产生大小不同的离心力，从而相互分离的操作。由于离心力比重力大 2000 ~ 3000 倍，故分离效率高，净化度高。本法适用于分离含细小不溶微粒或黏度大的待滤液，或用一般的滤过、沉淀方法不易分离的待滤液，也可用于两种密度不同且不相混溶的液体混合物。

离心机按转速常分为：①常速离心机，转速在 3000 转/分钟以下，适用于易分离的提取液及固体物料的脱水。②高速离心机，转速在 3000 ~ 6000 转/分钟，用于细粒子、黏度大的提取液及乳浊液的分离。③超高速离心机，转速为 50000 转/分钟以上，主要用于分离高分散度的提取液和胶体溶液。

目前常用的离心机有三足式离心机、上悬式离心机、管式超速离心机、碟片式高速离心机、卧式自动离心机、离心沉淀机等。

（二）纯化技术

纯化技术是采用适当的方法和设备除去原料药物提取液中可溶性杂质的操作。生产中常用的传统纯化方法有：水提醇沉技术、醇提水沉技术、酸碱技术、盐析技术、透析技术、萃取技术等，以水提醇沉淀技术应用最多。现代纯化技术如超滤法、澄清法、大孔树脂吸附法也愈来愈受到重视，并在原料药物提取液的精制过程中得到了较多的研究和应用。

1. 水提醇沉技术　是以水为溶剂，将原料药物中的药用成分提取，再用不同浓度的乙醇沉淀提取液中杂质的操作。通过此法处理，可以达到降低制剂服用量、增加制剂稳定性、改善澄明度等精制目的。其原理为原料药物中所含的药用成分大多数在水和乙醇中都能溶解，通过水和不同浓度的乙醇交替处理，可保留生物碱盐类、苷类、氨基酸、有机酸等，而蛋白质、糊化淀粉、黏液质、油脂、脂溶性色素、树脂、树胶及部分糖类等杂质被除去。通常认为，提取液中含醇量达到 50% ~ 60% 时，可除去淀粉等杂质；当含醇量达到75%以上，除了鞣质、水溶性色素等少数无效成分外，其余大部分杂质均可沉淀除去，而药用成分则仍然保留在提取液中。

注意事项：浓缩时最好采用减压低温，特别是经乙醇反复数次沉淀处理后的药液，不宜用直火加热浓缩。中药提取液一般浓缩至1：1~1：2（ml：g）。加醇方式多采用分次醇沉或以梯度递增方式来逐步提高乙醇浓度，这有利于除去杂质，减少杂质对药用成分的包裹而引起沉淀损失。浓缩液加入乙醇时应缓缓加入并充分搅拌，使乙醇与药液充分接触，沉淀完全。

你知道吗

水提醇沉法的应用实例

水提醇沉法是中药制剂提取纯化中的常用方法，如丹益片浸膏在制法中就采用了此法。

【处方】丹参900g 马鞭草500g 黄柏400g 王不留行300g 益母草600g 牛膝300g 白头翁300g

【制法】以上七味，加水煎煮三次，每次2小时，合并煎液，滤过，滤液减压浓缩至相对密度为1.08~1.10（65℃），加乙醇使含醇量达60%，静置24小时，取上清液，减压回收乙醇并浓缩至稠膏，减压干燥，得干浸膏，即得。

2. 醇提水沉技术 是以适宜浓度的乙醇为溶剂将原料药物中药用成分浸出，再用水沉淀提取液中杂质的操作。原理及操作与水提醇沉技术基本相同，适用于提取药用成分为醇溶性或在醇水中均有较好溶解性的原料药物。其优点是可避免原料药物中大量淀粉、蛋白质、黏液质等高分子杂质的提取；水处理又可较方便地将醇提液中的树脂、油脂、色素等杂质沉淀除去。

使用本法纯化应特别注意药用成分在水中难溶或不溶时，则不能采用水沉处理，否则会导致提取液中药用成分沉淀损失，如厚朴中的厚朴酚、五味子中的五味子甲素，这些成分均为药用成分，它们易溶于乙醇而难溶于水，若采用醇提水沉法，则水溶液中的厚朴酚、五味子甲素含量甚微，而沉淀物中含量却很高。

3. 酸碱技术 利用原料药物中所含单体成分的溶解度与酸碱度的性质，通过在溶液中加入适量酸或碱，调节pH至一定范围，将单体成分溶解或析出，从而达到分离精制药用成分目的的操作，如芦丁的提取纯化。中药制剂生产中常用"石硫法"，即用石灰乳、硫酸调节水煎液使单体成分溶解或析出，杂质沉淀或溶解，从而达到纯化的目的。

4. 其他纯化方法

大孔吸附树脂法 大孔吸附树脂是一类不含交换基团的大孔结构的高分子吸附剂。其多孔骨架结构可从溶液中有选择地吸附有机物质，从而达到分离提纯的目的。

澄清剂法 澄清剂法是在中药提取液中加入一定量的澄清剂，利用它们具有可降解某些高分子杂质，降低药液黏度或能吸附、包合固体微粒等特性来加速药液中悬浮粒子的沉降，经滤过除去沉淀物而获得澄清药液的一种方法。澄清剂法能较好地保留药液中的药用成分（包括多糖等高分子药用成分）、更多地除去杂质，具有操作简单、澄清剂用量小，能耗低的优点。

常用的澄清剂有壳聚糖、101果汁澄清剂、ZTC1+1天然澄清剂等。

透析法　是利用小分子物质在溶液中可通过半透膜，而大分子物质不能通过的性质，借以达到精制目的的一种方法。在中药生产中主要用于除去提取液中的鞣质、蛋白质、树脂等高分子杂质，也用于某些具有生物活性的植物多糖的纯化。

三、浓缩技术

浓缩技术是将原料药物提取液加热，在沸腾状态下将部分溶剂气化除去，使提取液达到规定浓度的操作。

浓缩技术是中药制剂前处理的重要操作技术，而在浓缩过程中需要不断地供给热能。药厂生产中的热能供给来源于蒸气，这种蒸气通常称为一次蒸汽。药液被一次蒸气加热沸腾所产生的溶剂蒸气则称为二次蒸气。

在实际生产过程中，原料药物提取液多数情况下采用的溶剂是水，但也有用乙醇或其他有机溶剂的，故在浓缩时应注意溶剂蒸气（二次蒸气）的再利用，以免浪费溶剂和污染环境，甚至造成安全事故。

蒸发方式可分为自然蒸发和沸腾蒸发两种。自然蒸发是溶剂在低于其沸点温度下进行气化的操作；沸腾蒸发是溶剂在沸腾条件下进行气化的操作。由于后者气化速度远远高于前者，制剂生产上广泛采用沸腾蒸发来达到浓缩目的。

（一）影响蒸发的因素

1. 热源和浸提液间的温度差　为加快蒸发的速度，在浓缩时，应适当提高热源和浸提液间的温度差。但是过高的加热温度容易导致热敏性成分的破坏，同时也会增加生产成本。所以一般要求加热温度与浸提液沸腾的温度差应不低于20℃。

2. 蒸发面积　蒸发面积越大，蒸发速度越快。在常压蒸发时多选用锅底浅、直径大、广口的蒸发器；而在密闭容器内则可利用液体形成薄膜达到增加液体蒸发面积的目的。

3. 搅拌　溶剂气化总是在表面进行，特别是敞口蒸发。由于浸提液中溶剂的蒸发，导致液体表面的浓度增大而使液面产生结膜现象。液面结膜后阻止了溶液的气化，不利于传热和蒸发，所以在蒸发时应加强搅拌，提高蒸发效率。

4. 液体静压力　液体静压力的大小对液体的对流与沸点有一定影响。液层越深，静压愈大，所需的热量也大；同时，下部液体受较大静压力而使其液体沸点高于上部，影响蒸发操作。生产上常采用分次投料或沸腾蒸发加以克服。

5. 液体表面压力　液体表面压力愈小，蒸发速度愈快，因此减压可提高蒸发效率。

6. 蒸气浓度　蒸发速度与二次蒸气浓度成反比，蒸气浓度越大，分子逸出受阻，蒸发速度慢，反之则快。在蒸发操作时，可使用强制排风设备及时地移除液面蒸气，加速蒸发。

（二）常用浓缩方法

浓缩时，需要根据提取液的性质、品种的要求及生产条件来选择适当的浓缩方法。

常见的浓缩方法见表 3 – 7。

表 3 – 7　常见的浓缩方法

类型	操作条件	特点	生产用设备
常压蒸发	一个大气压条件下	设备简单、易操作，但蒸发慢，环境潮湿，易被污染	敞口可倾式夹层锅
减压蒸发	在密闭容器内抽真空以降低容器内压力，使提取液沸点降低	加热温度低，蒸发速度快，能防止或减少热敏性成分的分解	真空浓缩罐
薄膜蒸发	使提取液形成液膜进行的蒸发操作	蒸发速度快，受热时间短，成分不易被破坏	升膜式薄膜蒸发器 降膜式薄膜蒸发器 刮板式薄膜蒸发器 离心式薄膜蒸发器
多效蒸发 🄴微课	在低温低压条件下，利用二次蒸气作为加热蒸气	节能、蒸发效率高	多效蒸发器

你知道吗

薄膜式蒸发器的工作原理

薄膜蒸发的方式有两种：一是使提取液快速流过加热面形成液膜进行蒸发，此类蒸发可在短暂的时间内达到最大的蒸发量，但蒸发速度与热量供应的平衡较难掌握，浸出液变稠后易黏附在加热面上，增加热阻，影响蒸发，目前生产上较少应用。另一种是使提取液剧烈沸腾使之产生大量泡沫，以泡沫的内外表面为蒸发面进行蒸发，此类蒸发速度快，易控制，故目前使用较多。一般采用流量计控制提取液的流速以保持液面恒定，否则也会出现第一种薄膜蒸发的弊端。

四、合剂制备技术

（一）合剂制备的工艺流程

中药合剂的制法与汤剂基本相似，所不同的是饮片煎煮过滤后需要分离纯化、并添加防腐剂，可成批生产，其制法一般分为提取、分离纯化、浓缩、分装、灭菌等五个步骤。合剂制备的工艺流程：备料→提取→分离纯化→浓缩→分装→灭菌→包装与贮存。

1. 提取　与汤剂基本相同，但由于投料较多，则煎煮时间较长，故对含有挥发性成分的饮片如薄荷、柴胡等，除了后下外，亦可先用水蒸气蒸馏收集挥发性成分，药渣再与处方中其他饮片一起煎煮，煎出液浓缩至一定量后，放冷，再与收集的蒸馏液合并。此外，根据饮片有效成分的特性，亦可选用不同溶剂，应用渗漉法、醇沉水提法、水沉醇提法等浸出方法。

2. 分离纯化　含有淀粉、黏液质、蛋白质、果胶及泥沙、植物组织等杂质的药材煎煮液，经静置初滤后，尚需进一步纯化处理。常用的纯化方法有高速离心法、乙醇沉淀法、吸附澄清法等。纯化方法及其参数的选择（如含醇量、澄清剂用量以及离心的转速等）应以不影响有效成分的含量为指标。

3. 浓缩　纯化后的水煎液要适当浓缩，浓缩应根据药物有效成分的热稳定性，选用适宜的方法，常用减压浓缩或薄膜浓缩等方法，浓缩程度一般以每次服用量在 10 ~ 20ml 为宜。醇沉纯化处理的药液应先回收乙醇再浓缩。药液浓缩至规定要求后，可酌情加入适当的矫味剂和防腐剂。

4. 分装　配制好的药液应尽快灌装于洁净干燥灭菌的玻璃瓶中，盖好胶塞，轧盖封口。

5. 灭菌　灭菌应在封口后立即进行。小包装常用流通蒸汽或煮沸灭菌，大包装可用热压灭菌，以确保灭菌效果。短期内使用且在严格避菌条件下配制的合剂，可加入适量的防腐剂而不必灭菌，但所用包装容器应洁净干燥。据报道，采用热灌法，将浓缩至所需浓度的合剂，在微沸状态下，即灌装于已洗净灭菌、干燥的热瓶（80℃左右）内，且立即密封瓶口，放冷后贴签即可。不用防腐剂可以保存一年以上，甚至几年不发酵，不长霉。此法可使瓶口上层空间冷却后相当于半真空状态，抑制了微生物的生长。

（二）中药合剂制备时注意事项

1. 处方中含有酊剂、醑剂、流浸膏，应以细流缓缓加入药液中，随加随搅拌，使析出物细腻，分散均匀。

2. 制备过程中应减少污染，尽快服用，服用时摇匀。

（三）合剂制备的常用设备

煎煮设备、水蒸气蒸馏设备、渗漉设备、板框式压滤机、减压蒸发设备、灌装设备。

（四）合剂制备要点

1. 前处理　饮片应按各品种项下规定的方法提取、纯化、浓缩至一定体积。除另有规定外，含有挥发性成分的饮片宜先提取挥发性成分，再与余药共同煎煮。

2. 附加剂的加入　根据《中国药典》2020 年版（四部）合剂项下的要求可加入适宜的附加剂。除另有规定外，在制剂确定处方时，该处方的抑菌效力应符合抑菌效力检查法（通则 1121）的规定。山梨酸和苯甲酸的用量不得超过 0.3%（其钾盐、钠盐的用量分别按酸计），羟苯酯类的用量不得超过 0.05%，如加入其他附加剂，其品种与用量应符合国家标准的有关规定，不影响成品的稳定性，并避免对检验产生干扰。必要时可加入适量的乙醇。合剂若加蔗糖，除另有规定外，含蔗糖量不应高于 20%（g/ml）。

3. 外观质量　除另有规定外，合剂应澄清。在贮存期间不得有发霉、酸败、异物、变色、产生气体或其他变质现象，允许有少量摇之易散的沉淀。

4. 相对密度和 pH 等　一般应检查相对密度、pH 等。

5. 贮藏　除另有规定外，合剂应密封，置阴凉处贮存。

五、合剂的生产与质量控制

（一）生产过程质量控制

1. 操作室内压力应大于室外压力；煎煮浓缩岗位操作室要求洁净度达 C 级；灌封岗位操作室要求洁净度达 B 级或 C 级，温度 18～26℃、相对湿度 45%～65%。

2. 在工艺员的指导下，依照生产指令准确称取饮片；投料时，按饮片的质地、性质决定投料次序，一般质轻者先投，质重者后投。

3. 按工艺规程所规定的加水（醇）量、煎煮时间、煎煮温度、压力、煎煮次数进行操作。含芳香挥发性成分的饮片应用"双提法"浸提挥发性成分，药渣必须同其他饮片一同煎煮。

4. 药液应进行适当浓缩，一般浓缩至 1∶（1～2）；回收乙醇时应注意安全。

5. 生产过程中的物料应有标示。

6. 操作完毕应按 GMP 要求进行清场处理。

（二）质量评定

合剂的质量评定按照《中国药典》2020 年版（四部）合剂质量检查的有关规定，需要进行如下方面的质量检查。

【装量】 单剂量灌装的合剂，照下述方法检查应符合规定。

检查法　取供试品 5 支，将内容物分别倒入经标化的量入式量筒内，在室温下检视，每支装量与标示装量相比较，少于标示装量的不得多于 1 支，并不得少于标示装量的 95%。

多剂量灌装的合剂，照最低装量检查法（通则 0942）检查，应符合规定。

【微生物限度】 除另有规定外，照非无菌产品微生物限度检查：微生物计数法（通则 1105）和控制菌检查法（通则 1106）及非无菌药品微生物限度标准（通则 1107）检查，应符合规定。

六、实例解析

四物合剂

【处方】 当归 250g　川芎 250g　白芍 250g　熟地黄 250g

【制法】 以上四味，当归和川芎冷浸 0.5 小时，用水蒸气蒸馏，收集蒸馏液约 250ml，蒸馏后的水溶液另器保存，药渣与白芍、熟地黄加水煎煮三次，第一次 1 小时，第二、三次各 1.5 小时，合并煎液，滤过，滤液与上述水溶液合并，浓缩至相对密度为 1.18～1.22（65℃）的清膏，加入乙醇，使含醇量达 55%，静置 24 小时，滤过，回收乙醇，浓缩至相对密度为 1.26～1.30（60℃）的稠膏，加入上述蒸馏液、苯甲酸钠 3g 及蔗糖 35g，加水至 1000ml，滤过，灌封，或灌封、灭菌，即得。

【性状】 本品为棕红色至棕褐色的液体；气芳香，味微苦、微甜。

【功能与主治】养血调经。用于血虚所致的面色萎黄、头晕眼花、心悸气短及月经不调。

【用法与用量】口服。一次 10 ~ 15ml，一日 3 次。

【规格】（1）每支装 10ml　　（2）每瓶装 100ml

【贮藏】密封，置阴凉处。

【处方工艺分析】处方中当归和川芎含挥发性有效成分，采用水蒸气蒸馏法提取。药渣再与白芍、熟地黄共煎后用乙醇沉淀，除去醇不溶性杂质，提高合剂的澄清度。

【制备过程注意事项】生产中应用乙醇，注意防火和劳动保护。

鼻渊舒口服液

【处方】苍耳子 218g　辛夷 182g　薄荷 273g　白芷 218g　黄芩 182g　栀子 218g　柴胡 182g　细辛 54.5g　川芎 218g　黄芪 454.5g　川木通 182g　桔梗 182g　茯苓 273g

【制法】以上十三味，除黄芩外，其余苍耳子等十二味加水适量，搅拌蒸馏，收集初馏液适量，冷藏备用。药渣加热水动态提取 0.5 小时，离心过滤，滤液浓缩至适量，放冷，加乙醇，使含醇量达 70%，搅拌，静置 20 小时以上，取上清液，回收乙醇，浓缩至适量，冷藏备用。黄芩加水动态提取 2 小时，离心过滤，浓缩，加酸沉淀，取沉淀物，加入上述两种冷藏备用液，搅匀，加入 9ml 聚山梨酯 80 与单糖浆适量，或加环拉酸钠适量（无蔗糖），加水至 1000ml，用氢氧化钠溶液调节 pH 至 7.0 ~ 8.0，搅匀，冷藏，滤过，即得。

【性状】本品为棕黄色至棕褐色的液体；具有特异香气，味甜、微苦。

【功能与主治】疏风清热，祛湿通窍。用于鼻炎、鼻窦炎属肺经风热及胆腑郁热证者。

【用法与用量】口服。一次 10ml，一日 2 ~ 3 次。7 天为一疗程。

【规格】每支装 10ml

【贮藏】密封。

【检查】

1. 相对密度　应不低于 1.08 或不低于 1.04（无蔗糖）（通则 0601）。

2. pH　应为 5.0 ~ 7.5（通则 0631）。

3. 其他　应符合合剂项下有关的各项规定（通则 0181）。

【含量测定】照高效液相色谱法（通则 0512）测定，本品每 1ml 含栀子以栀子苷（$C_{17}H_{24}O_{10}$）计，不得少于 2.0mg。

【处方工艺分析】本方为口服液剂型。处方中含辛夷、薄荷、柴胡等芳香成分，故采用"双提法"先提取芳香水，再用水煎煮提取。为保证澄明度达到规定要求，处方中的饮片应分别进行提取精制；因有芳香水而不用香精。

请你想一想

汤剂、合剂与口服液的异同点有哪些？

【制备过程注意事项】注意药物的煎煮时间、pH 调节，应在 100℃ 30 分钟流通蒸汽或煮沸灭菌。

实训十五　合剂的制备

一、实训目的

1. 能熟练运用渗漉、煎煮、水蒸气蒸馏、减压回收技术进行饮片的提取、精制。
2. 学会对合剂的质量作出评价。
3. 能按清场规程进行清场工作。

二、实训条件

1. 实训场地　实验室、实训车间。

2. 实训仪器与设备　渗漉筒（500ml）、磨塞广口瓶（500ml）、木槌、接收瓶（500ml）、蒸馏瓶（250ml）、量杯（500ml）、球形冷凝管（25cm）、真空泵、铁架台、酒精计、电炉、不锈钢锅、120目筛网、灌装设备、不锈钢盆、量盅、台称、普通天平、玻璃瓶或塑料瓶、脱脂棉、滤纸、胶塞、托盘天平、蒸发皿、水浴锅、分析天平、干燥器等。

3. 实训材料　95%乙醇、纯化水、麻黄、桂枝、白芍、干姜、细辛、甘草（蜜炙）、法半夏、五味子、10%尼泊金醇溶液、0.2%苯扎溴铵等。

三、实训内容和步骤

（一）实训内容

小青龙合剂

【处方】麻黄 125g　桂枝 125g　白芍 125g　干姜 125g　细辛 62g　炙甘草 125g
法半夏 188g　五味子 125g

（二）实训步骤

【制法】以上八味，细辛、桂枝蒸馏提取挥发油，蒸馏后的水溶液另器收集；药渣与白芍、麻黄、五味子、炙甘草加水煎煮二次，第一次 2 小时，第二次 1.5 小时，合并煎液，滤过，滤液和蒸馏后的水溶液合并，浓缩至约 1000ml。法半夏、干姜用 70% 乙醇作溶剂，浸渍 24 小时后进行渗漉，收集渗漉液回收乙醇并浓缩至适量，与上述药液合并，静置，滤过，滤液浓缩至 1000ml，加入苯甲酸钠 3g 与细辛和桂枝的挥发油，搅匀，即得。

【性状】本品为棕褐色至棕黑色的液体；气微香，味甜、微辛。

【功能与主治】解表化饮，止咳平喘。用于风寒水饮，恶寒发热，无汗，喘咳痰稀。

【用法与用量】口服。一次 10～20ml，一日 3 次，用时摇匀。

【规格】（1）每支装 10ml　　（2）每瓶装 100ml　　（3）每瓶装 120ml

【贮藏】密封，遮光。

【检查】应符合合剂项下有关的各项规定（通则 0181）。

四、实训考核

合剂实训操作技能的具体考核内容见表 3 - 8。

表 3 - 8 合剂实训操作技能评定考核表

班级： 姓名： 学号：

考核内容		实训考核点	分值	实得分
准备工作 （分值 10%）		着装及个人卫生符合规定	2	
		正确选用技能操作设备	5	
		检查确认操作仪器和设备性能良好	3	
操作（分值 60%）	备料	称量准确	2	
		按饮片性质分类放置	3	
	浸提	挥发性成分的提取	5	
		煎煮	5	
		渗漉	10	
	浓缩	根据药物性质正确选用浓缩设备	5	
		浓缩操作方法正确	10	
		浓缩剂量符合要求	5	
	配制	配制方法正确	5	
	分装	分装操作正确	5	
	灭菌	灭菌温度、时间控制正确	5	
清场（分值 10%）		场地、仪器和设备清洁	5	
		清场记录填写准确完整	5	
操作记录（分值 10%）		记录填写准确完整	5	
		质量标准符合规定	5	
其他（分值 10%）		正确回答考核人员提出的问题	10	
合计			100	

考核教师： 考核时间： 年 月 日

目标检测

自测题

一、单项选择题

1. 合剂（口服液）的主要优点是（ ）。

   A. 成本较低   B. 携带方便   C. 灵活性大   D. 可以随证加减

2. 单剂量灌装的合剂称为（ ）。

   A. 汤剂   B. 酊剂   C. 糖浆剂   D. 口服液

3. 合剂与口服液最常用的纯化方法为（ ）。

　　A. 液 – 固萃取　　　　　　　　　B. 液 – 液萃取

　　C. 蒸馏法　　　　　　　　　　　D. 沉淀法

4. 下列关于合剂的叙述，错误的是（　　　）。

　　A. 组方固定，不能随症加减　　　B. 合剂就是口服液

　　C. 制备中加入适宜的防腐剂　　　D. 浸提方法一般采用煎煮法

5. 四物合剂中的药物组成不包括（　　　）。

　　A. 川芎　　　　B. 白芍　　　　C. 生地黄　　　　D. 熟地黄

二、多项选择题

1. 制备中药合剂与口服液时，可根据需要，合理添加附加剂，常用的附加剂有（　　　）。

　　A. 乙醇　　　　B. 山梨酸　　　　C. 蔗糖　　　　D. 羟苯酯类

　　E. 饴糖

2.《中国药典》2020 年版（四部）合剂项下规定合剂的质量检查项目有（　　　）。

　　A. 外观　　　　B. 相对密度　　　　C. 细度　　　　D. pH

　　E. 崩解度

3. 鼻渊舒口服液制备时所用的药用成分浸出方法是（　　　）。

　　A. 回流法　　　B. 渗漉法　　　　C. 浸渍法　　　　D. 水蒸气蒸馏法

　　E. 煎煮法

4. 除另有规定外，关于合剂的质量要求，正确的是（　　　）。

　　A. 合剂应澄清　　　　　　　　　B. 合剂应密封，置阴凉处贮存

　　C. 羟苯酯类的用量≥0.05%　　　D. 合剂允许有纤维残渣

　　E. 贮存期间允许有少量摇之易散的沉淀

5. 以下属于现代分离技术的有（　　　）。

　　A. 膜分离技术　　　　　　　　　B. 超临界萃取技术

　　C. 树脂吸附分离技术　　　　　　D. 盐吸附分离技术

　　E. 滤过技术

任务三　酒剂与酊剂的制备

PPT

岗位情景模拟

　　情景描述　酒与医有着深厚的渊源，古人云"酒为百药之长"。在我们生活中常见有泡酒、药酒，如果你是中药酒剂工，在临床实践中如何将医师处方制成药酒？在制药企业里，你将如何生产出合格的药酒呢？

　　分析　1. 你将按照什么流程进行生产？

　　　　　　2. 如何判断药酒是否合格？

一、认识酒剂与酊剂

酒剂是饮片用蒸馏酒提取制成的澄清液体制剂，又称药酒。酒剂是我国传统剂型之一，可供内服、外用或内外兼用。酒剂历史悠久，《黄帝内经》中有《汤液醪醴论篇》中论述了汤液醪醴的制法和作用。"醪醴"指药酒。《中国药典》2020 年版（一部）收载有三两半药酒、冯了性风湿跌打药酒等酒剂品种。

酊剂是将原料药物用规定浓度的乙醇提取或溶解而制成的澄清液体制剂，也可用流浸膏稀释制成。供口服或外用。《中国药典》2020 年版（一部）收载有姜酊、十滴水、消肿止痛酊等酊剂品种。

你知道吗

流浸膏剂与浸膏剂

流浸膏剂、浸膏剂是指饮片用适宜的溶剂提取，蒸去部分或全部溶剂，调整至规定浓度而成的制剂，《中国药典》2020 年版（一部）收载有甘草流浸膏、姜流浸膏、远志流浸膏等流浸膏剂和甘草浸膏、颠茄浸膏等浸膏剂。流浸膏剂与浸膏剂只有少数品种可直接供临床应用，而绝大多数品种是作为配制其他制剂的原料。流浸膏剂一般用于配制合剂、酊剂、糖浆剂等液体制剂；浸膏剂一般多用于配制散剂、胶囊剂、颗粒剂、丸剂、片剂等固体制剂。除另有规定外，流浸膏剂每 1ml 相当于饮片 1g；浸膏剂分为稠膏和干膏两种，每 1g 相当于饮片或天然药物 2~5g。流浸膏剂多用渗漉法制备，浸膏剂多用煎煮法制备。

酒剂与酊剂的特点比较见表 3-9。

表 3-9　酒剂与酊剂的特点比较

剂型	优点	缺点
酒剂	通血脉、御寒气、行药势、行血活络；常用于风寒湿痹，具有祛风活血、止痛散瘀等作用；久贮不变质	儿童、孕妇、心脏病及高血压患者不宜服用
酊剂	用药剂量小，服用方便，不易变质	应用受限制，久贮可导致沉淀

酒剂与酊剂均为含乙醇的澄清液体制剂，可用渗漉法和浸渍法制备，区别见表 3-10。

表 3-10　酒剂与酊剂的区别

剂型	酒剂	酊剂
浓度	不固定	固定：除另有规定外，每 100ml 相当于原饮片 20g。含有毒剧药的中药酊剂，每 100ml 应相当于原饮片 10g
辅料服用量	食用蒸馏酒，可加入矫味剂和着色剂，10~50ml	食用酒精，不加矫味剂和着色剂，一般不超过 10ml

二、酒剂与酊剂制备技术

（一）酒剂的制备技术

酒剂用浸渍法和渗漉法制备。

1. 酒剂制备的工艺流程 备料→提取→静置、过滤→分装→包装与贮存。

2. 酒剂制备的常用设备 浸渍容器、渗漉设备、配制容器、过滤设备、灌装设备。

3. 酒剂制备要点

（1）饮片的前处理 生产酒剂所用的饮片，一般应适当粉碎，用浸渍法制备的应粉碎成最粗粉，用渗漉法制备的应粉碎成粗粉或中粉。

（2）溶剂生产 内服酒剂应以谷类酒为原料。

（3）提取 可用浸渍法、渗漉法或其他适宜的方法。蒸馏酒的浓度及用量、浸渍温度和时间、渗漉速度，均应符合各品种制法项下的要求。

（4）附加剂 可加入适量的糖（蔗糖、冰糖）或蜂蜜调味。

（5）配制与外观要求 配制后的酒剂须静置澄清，滤过后分装于洁净的容器中。在贮存期间允许有少量摇之易散的沉淀。

（6）内在质量要求 酒剂应检查乙醇含量和甲醇含量。

（7）贮藏 除另有规定外，酒剂应密封、置阴凉处贮存。

你知道吗

甲醇的危害

甲醇有较强的毒性，对人体的神经系统和血液系统影响最大，它经消化道、呼吸道或皮肤摄入都会产生毒性反应，甲醇蒸气能损害人的呼吸道黏膜和视力。急性中毒症状有：头疼、恶心、胃痛、疲倦、视力模糊以至失明，继而呼吸困难，最终导致呼吸中枢麻痹而死亡。

（二）酊剂制备技术

酊剂用浸渍法、渗漉法、稀释法和溶解法制备。

1. 酊剂制备的工艺流程 酊剂制备的工艺流程（浸渍法、渗漉法制备工艺流程与酒剂相同）：备料→稀释、溶解→静置、过滤→分装→包装与贮存。

2. 酊剂制备常用设备 浸渍容器、渗漉设备、带搅拌的容器、配制容器、过滤设备、灌装设备。

3. 酊剂制备要点

（1）浓度要求 除另有规定外，每100ml应相当于原饮片20g；含有毒剧药品的中药酊剂，每100ml应相当于原饮片10g；其有效成分明确者，应根据其半成品的含量加以调整，使符合各酊剂项下的规定。

（2）制备 溶解法或稀释法取原料药物的粉末或流浸膏，加规定浓度的乙醇适量，溶解或稀释，静置，必要时滤过，即得。浸渍法取适当粉碎的饮片，置有盖容器中，加入溶剂适量，加盖密封，搅拌或振摇，浸渍 3～5 日，或规定时间，倾取上清液，再加入溶剂适量，依法浸渍至有效成分充分浸出，合并浸出液，加溶剂至规定量后，静置，滤过，即得。渗漉法照流浸膏剂项下的方法（通则0189），加溶剂适量渗漉，至渗漉液达到规定量后，静置，滤过，即得。

（3）内在质量检查　酊剂应检查乙醇量、甲醇量。

（4）沉淀的处理　酊剂久置产生沉淀时，在乙醇量和有效成分含量符合各品种项下规定的情况下，可滤过除去沉淀。

4. 贮存要求　除另有规定外，酊剂应置遮光容器内密封，置阴凉处贮存。

三、酒剂与酊剂的生产与质量控制

（一）生产过程质量控制

1. 操作室内压力应大于室外压力；浸渍、渗漉岗位操作室要求洁净度达 C 级；灌封岗位操作室要求洁净度达 B 级或 C 级，温度 18～26℃。

2. 在工艺员的指导下，依照生产指令准确称取饮片，并按生产工艺要求进行适当粉碎，分出粗细粉，分别放置备用。

3. 投料后，严格按工艺规程所规定的加醇量、醇流量、浸渍时间与浸渍温度、浸渍次数、渗漉时间与渗漉温度（压力）、渗漉次数进行操作。

4. 生产过程中的物料应有标识。

5. 注意生产过程的安全操作，严防明火。

6. 操作完毕应按 GMP 要求进行清场处理。

（二）质量评定

1. 酒剂的质量评定　按照《中国药典》2020 年版（四部）酒剂质量检查的有关规定，需要进行如下方面的质量检查。

【外观】酒剂应澄清，在贮存期间允许有少量摇之易散的沉淀。

【乙醇量】照乙醇量测定法（通则0711）测定，应符合各品种项下的规定。

【总固体】含糖、蜂蜜的酒剂照第一法检查，不含糖、蜂蜜的酒剂照第二法检查，应符合规定。

第一法　精密量取供试品上清液 50ml，置蒸发皿中，水浴上蒸至稠膏状，除另有规定外，加无水乙醇搅拌提取 4 次，每次 10ml，滤过，合并滤液，置已干燥至恒重的蒸发皿中，蒸至近干，精密加入硅藻土 1g（经 105℃ 干燥 3 小时，移置干燥器中冷却 30 分钟），搅匀，在 105℃ 干燥 3 小时，移置干燥器中，冷却 30 分钟，迅速精密称定重量，扣除加入的硅藻土量，遗留残渣应符合各品种项下的有关规定。

第二法　精密量取供试品上清液 50ml，置已干燥至恒重的蒸发皿中，水浴上蒸干，在 105℃ 干燥 3 小时，移置干燥器中，冷却 30 分钟，迅速精密称定重量，遗留残渣应符合各品种项下的有关规定。

【甲醇量】照甲醇量检查法（通则 0871）检查，应符合规定。

【装量】照最低装量检查法（通则 0942）检查，应符合规定。

【微生物限度】照非无菌产品微生物限度检查：微生物计数法（通则 1105）和控制菌检查法（通则 1106）及非无菌药品微生物限度标准（通则 1107）检查，除需氧菌总数每 1ml 不得过 500cfu，霉菌和酵母菌总数每 1ml 不得过 100cfu 外，其他应符合规定。

2. 酊剂的质量评定 按照《中国药典》2020 年版（四部）酊剂质量检查的有关规定，酊剂需要进行如下方面的质量检查。

【外观】酊剂应为澄清液体，久置产生沉淀时，在乙醇量和有效成分含量符合各品种项下规定的情况下，可滤过除去沉淀。

【乙醇量】照乙醇量测定法（通则 0711）测定，应符合各品种项下的规定。

【甲醇量】照甲醇量检查法（通则 0871）检查，应符合规定。

【装量】照最低装量检查法（通则 0942）检查，应符合规定。

【微生物限度】照非无菌产品微生物限度检查：微生物计数法（通则 1105）和控制菌检查法（通则 1106）及非无菌药品微生物限度标准（通则 1107）检查，应符合规定。

四、实例解析

三两半药酒

【处方】当归 100g　炙黄芪 100g　牛膝 100g　防风 50g

【制法】以上四味，粉碎成粗颗粒，用白酒 2400ml 与黄酒 8000ml 的混合液作溶剂，浸渍 48 小时后，缓缓渗漉，收集渗漉液，加蔗糖 840g，搅拌使溶解后静置，滤过，即得。

【性状】本品为黄棕色的澄清液体；气香，味微甜、微辛。

【功能与主治】益气活血，祛风通络。用于气血不和、感受风湿所致的痹病，症见四肢疼痛、筋脉拘挛。

【用法与用量】口服，一次 30～60ml，一日 3 次。

【注意】高血压患者慎服；孕妇忌服。

【贮藏】密封，置阴凉处。

【检查】

1. 乙醇量应为 20%～25%。

2. 总固体不得少于 1.0%（通则 0185 第一法）。

3. 其他应符合酒剂项下有关的各项规定（通则 0185）。

【处方工艺分析】本制剂是通过渗漉法制成的酒剂。方中饮片具有祛风除湿、活血通络功能，利用白酒作溶剂，既能使药用成分易于溶出，又能起到助长药效的作用；黄酒的含醇量低，可以增加成品的服用剂量。

【制备过程注意事项】因蔗糖易溶于白酒和黄酒的混合物，故蔗糖应在药用成分浸提完成后加入；渗漉速度，以每分钟 1~3ml 的速度缓缓渗漉为宜。

正骨水

【处方】九龙川　木香　海风藤　土鳖虫　豆豉姜　猪牙皂　香加皮　莪术　买麻藤　过江龙　香樟　徐长卿　降香　两面针　碎骨木　虎杖　羊耳菊　五味藤　千斤拔　朱砂根　横经席　穿壁风　鹰不扑　草乌　薄荷脑　樟脑

【制法】以上二十六味，除徐长卿、两面针、降香、薄荷脑、樟脑及部分五味藤外，其余九龙川等二十味及剩余的五味藤，置回流提取罐中，加入乙醇 1000ml 及水适量，密闭，加热回流提取 7 小时后，进行蒸馏，收集蒸馏液约 1200ml。徐长卿、两面针、降香及五味藤等分别粉碎成粗粉，加入上述蒸馏液中，搅匀，浸渍 48 小时。取浸渍液，加入薄荷脑、樟脑，搅拌使溶解，滤过，调整总量至 1000ml，即得。

【性状】本品为棕红色的澄清液体；气芳香。

【功能与主治】活血祛瘀，舒筋活络，消肿止痛。用于跌打扭伤，骨折脱位以及体育运动后消除疲劳。

【用法与用量】用药棉蘸药液轻搽患处；重症者用药液湿透药棉敷患处 1 小时，每日 2~3 次。

【注意】忌内服；不能搽入伤口；用药过程中如有瘙痒起疹，暂停使用。

【规格】每瓶装 12ml、30ml、45ml、88ml。

【贮藏】密封，置阴凉处。

【检查】

1. 乙醇量应为 56%~66%（通则 0711）。

2. 其他应符合酊剂项下有关的各项规定（通则 0120）。

【处方工艺分析】本制剂是根据饮片性质用回流法、浸渍法及溶解法制成的酊剂。方中薄荷脑、樟脑为芳香性饮片，属细料药，故通过溶解技术使其溶于乙醇中；徐长卿、两面针、降香及五味藤也含芳香性成分，但含纤维较重，故采用浸渍技术浸提药用成分；其他饮片用回流技术浸提，再将浸提液进行蒸馏，目的是保证成品的澄明度达到规定要求。

【制备过程注意事项】操作中注意回流浸提的时间、蒸馏液的收集量、徐长卿等四味药的粉碎程度，调整总量至 1000ml。

实训十六　酒剂的制备

一、实训目的

1. 能熟练运用渗漉法进行酒剂的制备。

2. 能对酒剂的质量作出评价。

3. 能按清场规程进行清场工作。

二、实训条件

1. 实训场地 实验室、实训车间。

2. 实训仪器与设备 渗漉筒（500ml）、磨塞广口瓶（500ml）、木槌、接收瓶（500ml）、量杯（500ml）、酒精计、200目筛网、灌装设备、量盅、普通天平、玻璃瓶或塑料瓶、脱脂棉、滤纸、胶塞、托盘天平、水浴锅、分析天平等。

3. 实训材料 白酒、黄酒、纯化水、当归、炙黄芪、牛膝、防风等。

三、实训内容和步骤

（一）实训内容

三两半药酒

【处方】见酒剂实例解析。

（二）实训步骤

【制法】、【检查】见酒剂实例解析。

四、实训考核

酒剂实训操作技能评定考核的具体内容见表3-11。

表3-11 酒剂实训操作技能评定考核表

班级： 姓名： 学号：

考核内容		实训考核点	分值	实得分
准备工作 （分值10%）		着装及个人卫生符合规定	2	
		正确选用技能操作设备	5	
		检查确认操作仪器和设备性能良好	3	
操作（分值60%）	备料	称量准确	2	
		选用适宜的粉碎度	3	
	浸提	正确选用渗漉装置	5	
		正确安装渗漉装置	10	
		渗漉速度控制正确	5	
	静置、过滤	过滤装置选择正确	5	
		过滤方法正确	10	
		滤液澄清无沉淀	5	
		蔗糖溶解方法正确	5	
		药液静置沉淀、过滤	5	
	灌装	灌注操作正确，剂量准确	5	

续表

考核内容	实训考核点	分值	实得分
清场（分值10%）	场地、仪器和设备清洁	5	
	清场记录填写准确完整	5	
操作记录（分值10%）	记录填写准确完整	5	
	质量标准符合规定	5	
其他（分值10%）	正确回答考核人员提出的问题	10	
合计		100	

考核教师：　　　　　　　　　　　　　　　　考核时间：　　年　　月　　日

自测题

目标检测

一、单项选择题

1. 饮片用蒸馏酒提取制成的澄清液体制剂称为（　　）。
   A. 酒剂　　　　　B. 酊剂　　　　　C. 流浸膏剂　　　　D. 浸膏剂

2. 原料药物用规定浓度的乙醇提取或溶解而制成的澄清液体制剂称为（　　）。
   A. 酒剂　　　　　B. 酊剂　　　　　C. 流浸膏剂　　　　D. 浸膏剂

3. 十滴水是（　　）。
   A. 酒剂　　　　　B. 酊剂　　　　　C. 流浸膏剂　　　　D. 浸膏剂

4. 酒剂制备的工艺流程为（　　）。
   A. 分装→提取→静置、过滤→备料→包装与贮存
   B. 备料→静置、过滤→浸出→分装→包装与贮存
   C. 备料→提取→静置、过滤→分装→包装与贮存
   D. 浸出→分装→静置、过滤→备料→包装与贮存

5. 需要测定总固体的制剂是（　　）。
   A. 酒剂　　　　　B. 酊剂　　　　　C. 流浸膏剂　　　　D. 浸膏剂

二、多项选择题

1. 酒剂中可以加入（　　）。
   A. 蜂蜜　　　　　B. 蔗糖　　　　　C. 单糖浆　　　　D. 冰糖
   E. 乙醇

2. 酊剂可用的制备方法有（　　）。
   A. 煎煮法　　　　B. 渗漉法　　　　C. 溶解法　　　　D. 稀释法
   E. 浸渍法

3. 酒剂可用的制备方法有（　　）。
   A. 煎煮法　　　　B. 渗漉法　　　　C. 溶解法　　　　D. 稀释法

E. 浸渍法

4. 需要测定乙醇量的制剂有（　　　）。

A. 酒剂　　　　　　B. 酊剂　　　　　　C. 浸膏剂　　　　　　D. 汤剂

E. 合剂

5. 需要测定甲醇量的制剂有（　　　）。

A. 酒剂　　　　　　B. 酊剂　　　　　　C. 浸膏剂　　　　　　D. 汤剂

E. 合剂

任务四　煎膏剂的制备

PPT

岗位情景模拟

情景描述　近年来，在冬季进补时节，煎膏盛行，对煎膏剂的需求量明显增加。为此，某制药有限公司将重启六味地黄膏的生产。如果你是煎膏剂工，你将如何组织生产？

分析　1. 你将按照什么流程进行生产？

　　　　2. 炼蜜和收膏标准如何判断？

一、认识煎膏剂

煎膏剂，又叫膏滋，是饮片用水煎煮，取煎煮液浓缩，加炼蜜或糖（或转化糖）制成的半流体制剂。主要供内服。具有味甜可口、服用方便、易于贮存的特点；多用于慢性疾病或体质虚弱患者的治疗，也适于小儿用药。在冬季，中医临床常将润肺止咳、活血调经、滋补身体以及延缓衰老方剂制成煎膏剂应用。《中国药典》2020 年版（一部）收载有川贝雪梨膏、龟鹿二仙膏、养阴清肺膏等煎膏剂。

二、煎膏剂制备技术

煎膏剂用煎煮法制备。

1. 煎膏剂制备的工艺流程　备料→煎煮浓缩→加糖收膏→质检→包装。

2. 煎膏剂制备的常用设备　煎煮设备、渗漉设备、灌装设备。

3. 物料准备

（1）原料准备　按处方将炮制合格的饮片，称量配齐。

新鲜果品类药物如梨、桑椹等应先去果核等非药用部位，洗净后压榨取汁，另器保存，果渣与其他饮片一同煎煮。

胶类药材如阿胶、鹿角胶等烊化成胶液，在加糖前加入清膏中。

细料药如川贝母等应粉碎成细粉，收膏后待晾膏冷却后加入煎膏中搅匀。

不耐久煎的饮片可用渗漉法浸出药用成分备用，残渣与其他饮片一同煎煮。

（2）辅料准备　煎膏剂中常用辅料为：蜂蜜、蔗糖、冰糖、红糖、饴糖。糖的种类和品质不同，制成的煎膏剂质量及效用也有差异。

你知道吗

煎膏说糖

蜂蜜：为蜜蜂科昆虫中华蜜蜂或意大利蜜蜂所酿的蜜。蜂蜜具有补中，润燥，止痛，解毒功效，用于制备补益润燥、解毒的处方。

蔗糖：又有白砂糖和白绵糖之分。白绵糖由于含有部分的果糖，所以味较甜，但有一定的吸湿性。蔗糖具有润肺生津、和中益脾、舒缓肝气的功效，用于制备寒凉清解的处方。

冰糖系结晶性的蔗糖，质量优于白砂糖，用于制备清咽、滋阴的处方。

红糖：又称红砂糖、黄糖。是一种未经提纯的糖，其营养价值比白糖高，每100g红糖中，含钙90mg、铁4mg，为白糖的3倍。此外，红糖还含有维生素A、B_1、B_2等多种维生素及锰、锌、铬等微量元素。红糖具有补血、破瘀、舒肝、祛寒等功效，用于制备活血化瘀、祛风散寒、解肌发汗的处方。

饴糖：又称麦芽糖，是由淀粉或谷物经大麦芽浆作催化剂，使淀粉水解、转化，然后浓缩而制成的一种稠厚液态糖。饴糖具有补脾益气、缓急止痛功效，用于制备健脾益胃处方。

煎膏剂用的各种糖，在有水分存在的情况下，都有不同程度的发酵变质，尤以饴糖为甚，因此在加入清膏前均应炼制，其目的在于除去杂质及部分水分，杀死微生物及酶，防止"返砂"（煎膏剂制成后出现糖的结晶的现象）。

蜂蜜的炼制：详见蜜丸项下。

蔗糖的炼制：取蔗糖放入锅中，加少量水，加热熔化，继续加热炼至色转成金黄色，取少量入冷水中取出，用牙咬即碎，不粘牙，再加适量水继续加热炼制使糖液呈金黄色，透明，清亮，即得。

冰糖的炼制：冰糖的含水量较少，炼制时间宜短，且应在开始炼制时加适量水，以免引起焦糊。

饴糖的炼制：饴糖的含水量较多，炼制时可不加水，炼制时间较长。

红糖的炼制：红糖含杂质较多，转化后一般加糖量2倍水稀释，静置适当时间，除去沉淀备用。

4. 煎膏剂制备要点

（1）煎煮浓缩要求　饮片按各品种项下规定的方法煎煮，滤过，滤液浓缩至规定的相对密度，即得清膏。

（2）清膏　按规定量加入炼蜜或糖（或转化糖）收膏；或需加饮片细粉，待冷却至80℃左右加入，搅拌混匀。除另有规定外加炼蜜或糖（或转化糖）的量，一般不超过清膏量的3倍。

（3）收膏　一般是夏天宜老、冬天宜嫩。收膏的标准经验判定是夏天挂旗（图3-8）、冬天挂丝（图3-9）；手捻现筋丝；滴于冷水中不散但不成珠状；滴于桑皮纸上周围不现水迹即可。《中国药典》2020年版（四部）规定用相对密度控制煎膏剂的黏稠度。

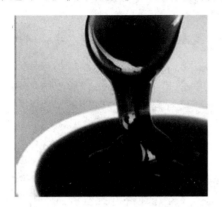

图3-8　挂旗

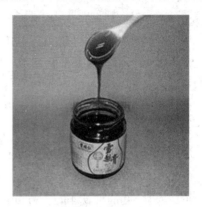

图3-9　挂丝

（4）灌装　煎膏剂熬制完成后及时灌装入已灭菌的包装容器，晾膏，冷却后加盖密封。

你知道吗

桑皮纸

用桑树皮为原料制作的纸张，主产于我国安徽和新疆。其特点是柔嫩、防虫、拉力强、不褪色、吸水力强，主要用于书画、装裱、包扎纸币、制伞、制鞭炮和文化工艺品。

三、煎膏剂的生产与质量控制

（一）生产过程质量控制

1. 操作室内压力应大于室外压力；提取、浸渍、渗漉岗位操作室要求洁净度达C级；收膏岗位操作室要求洁净度达C级或B级；灌封岗位操作室要求洁净度达B级或C级，温度18~26℃。

2. 在工艺员的指导下，依照生产指令准确称取净饮片，并按生产工艺要求进行适当粉碎，分出粗细粉，分别放置备用。

3. 投料后，严格按工艺规程所规定的加水量、煎煮时间与煎煮次数、渗漉时间与渗漉温度（压力）、渗漉次数进行操作。浓缩时应注意控制好火力大小，防止焦糊。

4. 精制操作应注意选择适宜的方法与设备。

5. 生产过程中的物料应有标示。

6. 操作完毕应按GMP要求进行清场处理。

（二）质量评定

按照《中国药典》2020年版（四部）煎膏剂质量检查的有关规定，煎膏剂需要进行如下方面的质量检查。

【外观】煎膏剂应无焦臭、无异味、无糖的结晶析出。

【相对密度】除另有规定外，取供试品适量，精密称定，加水约 2 倍，精密称定，混匀，作为供试品溶液。照相对密度测定法（通则 0601）测定，按下式计算，应符合各品种项下的有关规定。

$$供试品相对密度 = \frac{W_1 - W_1 \times f}{W_2 - W_1 \times f}$$

式中，W_1 为比重瓶内供试品溶液的重量，g；W_2 为比重瓶内水的重量，g；

$$f = \frac{加入供试品中的水重量}{供试品重量 + 加入供试品中的水重量}。$$

凡加饮片细粉的煎膏剂，不检查相对密度。

【不溶物】取供试品 5g，加热水 200ml，搅拌使溶化，放置 3 分钟后观察，不得有焦屑等异物。

加饮片细粉的煎膏剂，应在未加入药粉前检查，符合规定后方可加入药粉。加入药粉后不再检查不溶物。

【装量】照最低装量检查法（通则 0942）检查，应符合规定。

【微生物限度】照非无菌产品微生物限度检查：微生物计数法（通则 1105）和控制菌检查（通则 1106）及非无菌药品微生物限度标准（1107）检查，应符合规定。

四、实例解析

川贝雪梨膏

【处方】梨清膏 400g　麦冬 100g　川贝母 50g　百合 50g　款冬花 100g

【制法】以上五味，梨清膏系取鲜梨，洗净，压榨取汁，梨渣加水煎煮 2 小时，滤过，滤液与上述梨汁合并，静置 24 小时，取上清液，浓缩成相对密度 1.30（90℃）。川贝母粉碎成粗粉，用 70% 乙醇作溶剂，浸渍 48 小时后进行渗漉，收集渗漉液，回收乙醇，备用；药渣与其余麦冬等三味加水煎煮二次，第一次 4 小时，第二次 3 小时，合并煎液，滤过，滤液静置 12 小时，取上清液，浓缩至适量，加入上述川贝母渗漉液及梨清膏，浓缩至相对密度为 1.30（90℃）的清膏。每 100g 清膏加入用蔗糖 400g 制成的转化糖，混匀，浓缩至规定的相对密度，即得。

【性状】本品为棕黄色的稠厚半流体，味甜。

【功能与主治】润肺止咳，生津利咽。用于阴虚肺热，咳嗽，喘促，口燥咽干。

【用法与用量】口服，一次 15g，一日 2 次。

【注意】忌辛辣食物。

【贮藏】密封。

【处方工艺分析】本制剂是用煎煮技术浸提加炼蜜制成的煎膏剂。款冬花、百合、麦冬均为甘寒养阴清润之品，都有生津利咽润肺作用，蔗糖的转化糖在处方中作辅料。

【制备过程注意事项】 注意加水量及煎煮时间、煎煮次数；浓缩时注意火力大小的变化，开始用大火，浓缩至 1∶1 后改用小火，直至相对密度为 1.3（90℃）；收膏应用小火，防止焦糊。

实训十七　煎膏剂的制备

一、实训目的

1. 能熟练运用煎煮法进行煎膏剂的制备。
2. 会根据要求进行蜂蜜的制备。
3. 能对煎膏剂的质量作出评价。
4. 能按清场规程进行清场工作。

二、实训条件

1. 实训场地　实验室、实训车间。

2. 实训仪器与设备　具塞量筒（500ml）、比重计、电磁炉、不锈钢锅、不锈钢盆、200 目筛网、量盅、电子天平、煎药机、敞口夹层锅、包装瓶（玻璃或塑料）等。

三、实训内容和步骤

（一）实训内容

六味地黄膏

【处方】 熟地黄 320g　山茱萸（制）160g　牡丹皮 120g　山药 160g　茯苓 120g
泽泻 120g

（二）实训步骤

1. 准备工作

（1）检查清场合格证、设备清洁合格证、设备状态卡。

（2）做好生产用具的清洁及消毒等预处理工作。

2. 操作

（1）物料准备　按生产指令领取、称量处方饮片和辅料，核对名称、用量、批号、规格及检验合格证。

（2）煎煮　按煎煮法操作要求，加水煎煮三次，第一、二次各 2 小时，第三次 1 小时，合并煎液，滤过，静置。

（3）浓缩　取上清液，置适宜浓缩设备中，先以武火加热至沸，捞除泡沫，药液变浓时，改用文火，保持微沸，不断搅拌，防止焦化，浓缩至蘸取少许滴于桑皮纸上检视无水迹或相对密度为 1.28～1.32（85℃）的清膏。

（4）炼蜜　按蜜丸的制备任务中炼蜜的方法，炼至中蜜。

（5）收膏　取清膏3倍量的炼蜜加入清膏中，搅拌均匀，微炼，除沫，达收膏程度。

（6）灌装　六味地黄膏检验合格后，待冷至室温，除去上层的少许泡沫，调整至规定装量，并连续测量3瓶，装量全部合格，方可开始灌装、密封。

（7）贴签入库　成品经各项检验合格后，贴签入库，填好登记表。

3. 清场　配制灌装完毕应及时按《清场标准操作规程》清场，填写清场记录、清场合格证。

4. 检查

（1）外观　棕色稠厚的半流体；味甜、微酸。无焦臭、异味，无糖的结晶析出。

（2）相对密度见煎膏剂的质量控制，应不低于1.10。

四、实训考核

煎膏剂实训操作技能评定考核的具体内容见表3-12。

表3-12　煎膏剂实训操作技能评定考核表

班级：　　　　　　　　　　　　姓名：　　　　　　　　　学号：

考核内容		实训考核点	分值	实得分
准备工作（分值10%）		着装及个人卫生符合规定	2	
		正确选用操作仪器与设备	5	
		检查确认操作仪器和设备状态	3	
操作（分值60%）	备料	称量准确	5	
	煎煮、浓缩	煎煮方法正确	10	
		浓缩操作方法正确	10	
	加糖、收膏	清膏标准符合规定	5	
		炼蜜制备符合规定	10	
		收膏操作方法正确，标准符合规定	10	
	包装	容器清洁、干燥、灭菌	5	
		冷后灌装，忌沾生水	5	
清场（分值10%）		场地、仪器和设备清洁	5	
		清场记录填写准确完整	5	
操作记录（分值10%）		记录填写准确完整	5	
		质量标准符合规定	5	
其他（分值10%）		正确回答考核人员提出的问题	10	
合计			100	

考核教师：　　　　　　　　　　　　　　　考核时间：　　年　　月　　日

目标检测

一、单项选择题

1. 煎膏剂的工艺过程有一个很重要的步骤即收膏，此时加入糖或蜜，其用量一般不超过清膏量的（　　）。

A. 1 倍 　　　　B. 2 倍 　　　　C. 3 倍 　　　　D. 5 倍

2. 煎膏剂的制备方法主要采用（　　）。

A. 煎煮法 　　　　B. 渗漉法 　　　　C. 浸渍法 　　　　D. 回流法

3. 煎膏剂制备的工艺流程为（　　）。

A. 备料→加糖收膏→煎煮浓缩→包装

B. 煎煮浓缩→加糖收膏→备料→包装

C. 备料→煎煮浓缩→加糖收膏→包装

D. 包装→备料→煎煮浓缩→加糖收膏

4. 糖结晶析出的现象称为（　　）。

A. 返潮 　　　　B. 返砂 　　　　C. 返油 　　　　D. 吸潮

5. 煎膏剂炼糖的主要目的在于（　　）。

A. 除去杂质 　　　　B. 杀灭微生物 　　　　C. 减少水分 　　　　D. 防止返砂

二、多项选择题

1. 关于煎膏剂叙述正确的是（　　）。

A. 多用于慢性病的治疗

B. 口感好

C. 含挥发性成分的饮片制成该剂型效果更好

D. 煎膏剂必须加入辅料炼蜜或转化糖

E. 煎膏剂主要供内服

2. 可用做煎膏剂辅料的是（　　）。

A. 蜂蜜 　　　　B. 蔗糖 　　　　C. 冰糖 　　　　D. 红糖

E. 饴糖

3. 煎膏剂的收膏标准经验判断是（　　）。

A. 夏天挂旗 　　　　　　　　B. 冬天挂丝

C. 手捻现筋丝 　　　　　　　D. 滴于冷水中不散

E. 滴于桑皮上周围不现水迹

4. 《中国药典》2020 年版四部通则规定，煎膏剂应做以下质量检查（　　）。

A. 外观 　　　　B. 装量 　　　　C. 不溶物 　　　　D. 相对密度

E. 溶解度

5. 凡加饮片细粉的煎膏剂，加入饮片细粉后不再检查（　　　）。

　　A. 外观　　　　　B. 相对密度　　　　C. 不溶物　　　　D. 装量

　　E. 微生物限度

任务五　糖浆剂的制备

PPT

岗位情景模拟

情景描述　糖浆剂味甜，口感好，尤其适合儿童和老年人使用，在止咳化痰、健胃消食、滋补身体等方面常常使用。在秋冬季节，咳嗽患者较多，某公司为满足市场需求，拟恢复糖浆剂的生产，作为生产负责人，你将如何解读生产规程，组织生产？

分析　1. 你将按照什么方法进行生产？

　　　　2. 生产中需重点注意哪些要点？

一、认识糖浆剂

糖浆剂是指含有原料药物的浓蔗糖水溶液。外观为黏稠状，供内服。除另有规定外，中药糖浆剂含蔗糖量应不低于 45%（g/ml）。

糖浆剂具有味甜、量小、服用方便、吸收较快等特点。糖浆剂中富含糖和芳香剂等能掩盖药物的不良气味，改善口感，易于服用，特别适于儿童和老年人用药，但糖尿病患者禁用。《中国药典》2020 年版一部收载有小儿止咳糖浆、川贝枇杷糖浆、消食退热糖浆、五味子糖浆等糖浆剂品种。

根据其组成及应用，糖浆剂可分为单糖浆、芳香糖浆和药用糖浆（表 3 – 13）。

表 3 – 13　糖浆剂的种类、组成及应用

种类	组成	应用
单糖浆	蔗糖的近饱和水溶液，浓度 85%（g/ml）或 64.72%（g/g）	配制药用糖浆；其他口服液体制剂的矫味剂、助悬剂；丸剂、片剂的黏合剂及包糖衣的物料
芳香糖浆	芳香物质或果汁与浓蔗糖水溶液	矫味剂（如橙皮糖浆等）
药用糖浆	药物或提取物与浓蔗糖水溶液	疾病治疗（川贝枇杷糖浆等）

二、糖浆剂制备技术

糖浆剂可用热溶法、冷溶法和混合法制备。

1. 糖浆剂制备的工艺流程　备料→饮片的提取→精制与浓缩→配制与过滤→灌装与压盖→包装与贮存。

2. 糖浆剂制备的常用设备　常用设备见图 3 – 10、3 – 11、3 – 12、3 – 13。

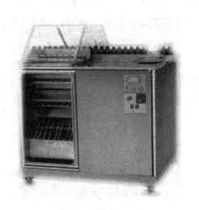

图 3 - 10　转鼓洗瓶机

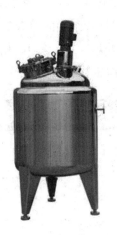

图 3 - 11　配制罐

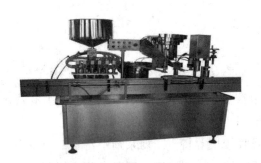

图 3 - 12　灌装压盖机

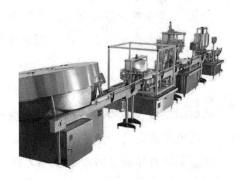

图 3 - 13　洗灌封联动机

3. 配制方法　糖浆剂的配制方法根据饮片性质的不同有下列几种。

（1）**热溶法操作步骤**（图 3 - 14）　此法适用于单糖浆、遇热稳定药物的糖浆、不含挥发性成分的糖浆、有色糖浆的制备。不适用于含有机酸糖浆剂的制备。

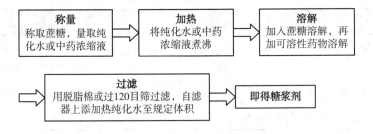

图 3 - 14　热溶法操作步骤

（2）**冷溶法操作步骤**（图 3 - 15）　此法适用于单糖浆、含挥发油或挥发性成分药物的糖浆剂。

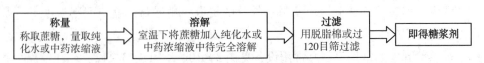

图 3 - 15　冷溶法操作步骤

（3）混合法操作步骤（图3-16） 此法尤其适用于中药糖浆剂。

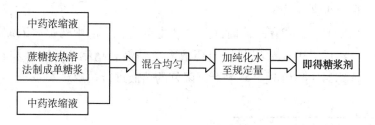

图3-16 混合法操作步骤

（4）三种配制方法的优缺点 如表3-14所示。

表3-14 三种配制方法的优缺点

配制方法	优点	缺点
热溶法	①蔗糖溶解速度快，易于过滤澄清；②加热可杀死微生物，产品易于保存	加热时间和温度不易控制，时间过长或温度过高会导致转化糖含量增加，成品颜色加深如配制单糖浆颜色发黄
冷溶法	成品色泽较浅或呈无色，含转化糖少	糖溶解时间较长，生产过程易受微生物污染，不利于产品保存，故较少应用
混合法	质量易控制，大多数中药糖浆剂用此法制备	操作步骤复杂

注意：①糖浆剂配制均应在无菌环境中操作；②若需加入挥发性物质，则应将糖浆剂冷却至适当温度方可加入；③生产中宜用蒸汽夹层锅加热，温度和时间应严加控制。

你知道吗

糖浆剂的防腐

糖浆剂中富含糖等营养成分，除应在制备过程中防止微生物污染外，还常添加适量的防腐剂（苯甲酸盐、山梨酸盐、羟苯酯类等），其用量详见糖浆剂制备要点。为增强防腐效果，可使用混合防腐剂，同时控制好糖浆剂的pH。

4. 糖浆剂制备要点

（1）容器清洗 糖浆剂的容器可以用有刻度的玻璃瓶或塑料瓶，用前先用纯化水淋洗或超声波洗涤，红外线干燥或灭菌处理，检验合格后备用。

（2）中药浓缩液制备 饮片应按各品种项下规定的方法提取、精制、浓缩至一定体积。除另有规定外，含有挥发性成分的饮片宜先提取挥发性成分后再与余药共同煎煮。

（3）化糖 按处方称取符合《中国药典》2020年版标准的药用蔗糖，加入适量的纯化水，加热煮沸搅拌，使溶解，过滤即可（加热时间不能太久）。

（4）混合 上述饮片的浓缩液与糖浆混合均匀。根据需要可加入适宜的附加剂。①防腐剂：山梨酸和苯甲酸的用量不得超过0.3%（其钾盐、钠盐的用量分别按酸计），羟苯酯类的用量不得超过0.05%；②pH调节剂、芳香剂等：其品种与用量应符合国家标准的有关规定，不影响成品的稳定性，并避免对检验产生干扰；③必要时可加入适量的乙醇、甘油或其他多元醇。

（5）精制糖浆剂 在贮存一段时间后会产生沉淀，是因中药提取浓缩液中存在着高分子和小颗粒物质，因此，配制好的药液需要精制。精制方法为：将药液在 10 ~ 20℃条件下，静置 24 ~ 48 小时，将静置沉降好的药液进行精滤。

你知道吗

糖浆剂中沉淀物的分析与处理

沉淀物为无效成分，则应加强分离予以除去。沉淀物是工艺规定药材细粉，则可选用少量琼脂、明胶等作助悬剂或酌加适量稳定剂如甘油等。对提取液中的高分子物质和热溶冷沉物质，不能简单地将其视为"杂质"加以除去，而应加入适量表面活性剂，既能使某些难溶性物质溶解度增加，又可阻止高分子胶态粒子聚集。目前在生产中采用壳聚糖、101 果汁澄清剂、ZTC 1 + 1 天然澄清剂等方法来精制糖浆，以防止在贮存过程中析出沉淀，保证糖浆剂的质量。

三、糖浆剂的生产与质量控制

（一）生产过程质量控制

1. 生产环境要求 操作室内压力应大于室外压力；灌装前物料的准备、轧盖、产品配制和过滤（指浓配或采用密闭系统的稀配）以及玻璃瓶或塑料瓶清洗、干燥、灭菌、煎煮浓缩岗位操作室要求洁净度达 C 级；灌封岗位操作室要求洁净度达 B 级或 C 级，控制温度 18 ~ 26℃、相对湿度 45% ~ 65%。

2. 工作人员要求 进岗前按规定着装，做好操作前的一切准备工作。根据生产指令按规定程序领取原辅料，核对糖浆剂制备所需物料的品名、规格、产品批号、数量、生产企业名称、物理外观、检验合格证等。严格按工艺规程及各岗位标准操作程序进行操作。生产完毕，按规定进行物料移交，并认真填写岗位记录及生产记录。工作期间，严禁串岗、脱岗，不得做与本岗位无关之事。工作结束或更换品种时，严格按本岗位清场 SOP 进行清场，经质监员检查合格后，挂标识牌。注意设备保养，经常检查设备运转情况，操作时发现故障及时排除并上报。

3. 物料要求 严格按工艺规程及各岗位标准操作程序进行原辅料处理，通过物料通道传递。生产过程中的物料应有标示，并按规定存放。

4. 设备设施要求 洗瓶室、配液室、灌封室所在的厂房内应安装地漏、清洗等设施。洗瓶机、配液罐和灌封机等配套设备及工艺的技术参数应经验证确认。

（二）质量评定

按照《中国药典》2020 年版（四部）糖浆剂质量检查的有关规定，糖浆剂需要进行如下方面的质量检查。

【外观】除另有规定外，糖浆剂应澄清。在贮存期间不得有发霉、酸败、产生气体或其他变质现象；允许有少量摇之易散的沉淀。

【相对密度】照相对密度测定法（通则0601）检查，应符合各品种项下的规定。

【pH】照 pH 测定法（通则0631）检查，应符合各品种项下的规定。

【装量】单剂量灌装的糖浆剂，照下述方法检查应符合规定。

检查法　取供试品 5 支，将内容物分别倒入经标化的量入式量筒内，尽量倾净。在室温下检视，每支装量与标示装量相比较，少于标示装量的不得多于 1 支，并不得少于标示装量的 95%。

多剂量灌装的糖浆剂，照最低装量检查法（通则0942）检查，应符合规定。

【微生物限度】除另有规定外，照非无菌产品微生物限度检查：微生物计数法（通则1105）和控制菌检查法（通则1106）及非无菌药品微生物限度标准（通则1107）检查，应符合规定。

四、实例解析

川贝枇杷糖浆

【处方】川贝母流浸膏 45ml　桔梗 45g　枇杷叶 300g　薄荷脑 0.34g

【制法】以上四味，川贝母流浸膏系取川贝母 45g，粉碎成粗粉，用 70% 乙醇作溶剂，浸渍 5 天后，缓缓渗漉，收集初渗漉液 38ml，另器保存，继续渗漉，俟可溶性成分完全漉出，续渗漉液浓缩至适量，与初渗漉液混合，继续浓缩至 45ml，滤过。桔梗和枇杷叶加水煎煮二次，第一次 2.5 小时，第二次 2 小时，合并煎液，滤过，滤液浓缩至适量，加入蔗糖 400g 及防腐剂适量，煮沸使溶解，滤过，滤液与川贝母流浸膏混合，放冷，加入薄荷脑和含适量杏仁香精的乙醇溶液，加水至 1000ml，搅匀，即得。

【性状】本品为棕红色的黏稠液体；气香，味甜、微苦，凉。

【功能与主治】清热宣肺，化痰止咳。用于风热犯肺、痰热内阻所致的咳嗽痰黄或咯痰不爽、咽喉肿痛、胸闷胀痛；感冒、支气管炎见上述证候者。

【用法与用量】口服。一次 10ml，一日 3 次。

【贮藏】密封，置阴凉处。

【处方工艺分析】本方剂型为糖浆剂，热溶法制备。处方中川贝母用乙醇渗漉法提取浓缩得流浸膏，桔梗、枇杷叶用水煎煮制成浓缩液，加入蔗糖煮沸（即热溶法），过滤后与川贝母流浸膏混匀；薄荷脑易挥发加入冷却的糖浆中；杏仁香精的乙醇溶液起矫味作用。

【制备过程注意事项】注意加蔗糖后煮沸温度与时间（至蔗糖全部溶解后立即过滤以免蔗糖转化）、pH 调节，应在 100℃ 30 分钟流通蒸汽或煮沸灭菌。

实训十八　糖浆剂的制备

一、实训目的

1. 能熟练运用溶解法或混合法进行糖浆剂的制备。
2. 会根据要求进行单糖浆的制备。
3. 能对糖浆剂的质量作出评价。
4. 能按清场规程进行清场工作。

二、实训条件

1. 实训场地　实验室、实训车间。

2. 实训仪器与设备　量筒、比重计、电磁炉、不锈钢锅、不锈钢盆、200 目筛网、铁架台、漏斗、电子天平，包装瓶（玻璃或塑料）等

3. 实训材料　纯化水、乙醇、处方饮片、蔗糖、苯甲酸钠、香精等。

三、实训内容和步骤

（一）实训内容

小儿百部止咳糖浆

【处方】百部（蜜制）100g　苦杏仁 50g　桔梗 50g　桑白皮 50g　麦冬 25g　知母 25g　黄芩 100g　陈皮 100g　甘草 25g　天南星（制）25g　枳壳（炒）50g

（二）实训步骤

【制法】以上十一味，加水煎煮二次，第一次 3 小时，第二次 2 小时，合并煎液，滤过，滤液静置 6 小时以上，取上清液，浓缩至适量。另取蔗糖 650g 加水煮沸制成糖浆，与上述浓缩液混匀，煮沸，放冷，加入苯甲酸钠 2.5g 与香精适量，加水至 1000ml，搅匀，静置，滤过，即得。

【性状】本品为棕褐色的黏稠液体；味甜。

【检查】

【相对密度】本品的相对密度（通则 0601）应为 1.26～1.28。

【pH】本品的 pH（通则 0631）应为 4.0～5.0。

四、实训考核

糖浆剂实训操作技能评定考核的具体内容见表 3－15。

表 3 − 15　糖浆剂实训操作技能评定考核表

班级：　　　　　　　　　姓名：　　　　　　　　　学号：

考核内容		实训考核点	分值	实得分
准备工作（分值10%）		着装及个人卫生符合规定	2	
		正确选用技能操作设备	5	
		检查确认操作仪器和设备性能良好	3	
操作（分值60%）	备料	称量准确	5	
	提取	提取方法正确	10	
	浓缩	浓缩操作方法正确	10	
		清膏标准符合规定	5	
	配制	加糖及附加剂溶解符合规定	10	
	灌装	容器清洁、干燥、灭菌	5	
	贮存	密封、避光、干燥贮存	5	
	产品质量	符合标准规定	10	
清场（分值10%）		场地、仪器和设备清洁	10	
记录（分值10%）		记录填写准确完整，摆放整齐	10	
其他（分值10%）		正确回答考核人员提出的问题	10	
合计			100	

考核教师：　　　　　　　　　　　　　考核时间：　　年　　月　　日

目标检测

自测题

一、单项选择题

1.《中国药典》规定，中药糖浆剂的含糖量应不低于（　　）。

　　A. 30%（g/ml）　　　　　　　　　B. 40%（g/ml）

　　C. 45%（g/ml）　　　　　　　　　D. 20%（g/ml）

2. 糖浆剂的制备方法主要采用（　　）。

　　A. 混合法　　　　B. 浸渍法　　　　C. 渗漉法　　　　D. 回流法

3. 蔗糖的近饱和水溶液称为（　　）。

　　A. 药用糖浆　　　B. 单糖浆　　　　C. 矫味糖浆　　　D. 芳香糖浆

4. 糖浆剂配制中使用的水应为（　　）。

　　A. 饮用水　　　　B. 注射用水　　　C. 纯化水　　　　D. 灭菌注射用水

5. 制备单糖浆最常用的方法为（　　）。

　　A. 热溶法　　　　B. 浸渍法　　　　C. 混合法　　　　D. 冷溶法

二、多项选择题

1. 关于单糖浆在制剂中的作用，叙述正确的是（　　）。

A. 药用辅料　　　B. 增稠剂　　　　C. 矫味剂　　　　D. 黏合剂
E. 助溶剂

2. 糖浆剂的制备方法有（　　　　）。
A. 热溶法　　　　B. 浸渍法　　　　C. 混合法　　　　D. 冷溶法
E. 乳化法

3. 根据其组成及应用，糖浆剂可分为（　　　）。
A. 单糖浆　　　　B. 黏合糖浆　　　C. 药用糖浆　　　D. 芳香糖浆
E. 焦糖浆

4. 除另有规定外，糖浆剂应进行以下检查（　　　）。
A. 相对密度　　　B. pH　　　　　　C. 装量　　　　　D. 微生物限度
E. 溶化性

5. 糖浆剂制备的工艺流程包括（　　　）。
A. 备料
B. 饮片的提取、精制与浓缩
C. 配制与过滤
D. 灌封
E. 包装

任务六　中药注射剂的制备

PPT

岗位情景模拟

情景描述　中药注射剂中注射剂原液的配制，安瓿的理瓶、洗瓶、烘瓶，注射剂的灌封都必须严格按照岗位操作标准进行生产操作。如果你是中药针剂工，你能完成中药注射剂的生产吗？

分析　1. 你将按照什么流程进行生产？
2. 如何进行注射剂澄明度的检查？
3. 生产结束后，如何进行清场并填写清场合格证？

一、认识中药注射剂

（一）含义与特点

注射剂系指原料药物或与适宜的辅料制成的供注入体内的无菌制剂。注射剂可分为注射液、注射用无菌粉末与注射用浓溶液等（图 3 – 17）。注射液系指原料药物或与适宜的辅料制成的供注入体内的无菌液体制剂，包括溶液型、乳状液型和混悬型等注射液。可用于皮下注射、皮内注射、肌内注射、静脉注射、静脉滴注、鞘内注射、椎管内注射等。其中，供静脉滴注用的大容量注射液（除另有规定外，一般不小于100ml，生物制品一般不小于50ml）也可称为输液。中药注射剂一般不宜制成混悬型注射液。乳状液型注射液，不得用于椎管内注射。混悬型注射液不得用于静脉注射或椎管内注射。

　　注射用无菌粉末系指原料药物或与适宜辅料制成的供临用前用无菌溶液配制成注射液的无菌粉末或无菌块状物，可用适宜的注射用溶剂配制后注射，也可用静脉输液配制后静脉滴注。以冷冻干燥法制备的注射用无菌粉末，也可称为注射用冻干制剂。注射用无菌粉末配制成注射液后应符合注射剂的要求。

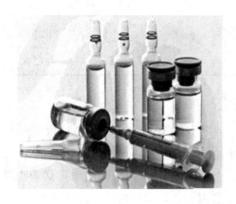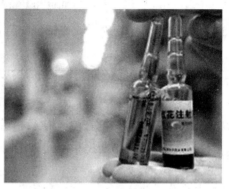

图 3 – 17　注射剂

你知道吗

中药注射剂的发展史

　　柴胡注射液首开中药注射剂之先河。1941 年，根据一二九师卫生部长的建议，由某药厂研究室主任提出了用柴胡制作针剂的主张和设计方案，并牵头研制。经过艰苦工作终于研制出效果良好、无副作用的柴胡注射液。它的问世，不仅为临床提供了一种卓有良效的药品，而且标志着中药注射剂时代的到来，使传统中医药在危急重症领域发挥积极作用的设想成为可能，这对于中药药剂学的完善与发展具有重要的理论价值和实践意义。

　　我国先后研制出板蓝根注射液等二十余种中药注射剂。

　　注射剂药效迅速，作用可靠，可直接以液体形式进入人体。适用于不宜口服的药物，如胃肠道不易吸收、易被消化液破坏或对胃肠道有刺激性的药物；适用于不能口服的患者，如昏迷、抽搐状态或者消化系统疾患，吞咽功能丧失或者有障碍的患者；可发挥定位定向的局部作用，通过关节腔、穴位等部位注射给药，有的能延长药效（缓释），有些可用于临床疾病的诊断。但存在使用不安全、注射时疼痛、用药不方便、生产制造过程复杂、质量控制严格、成本费用较大等缺点。近年来中药注射剂作为新剂型已基本定型，如治疗休克的生脉注射液、参附注射液，治疗冠心病和心绞痛的冠宁注射液、万年青注射液，治疗脑血管病的灯盏花素注射液、脉络宁注射液，镇惊开窍的清开灵注射液，抗菌消炎的茵栀黄注射液等已在临床广泛应用。《中国药典》2020年版（一部）收载有清开灵注射液、止喘灵注射液、灯盏细辛注射液等品种。注射剂的分类见表 3 – 16。

表 3 – 16 注射剂的分类

类型	概念	举例
注射液	包括溶液型、乳状液型注射剂，可用于肌内注射、静脉注射或静脉滴注等。其中，供静脉滴注用的大容量注射液（除另有规定外，一般不小于100ml）也称输液	溶液型如止咳灵注射液等
注射用无菌粉末	临用前用无菌溶液配制成注射液的无菌粉末或无菌块状物	如注射用双黄连
注射用浓溶液	临用前稀释后供静脉滴注用的无菌浓溶液	如清开灵注射液

（二）给药途径

在医疗临床上，注射剂按给药途径可分为皮内注射、皮下注射、肌内注射、静脉注射、脊椎腔注射等。给药途径不同，作用也不相同。

1. 皮内注射　注射于表皮与真皮之间，药物吸收少而慢，一次剂量在 0.2ml 以下，主要用于过敏性试验或疾病诊断，如心脉隆注射液制成的皮试液。

2. 皮下注射　注射于真皮与肌肉之间的松软组织内，通常用量为 1～2ml。皮下注射剂主要是无刺激性水溶液，药物吸收速度稍慢。常用于接种疫苗或疾病治疗。

3. 肌内注射　注射于肌肉组织中，注射部位大都在臀肌或上臂三角肌。一次剂量为 1～5ml。注射用水溶液、油溶液、混悬液及乳浊液均可作肌内注射。油溶性注射剂在肌肉中吸收缓慢而均匀，可起延效作用。

4. 椎管注射　药物注入脊椎四周蛛膜下隙内。每次用量不得超过 10ml，此类注射剂必须与脊椎液等渗，pH 与脊椎液相当，不得添加抑菌剂，质量应严格控制，注入时应缓慢。

5. 静脉注射　静脉注射药效最快，常作急救、补充体液和供营养之用。

此外，还有心内注射、关节内注射、穴位注射、硬膜外注射等。

（三）注射剂的溶剂

注射剂所用溶剂必须安全无害，并与其他药用成分兼容性良好，不得影响活性成分的疗效和质量。一般分为水性溶剂和非水性溶剂。

1. 水性溶剂　水性溶剂最常用的为注射用水，也可用0.9%氯化钠溶液或其他适宜的水溶液。

（1）注射用水　注射用水的制备技术和质量要求见项目一任务五"中药制剂生产的辅助材料"。

（2）0.9% 氯化钠溶液　氯化钠的灭菌水溶液，为无色的澄清液体，pH 应为 4.5～7.0，含重金属不得过千万分之三，氯化钠含量符合规定。

2. 非水性溶剂　非水性溶剂常用植物油，主要为供注射用的大豆油，其他还有乙醇、丙二醇和聚乙二醇等。供注射用的非水性溶剂，应严格限制其用量，并应在各品种项下进行相应检查。

（1）注射用油　某些不溶于水而溶于油或需要在人体内缓慢释放呈现长效作用的药物，制成注射剂时可选用注射用油作溶剂。

①注射用油质量标准　《中国药典》2020年版（四部）规定，注射用油选用的是供注射用大豆油。为淡黄色的澄明液体，无臭或几乎无臭；相对密度为0.916～0.922；折光率为1.472～1.476；碘值为126～140；皂化值为185～195；酸值应不大于0.1。吸光度、过氧化物、不皂化物、棉籽油、碱性杂质、重金属、砷盐、脂肪酸组成、微生物限度、无菌等指标应符合规定。

碘值、皂化值、酸值是评价注射用油质量的重要指标，详见表3-17。

表3-17　注射用油质量的重要指标

指标	含义	意义
碘值	100g油脂与碘起加成反应时所需碘的克数	为油脂脂肪不饱和程度的一种度量（碘值高，则油脂易氧化，不适合注射用）
皂化值	水解1g油脂所需氢氧化钾的毫克数	游离脂肪酸和结合成酯的脂肪酸的总量（辨别油脂种类和纯度）
酸值	中和1g油脂中含有的游离酸所需氢氧化钾的毫克数	反映油脂酸败程度（酸值越大，酸败程度越严重）

②注射用油的精制　植物油在贮存时与空气、光线接触往往会发生复杂的化学变化，产生特异的刺激性臭味，称为酸败。酸败的油脂生成低分子分解产物如醛类、酮类和脂肪酸等，注入体内后会产生刺激性，故凡用于制备注射剂的植物油均应精制。

精制的过程：中和植物油中的游离脂肪酸→洗涤与分离→脱色与除臭→灭菌。

注射用油应贮存于避光密闭的洁净容器中。

（2）乙醇　本品与水、甘油、挥发油等可任意混溶，可供静脉或肌内注射。注射溶剂的乙醇浓度可达50%，但浓度超过10%时可能会有溶血作用或疼痛感。

（3）丙二醇（1，2-丙二醇）　本品与水、乙醇、甘油可混溶，能溶解多种挥发油。供静脉或肌注，用作皮下或肌注时有局部刺激性。与其溶解能力、性质相似的二甘醇不能作药用溶剂，因二甘醇有较强的肾毒性。

（4）聚乙二醇（PEG）　本品与水、乙醇相混合，为无色液体，常用PEG 400用作注射用溶剂。

（四）注射剂的附加剂

《中国药典》2020年版（四部）规定，配制注射剂时，可根据需要加入适宜的附加剂。如pH调节剂、渗透压调节剂、增溶剂、助溶剂、抗氧剂等。

加入附加剂的主要目的是：①增加药物的溶解度；②增加药物的物理和化学稳定性；③提高使用的安全性；④减轻注射时的疼痛；⑤抑制微生物生长。

所用附加剂应不影响药物疗效，避免对检验产生干扰，使用浓度不得引起毒性或明显的刺激性。

1. pH 调节剂 正常人体的血液 pH 在 7.35 ~ 7.45，若血液中 pH 突然改变，对细胞的代谢存在极大危险，可能引起酸中毒或碱中毒，甚至危及生命。由于人体血液缓冲体系等一系列调节机能，正常人体的 pH 基本保持恒定。因此，注射剂的 pH 只要不超过血液的缓冲极限，则可自行调整。一般要求注射剂的 pH 在 4 ~ 9 之间，大剂量的静脉注射剂要尽可能接近正常人体的 pH。

通过调节注射剂的 pH 在适宜范围，可达到增加药物溶解度，提高药物的稳定性，减少对机体的刺激性等目的。常用 pH 调节剂有：盐酸、枸橼酸及盐、氢氧化钠、碳酸氢钠、磷酸氢二钠、磷酸二氢钠等。

2. 渗透压调节剂

（1）等渗溶液的含义与意义 等渗溶液是指与血浆具有相等渗透压的溶液。注入机体内的注射剂一般要求等渗。如 0.9% 的氯化钠溶液（生理盐水）、5% 的葡萄糖溶液属于等渗溶液。

如果血液中注入大量的低渗溶液，就有大量水分子透过血细胞膜进入血细胞内，造成血细胞膨胀甚至破裂，引起溶血现象，患者感到头胀、胸闷等；如果血液中注入大量高渗溶液时，血细胞就会因水分大量渗出而萎缩。一般来说，机体对渗透压有一定的调节功能，但为了不损害组织并利于吸收、减少疼痛，最好能调整成等渗或接近等渗。凡静脉滴注、注入椎管内的注射剂必须等渗。常用的等渗调节剂有氯化钠、葡萄糖等。

（2）等渗调节的计算方法 常用的调整渗透压的计算方法有冰点降低数据法和氯化钠等渗当量法。在此仅介绍冰点降低数据法。

冰点降低数据法 冰点降低数据法调节渗透压的依据是冰点相同的稀溶液具有相等的渗透压。一般情况下，血浆冰点为 -0.52℃，任何溶液冰点降低到 -0.52℃，即与血浆等渗。常用药物水溶液冰点下降度数见表 3 - 18。等渗调节剂的用量可通过式（3 - 1）计算得到。

表 3 - 18 常用药物水溶液冰点下降度数

名称	1%（g/ml） 水溶液冰点降低度/℃
硼酸	0.28
氯化钠	0.58
葡萄糖（含水）	0.091
无水葡萄糖	0.10
磷酸二氢钠（$2H_2O$）	0.202
盐酸普鲁卡因	0.122

$$W = \frac{0.52 - a}{b}$$

（3 - 1）

式中，W 为配制 100ml 等渗溶液需加入等渗调节剂的克数；a 为药物溶液的冰点降低值，若溶液中含有两种或两种以上的物质时，则 a 为各物质冰点降低值的总和；b 为 1%（g/ml）等渗调节剂的冰点降低值。

【实例解析 3-1】 配制 2% 盐酸普鲁卡因溶液 300ml，需加入多少克氯化钠，使成等渗溶液？

解：查表 3-18 得 $b=0.58℃$（1% 氯化钠溶液的冰点降低度），$a=0.122×2$（1% 盐酸普鲁卡因溶液的冰点降低值为 0.122），代入公式（3-1）得：

$$W = \frac{0.52 - 0.122 \times 2}{0.58} = 0.48$$

$$总量 = \frac{0.48}{100} \times 300 = 1.44(g)$$

答：配制 2% 盐酸普鲁卡因溶液 300ml，需加入氯化钠 1.44g 使成等渗溶液。

对于成分不明或查不到冰点降低数据的注射剂（如中药注射剂），可测定药液的冰点降低数据后再按上式计算。

【实例解析 3-2】 配制 50% 金银花注射液 100ml，需加入多少克氯化钠，使成等渗溶液？

解：经测定，50% 金银花注射液的冰点下降度为 0.05℃，代入公式（3-1）得：

$$W = \frac{0.52 - 0.05}{0.58} = 0.81(g)$$

答：配制 50% 金银花注射液 100ml，需加入氯化钠 0.81g 使成等渗溶液。

3. 抑菌剂　多剂量包装的注射液可加入适宜的抑菌剂以确保使用安全。抑菌剂的用量应能抑制注射剂中微生物的生长。加有抑菌剂的注射剂，仍应采用适宜方法灭菌，并应在标签或说明书上注明抑菌剂的种类及浓度。静脉给药与脑池内、硬膜外、椎管内用的注射剂均不得添加抑菌剂。

抑菌剂应符合以下要求：①抑菌效能可靠；②对人体无毒害；③与主药无配禁忌，不影响药效与质量检查；④性质稳定，不易受温度、pH 等因素影响而降低抑菌效果；⑤不与橡胶塞起作用。常用的抑菌剂见表 3-19。

表 3-19　常用的抑菌剂

名称	使用浓度/%	适用条件
苯酚	0.5	偏酸性药液
甲酚	0.3	偏酸性药液
三氯叔丁醇	0.5	偏酸性药液
苯甲醇	1~3	偏碱性药液
羟苯酯类	0.01	偏酸性药液

4. 抗氧剂、金属络合剂与惰性气体　有些药物在配成注射剂后逐渐分解变色、沉淀，减效或失效，甚至产生有毒物质，这些现象往往是由于主药氧化变质所致。一般

通过加入以下附加剂避免或延缓药物的氧化。

（1）抗氧剂　抗氧剂是一类极易氧化的还原性物质，当其与易氧化的主药同时存在时，此还原性物质首先被氧化，从而保护主药不被氧化。常用的抗氧剂见表3-20。

表3-20　常用的抗氧剂

名称	使用浓度/%	适用条件
焦亚硫酸钠	0.05~0.5	偏酸性药液
亚硫酸氢钠	0.05~0.2	偏酸性药液
亚硫酸钠	0.1~0.2	偏碱性药液
硫代硫酸钠	0.1~0.3	偏碱性药液
硫脲	0.05~0.1	常用于抗坏血酸等药物
维生素C	0.05~0.1	偏酸性或微碱性药液
二甲基羟基甲苯	0.005~0.02	油溶性
α-生育酚	0.05~0.075	油溶性，对热和碱稳定

（2）金属络合剂　许多注射剂可因微量金属离子的存在而加速其氧化降解，可通过加入金属络合剂，与溶液中微量金属离子形成稳定的络合物，从而避免金属离子对药物的氧化和催化作用。常用的金属络合剂有依地酸钙钠、依地酸二钠，其浓度为0.01%~0.05%。

（3）惰性气体　惰性气体通入注射剂中可驱除溶解在溶液中的氧和容器空间的氧，防止药物氧化。常用惰性氧体有 N_2 和 CO_2，使用 CO_2 时应注意使药液 pH 降低。

5. 增溶剂和助溶剂　在配制注射剂时，为了增加主药的溶解度，按药典规定可以添加增溶剂或助溶剂。

增溶　某些难溶性药物由于在表面活性剂中形成胶团而使溶解度增大并形成澄清溶液的过程。具有增溶能力的表面活性剂称为增溶剂。常用的增溶剂有聚山梨酯80（吐温-80），主要用于小剂量注射剂，用于静脉注射剂的增溶剂有卵磷脂、泊洛沙姆等。

助溶　难溶性药物由于第三种物质的存在而使溶解度增大并形成澄清溶液的过程。加入的第三种物质称为助溶剂。助溶剂可与溶解度小的药物形成可溶性复合物，如苯甲酸钠咖啡因注射液，其中苯甲酸钠为助溶剂。

6. 局部止痛剂　有些注射剂在皮下和肌肉注射时，对组织产生刺激而引起剧痛，可考滤加入适量的局部止痛剂。常用的局部止痛剂有三氯叔丁醇、苯甲醇、盐酸普鲁卡因和利多卡因等。

7. 乳化剂与助悬剂　乳化剂与助悬剂用于制备性质稳定的乳剂型和混悬型注射剂。常用乳化剂有卵磷脂、豆磷脂和泊洛沙姆等。常用助悬剂有羟丙甲基纤维素。

二、中药注射剂制备技术

（一）小容量注射剂制备技术

小容量注射剂也称水针剂，指装量小于50ml的注射剂，通常采用湿热灭菌法制备。

1. 制备工艺流程 原辅料及安瓿的准备→配液与过滤→灌注与熔封→灭菌与检漏→质量检查→印字包装贮存。

2. 小容量注射剂制备常用设备

（1）安瓿处理常用设备 安瓿的洗涤、甩水、灭菌与干燥所用设备如图3-18、3-19、3-20所示。

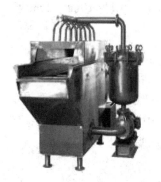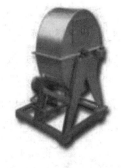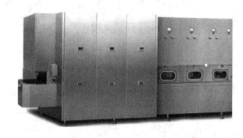

图3-18 安瓿洗瓶机　　图3-19 安瓿甩水机　　图3-20 热风循环隧道式灭菌烘箱

（2）灌封设备 注射剂的常用灌封设备如图3-21、3-22所示。

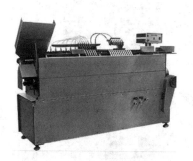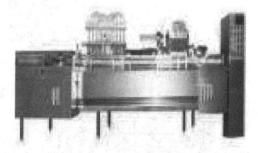

图3-21 安瓿自动灌封机　　　　图3-22 洗灌封联动机

（3）灭菌检漏设备 一般采用灭菌和检漏两用的灭菌器进行，见图3-23。

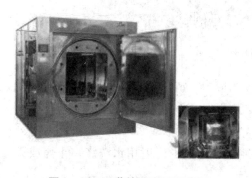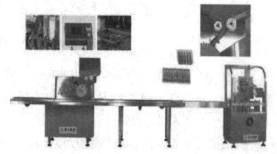

图3-23 灭菌检漏两用灭菌柜　　　图3-24 印字包装联动机

（4）印字包装设备 目前广泛使用的印字包装机，为印字、装盒、贴签及包装等联成一体的印字包装联动机（图 3 - 24），提高了安瓿的印包效率。

3. 小容量注射剂制备要点

（1）容器与处理容器的种类　玻璃安瓿（安瓿的容积通常有 1ml、2ml、5ml、10ml、20ml 等规格，国家标准规定水针剂使用的安瓿一律为曲颈易折安瓿，如图 3 - 25，其标准规格见国家标准 GB2637—1995，安瓿的颜色有无色透明和棕色两种）；抗生素瓶（又称西林瓶，用于分装注射用粉末或结晶性药物。常用容积为 10ml、20ml 两种，配有胶塞，外加铝塑盖压紧，见图 3 - 26）。

安瓿的质量要求：安瓿的质量对注射剂的质量有很大影响。安瓿的质量要求包括无色透明（不得有气泡、麻点及砂粒，以便内容物的检视）；膨胀系数小、耐热性好（能耐受洗涤和灭菌过程中产生的冲击，生产过程中不易冷爆破裂）；足够的物理强度（能耐受热压灭菌时所产生的压力差，生产、运输、贮藏过程中不易破损）；化学稳定性高（不易被药液侵蚀，不改变药液的 pH）；熔点较低（易于熔封）。

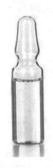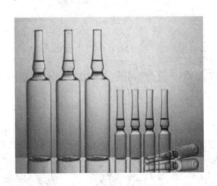

图 3 - 25　玻璃安瓿

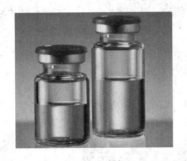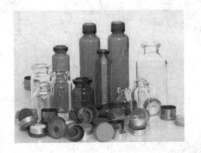

图 3 - 26　西林瓶

安瓿的质量检查：物理检查（外观、尺寸、内应力、清洁度、热稳定性等）；化学检查（如耐酸性、耐碱性检查和中性检查）；装药试验（当安瓿材料变更时，应作装药试验，证明无影响才能应用）。

安瓿的处理：安瓿→灌满纯化水→蒸瓶→纯化水洗涤→注射用水洗涤→干燥或灭菌→洁净安瓿。

洁净空安瓿应存放于柜内，应有净化空气保护，存放时间不应超过 24 小时。

（2）提取与精制　有效成分明确且比较单一的，可选择合适的溶剂与附加剂配成注射剂，如穿心莲注射液、丹皮酚注射液及银黄注射液等。有效成分尚不明确或不完全明确的，特别是一些验方和复方制剂，为了使药用成分在提取中不损失，通常采用水或乙醇提取有效成分，再用适宜的方法尽量除去杂质，制成注射剂，如复方丹参注射液、复方大青叶注射液等。具体方法见项目三任务一。

你知道吗

鱼腥草事件

2006年6月某药厂生产的鱼腥草注射液，导致患者使用后出现过敏性休克、胸闷、呼吸困难及全身过敏反应，甚至死亡等不良反应，被原国家食品药品监督管理局紧急叫停。经调查，是由于该药厂在制备过程中的制剂工艺及质量标准难以控制，而导致鱼腥草注射液中的植物蛋白无法除尽，增溶剂聚山梨酯80含量偏高，从而引起过敏反应。

（3）配液与过滤

配液 注射剂所用的原辅料应从来源及工艺等生产环节进行严格控制并应符合注射用的质量要求；配液的用具均应由化学稳定性好的材料制成，如玻璃、搪瓷、耐酸耐碱的陶瓷及无毒聚氯乙烯、聚乙烯塑料等，不宜采用铝、铁、铜质器具。配制少量注射剂可在中性硬质玻璃瓶或搪瓷桶内进行，大量生产多采用搪瓷玻璃反应罐、不锈钢配液缸、瓷缸等。配液用具在使用前先用肥皂、洗衣粉等刷洗清洁，最后用注射用水冲洗。玻璃器皿可用清洁液处理，随即用自来水刷洗，最后用注射用水荡洗。注射剂的配制必须使用新鲜注射用水，配制好的药液，需进行pH、含量等项检查，合格后进入下一工序。注射剂的配制方法方及适用范围见表3-21。

表3-21 注射剂的配制方法及适用范围

名称	方法	适用范围
浓配法	将全部原料药物加入部分溶剂配成浓溶液，加热过滤，滤液加注射溶剂稀释至所需浓度	药物（原液）杂质含量较高
稀配法	将原料加入所需的溶剂中直接配制成所需浓度	药物（原液）杂质含量低

如处方中有两种或两种以上药物时，则难溶性药物先溶；如有易氧化药物需加抗氧剂时，应先加抗氧剂，后加药物；如需加入增溶剂或助溶剂时，最好将增溶剂或助溶剂与主药预先混合后再加入稀释。中药成分复杂，虽经提取精制，仍然残存一些杂质，常在配液时通过加入吸附剂、热处理与冷藏等方法克服。常用的吸附剂有活性炭、滑石粉等。活性炭用量一般为0.1%~1%，应选用纯度高的优级品（常用767型一级针剂用炭），使用前需进行活化，提高其吸附性。

过滤 过滤是保证注射剂澄明的重要操作，一般分为初滤和精滤，有时也将二者结合起来同时进行，即板框压滤机→垂熔玻璃滤器→微孔膜滤器。如果药液中沉淀较多，特别是加过活性炭的溶液须经初滤后方可精滤，以免沉淀堵塞滤孔。常用的过滤方法见表 3-22。

表 3-22 常用的过滤方法

方法	过滤原理	特点
高位静压法	利用液体高位产生静压力而过滤的方法	压力稳定，滤过质量好，流速稍慢
加压过滤法	利用泵对药液加压通过滤器而过滤的方法	滤过速度快，压力稳定，质量好，适于大生产
减压过滤法	利用真空泵在过滤系统形成负压抽滤的方法	滤过速度快，但压力不够稳定，滤层易松动，影响质量

（4）灌注与熔封　包括灌注药液和封口，灌注药液后应立即封口，以免污染。灌封间是无菌制剂制备的关键工作区，其环境要严格控制，操作室洁净度按 B 级要求，灌封部位局部达到 A 级。

灌注药液　灌注药液时应注意剂量准确。灌装注射液时应根据《中国药典》2020年版（四部）要求适当增加装量，以保证注射用量不少于标示量（表 3-23）；药液不沾瓶（为防止灌注器针头"挂水"，活塞中心常有毛细孔，可使针头挂的水滴缩回并调节灌装速度，过快时药液易溅至瓶壁而沾瓶）；易氧化的药物灌装时应通惰性气体（通惰性气体时既不使药液溅至瓶颈，又使安瓿空间空气除尽，一般认为 2 次通气的效果较 1 次通气的效果好）。1~2ml 的安瓿，常在灌注药液后充气；5ml 以上的安瓿，则在灌注前后各充气 1 次。

表 3-23 注射剂装量增加量

标示装量/ml	增加量	
	易流动液	黏稠液
0.5	0.10	0.12
1	0.10	0.15
2	0.15	0.25
5	0.30	0.50
10	0.50	0.70
20	0.60	0.90
50	1.00	1.50

安瓿封口　国家规定封口必须采用直立（或倾斜）旋转拉丝式封口方法。安瓿封口时要求不漏气、顶端圆整光滑，无尖头、焦头及小泡。粉末安瓿或具有广口的其他类型安瓿，都必须拉封。安瓿灌封过程中可能出现的问题见表 3-24。

表3-24　安瓿灌封过程中可能出现的问题

出现的问题	原因
剂量不准确	可能是剂量调节螺丝松动
大头（鼓泡）	与火焰太强、位置太低或安瓿内空气过度膨胀有关
出现瘪头	主要是因为安瓿不转动，火焰集中一点所致
焦头	安瓿颈部沾有药液，熔封时炭化所致。当灌药太急、溅起药液在安瓿壁；针头注药后不能立即缩液回药，针端挂有水珠；操作不正确，针头刚进瓶口就注药或针头临出瓶口时才注完药液；或升降轴不够润滑，针头起落迟缓等
封口不严	可能是火焰不够强所致

（5）灭菌与检漏

灭菌　注射液的灭菌要求是杀灭所有微生物，这样才可以保证用药安全。除采用无菌操作法生产的注射剂外，一般注射剂在灌封后必须尽快灭菌，从配液到灭菌时间不得超过8小时。一般根据药物性质选择适宜的灭菌方法、灭菌温度和灭菌时间，必须保证成品无菌。若耐热的药物，宜用热压灭菌；而不耐热的药物或一般小容量的注射剂（1~5ml安瓿）多采用100℃ 30分钟湿热灭菌，10~20ml的安瓿可酌情延长15分钟灭菌时间。

检漏　灭菌后的安瓿应立即进行漏气检查。若安瓿未严密熔合，有毛细孔或微小裂缝存在，药液易被微生物污染或造成药液泄漏，必须检查剔除。

灭菌完毕后，稍降温，抽气减压至真空达85.3~90.6kPa，停止抽气，将有色液（0.05%曙红或亚甲蓝）放入灭菌锅中，至浸没安瓿，再放入空气，有色液从漏气的毛细孔进入安瓿而检出。也可在灭菌后，趁热立即放入有色液至灭菌锅内，安瓿遇冷内部压力降低，有色水即从漏气的毛细孔进入安瓿而被检出。

（6）印字与包装　注射剂经质量检查合格后即可进行印字和包装，每支注射剂应直接印上品名、规格、批号等并装盒。

（二）注射用无菌粉末的制备

1. 认识注射用无菌粉末　注射用无菌粉末简称粉针剂，是临用前用无菌溶液配制成注射液的无菌粉末或无菌块状物。也可用静脉输液配制后静脉滴注。适用于在水中不稳定的药物，特别是对湿热敏感的抗生素及生物制品，均需制成注射用无菌粉末，以保证药物成分稳定，不分解失效。

根据生产工艺条件不同注射用无菌粉末可分为两种，一种是原料药精制成无菌粉末直接进行无菌分装，成品为无菌分装制品；另一种是将药物配成无菌溶液或混悬液，无菌分装后，再进行冷冻干燥得到冻干粉末（块），也称冻干制品。目前，中药粉针剂以冻干制品为多。

2. 制备技术

（1）注射用无菌分装制品的制备技术

①注射用无菌分装制品制备工艺流程　原料准备与容器处理→无菌分装→压塞轧盖→印字包装。

②注射用无菌分装制品制备常用设备　见图 3-27、3-28。

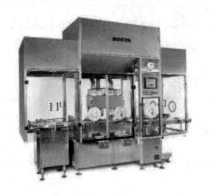
图 3-27　无菌粉针剂分装机

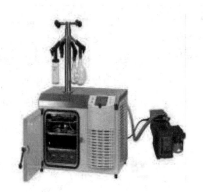
图 3-28　冷冻干燥设备

③注射用无菌分装制品制备要点

原料准备　必须在 A 级或 B 级背景下局部 A 级洁净度环境下进行。无菌原料经过无菌过滤、无菌结晶或喷雾干燥，必要时需进行粉碎、过筛等操作，在无菌条件下制得符合注射用的无菌粉末。

安瓿或小瓶及橡胶塞的质量要求及处理方法　与注射剂相同，但均须进行灭菌处理。各种分装容器洗净后，需用干热灭菌或红外线灭菌后备用。已灭菌的空瓶存放柜中应有净化空气保护，存放时间不超过 24 小时。

分装　必须在高度洁净的 A 级洁净度无菌室中按无菌操作法进行，分装过程中应注意抽样检查装量差异。分装后，小瓶立即加塞铝盖密封，安瓿熔封。药物的分装及安瓿的封口宜在局部层流下进行。

贴上印有药物名称、规格、批号、生产日期、有效期、用法等的标签并装盒。

无菌分装产品工艺存在的问题和解决办法见表 3-25。

表 3-25　无菌分装产品工艺存在的问题和解决办法

问题	原因	处理方法
装量差异	物料流动性差	视具体情况而定
澄明度问题	工艺步骤多，导致污染机会增多	严格控制原料质量及其处理方法和环境，防止污染
无菌问题	受到微生物污染	采用层流净化装置
吸潮变质	胶塞透气性和铝盖松动所致	选择性能好的胶塞，铝盖压紧后瓶口应烫蜡，以防水气透入

（2）冷冻干燥制品的制备技术　冷冻干燥法是将药物溶液预先冻结成固体，然后在低温低压条件下，将水分从冻结状态下升华除去的一种低温除水的干燥方法。制备冻干无菌粉末前药液的配制基本与水性注射剂相同。

①冷冻干燥制品制备工艺流程　原辅料的准备→药液的配制、过滤、灌装→冻结（预冻）→升华干燥（一次干燥、二次干燥）→封口轧盖→印字包装。

②冷冻干燥制品制备常用设备　冷冻干燥制备冷冻干粉的设备见图 3-28。

③冷冻干燥制品制备要点

药液的灌装　将已除菌的药液灌注到容器中，并用无菌胶塞半压塞。

冻结　一般应将温度降至共熔点以下10～20℃，以保证冷冻完全。若冷冻不完全，在减压过程中可能产生沸腾冲瓶的现象，使制品表面不平。

升华干燥　维持制品的冻结状态，在减压条件下，使体系温度提高，保持一定的时间，使制品在固体状态下通过升华干燥除去大部分水分（一次干燥），最后用加热方式去除残留水分（二次干燥），二次干燥后控制产品水分含量在0.5%～3%，残留水分应符合相关品种的要求。

封口轧盖　升华干燥后应立即密封。国外有些设备已设计自动加塞装置，广口小玻璃瓶从冻干机中取出之前，能自动压塞，避免污染。

你知道吗

冷冻干燥工艺过程

冷冻干燥是决定冻干制品质量的关键，其工艺过程一般分三步进行，即冻结（又称预冻）、一次干燥（又称升华干燥）、二次干燥（又称解析干燥）。对于新产品应首先测定产品的低共熔点，然后控制冻结温度在低共熔点以下，以保证冷冻干燥的顺利进行。低共熔点是指在水溶液冷却过程中，冰和溶质同时析出结晶混合物时的温度。溶液的共熔点在冷冻干燥工艺中十分重要，最低共熔点是获得最佳冻干效果的临界温度。

三、中药注射剂的生产与质量控制

（一）小容量注射剂的生产与质量控制

1. 生产过程质量控制　洁净室内应相对室外呈正压，温度18～26℃，相对湿度45%～65%。安瓿洗涤和干燥灭菌操作室要求洁净度达C级；药液浓配间洁净度达C级；稀配间洁净度达B级，精滤后药液在B级存放；药液灌封操作室洁净度按B级要求，灌封部位局部达到A级。

安瓿清洗过程中应随时检查水汽压力，确保水汽冲到安瓿底部，保证洗涤质量。

配液应尽可能缩短时间，防止药液变质；所用原料、附加剂及配制用器具尽可能无菌，防止微生物污染。

灌封时要检查装量及封口质量。灌封后安瓿应有标签，标签上应标明品名、规格、批号、生产日期、灌封人员、灌封序号，防止发生混药、混批。

灌封后应立即进行灭菌，灭菌时间必须从全部药液温度达到所要求的温度算起。

更换生产品种或规格时要注意各工段的清场工作。

2. 质量评定　按照《中国药典》2020年版（四部）注射剂质量检查的有关规定，小容量注射剂需要进行如下方面的质量检查。

【装量】注射液和注射用浓溶液照下述方法检查，应符合规定。

检查法　供试品标示装量不大于 2ml 者，取供试品 5 支（瓶），2ml 以上至 50ml 者，取供试品 3 支（瓶）。开启时注意避免损失，将内容物分别用相应体积的干燥注射器及注射针头抽尽，然后缓慢连续地注入经标化的量入式量筒内（量筒的大小应使待测体积至少占其额定体积的 40%，不排尽针头中的液体），在室温下检视。测定油溶液、乳状液或混悬液时，应先加温（如有必要）摇匀，再用干燥注射器及注射针头抽尽后，同前法操作，放冷（加温时），检视。每支（瓶）的装量均不得少于其标示量。

标示装量为 50ml 以上的注射液及注射用浓溶液照最低装量检查法（通则 0942）检查，应符合规定。

【可见异物】除另有规定外，照可见异物检查法（通则 0904）检查，应符合规定。

【不溶性微粒】除另有规定外，用于静脉注射、静脉滴注、鞘内注射、椎管内注射的溶液型的注射液、注射用无菌粉末及注射用浓溶液照不溶性微粒检查法（通则 0903）检查，均应符合规定。

【中药注射剂有关物质】按各品种项下规定，照注射剂有关物质检查法（通则 2400）检查，应符合有关规定。

【重金属及有害元素残留量】除另有规定外，中药注射剂照铅、镉、砷、汞、铜测定法（通则 2321）测定，按各品种项下每日最大使用量计算，铅不得超过 12μg，镉不得超过 3μg，砷不得超过 6μg，汞不得超过 2μg，铜不得超过 150μg。

【无菌】照无菌检查法（通则 1101）检查，应符合规定。

【细菌内毒素】或【热原】除另有规定外，静脉用注射剂按各品种项下的规定，照细菌内毒素检查法（通则 1143）或热原检查法（通则 1142）检查，应符合规定。

此外，应根据具体品种要求进行鉴别、杂质检查、溶血性检查以及安全试验、含量测定等项目。

（二）注射用无菌粉末的生产与质量控制

1. 生产过程质量控制　无菌分装产品分装车间的生产环境要符合工艺要求，温度 18~26℃，相对湿度应控制在分装产品的临界相对湿度以下，空气洁净度级别 A 级。按 A 级洁净区清洁消毒规程确保场地、设备、容器、用具等处于洁净状态。

冻干燥制品的称量、配液等工序的环境洁净度为 B 级；灌装、压塞的暴露环境洁净度为 A 级；轧盖、灯检等工序的环境洁净度最低为 C 级。

2. 质量评定　按照《中国药典》2020 年版（四部）注射剂质量检查的有关规定，注射用无菌粉末需要进行如下方面的质量检查。

【装量差异】除另有规定外，注射用无菌粉末照下述方法检查，应符合规定。

检查法　取供试品 5 瓶（支），除去标签、铝盖，容器外壁用乙醇擦净，干燥，开启时注意避免玻璃屑等异物落入容器中，分别迅速精密称定，倾出内容物，容器用水或乙醇洗净，在适宜条件下干燥后，再分别精密称定每一容器的重量，求出每瓶（支）装量与平均装量，每瓶（支）装量与平均装量相比较（如有标示装量，则与标识装量相比较），应符合表 3-26 的规定。如有 1 瓶（支）不符合规定，应另取 10 瓶（支）复试，均应符合规定。

表 3 - 26　注射用无菌粉末装量差异

平均装量或标示装量	装量差异限度
0.05g 及 0.05g 以下	±15%
0.05g 以上及 0.15g	±10%
0.15g 及 0.5g	±7%
0.5g 以上	±5%

【不溶性微粒】【渗透压摩尔浓度】【可见异物】【有关物质】【无菌】【热原】或【细菌内毒素】等质量检查同小容量注射剂。

四、实例解析

止喘灵注射液

【处方】麻黄 150g　苦杏仁 150g　洋金花 30g　连翘 150g

【制法】以上四味，加水煎煮二次，第一次 12 小时，第二次 0.5 小时，合并煎液，滤过，滤液浓缩至约 150ml，用乙醇沉淀处理二次，第一次中含醇量为 70%，第二次为 85%，每次均于 4℃冷藏放置 24 小时，滤过，滤液浓缩至约 100ml，加注射用水稀释至 800ml，测定含量，调节 pH，滤过，加注射用水至 1000ml，灌封，灭菌，即得。

【功能与主治】宣肺平喘，祛痰止咳。用于痰浊阻肺、肺失宣降所致的哮喘、咳嗽、胸闷、痰多；支气管哮喘、喘息性支气管炎见上述证候者。

【性状】本品为浅黄色的澄明液体。

【用法与用量】肌注。一次 2ml，一日 2 ~ 3 次；7 岁以下儿童酌减。1 ~ 2 周为一疗程，或遵医嘱。

【注意】青光眼患者禁用；严重高血压、冠心病、前列腺肥大、尿潴留患者在医生指导下使用。

【规格】每支装 2ml

【贮藏】遮光、密闭。

【制备过程注意事项】①本品含有洋金花，主要含有东莨菪碱等成分，制备过程中通过测定东莨菪碱含量控制药品质量。②通过二次不同浓度的乙醇沉淀，最大限度地去除水提液中的水溶性杂质。

注射用双黄连（冻干）

【处方】金银花　连翘　黄芩

【制法】以上三味，黄芩加水煎煮二次，每次 1 小时，滤过，合并滤液，用 2mol/L 盐酸溶液调节 pH 至 1.0 ~ 2.0，在 80℃保温 30 分钟，静置 12 小时，滤过，沉淀加 8 倍量水，搅拌，用 10% 氢氧化钠溶液调节 pH 至 7.0，加入等量乙醇，搅拌时沉淀溶解，滤过，滤液用 2mol/L 盐酸溶液调节 pH 至 2.0，在 60℃保温 30 分钟，静置 12 小时，滤过，沉淀用乙醇洗至 pH 4.0，加 10 倍水，搅拌，用 10% 氢氧化钠溶液调节 pH 至 7.0，每

1000ml 溶液中加入 5g 活性炭，充分搅拌，50℃保温 30 分钟，加入等量乙醇，搅拌均匀，滤过，滤液用 2mol/L 盐酸溶液调节 pH 至 2.0，在 60℃保温 30 分钟，静置 12 小时，滤过，沉淀用少量乙醇洗涤，于 60℃以下干燥，备用。金银花、连翘分别用水温浸 30 分钟后煎煮二次，每次 1 小时，滤过，合并滤液，浓缩至相对密度为 1.20～1.25（70℃），冷却至 40℃，缓缓加入乙醇使含醇量达 75%，充分搅拌，静置 12 小时以上，滤取上清液，回收乙醇至无醇味，加入 4 倍量水，静置 12 小时以上，滤取上清液，浓缩至相对密度为 1.10～1.15（70℃），冷却至 40℃，加入乙醇使含醇量达 85%，静置 12 小时以上，滤取上清液，回收乙醇至无醇味，备用。取黄芩提取物，加入适量的水，加热，用 10% 氢氧化钠溶液调节 pH 至 7.0 使溶解，加入上述金银花提取物和连翘提取物，加水至 1000ml，加入活性炭 5g，调节 pH 至 7.0，加热至沸并保持微沸 15 分钟，冷却，滤过，加注射用水至 1000ml，灭菌，冷藏，滤过，浓缩，冷冻干燥，制成粉末，分装；或取黄芩提取物，加入适量的水，加热，用 10% 氢氧化钠溶液调 pH 至 7.0 使溶解，加入上述金银花提取物和连翘提取物以及适量的注射用水，每 1000ml 溶液中加入活性炭 5g，调节 pH 值至 7.0，加热至沸并保持微沸 15 分钟，冷却，滤过，灭菌，滤过，灌装，冷冻干燥，压盖，即得。

【功能与主治】清热解毒，疏风解表。用于外感风热所致的发热、咳嗽、咽痛；上呼吸道感染、轻性肺炎、扁桃体炎见上述症候者。

【用法与用量】静脉滴注。临用前，先以适量注射用水充分溶解，再用氯化钠注射液或 5% 葡萄糖注射液 500ml 稀释。每次每千克体重 60mg，一日一次，或遵医嘱。

【规格】每支装 2g

【贮藏】密封，阴凉处贮藏。

【制备过程注意事项】①配制注射剂所用金银花提取物和连翘提取物均以水提醇沉法制得。②配制注射剂所用黄芩苷粉末，用煎煮法提取，并经酸碱法纯化处理制得。③用高效液相色谱法测定成品中绿原酸和黄芩苷的含量，作为质量控制指标。

目标检测

自测题

一、单项选择题

1. 下列有关注射剂的叙述，错误的是（　　）。
   A. 注射剂均为澄明溶液，必须用热压灭菌
   B. 适用于不能口服药物的患者
   C. 适用于不宜口服的药物
   D. 质量要求比其他剂型严格

2. 以下制备注射剂的环境区域划分哪一条是正确的（　　）。
   A. 精滤、灌封、灭菌为洁净区
   B. 精滤、灌封、安瓿干燥灭菌后冷却为洁净区
   C. 配制、灌封、灭菌为洁净区

D. 灌封、灭菌为洁净区

3. 下列物质可用作药液的金属络合剂的是 （　　　）。

 A. 依地酸二钠 B. 苯酚   C. 焦亚硫酸钠 D. 油酸乙酯

4. 将挥发油制成注射剂，常加入适量氯化钠其主要作用是 （　　　）。

 A. 防腐   B. 增溶   C. 调节渗透压 D. 调节 pH

5. 下列给药途径，注射剂必须等渗的是 （　　　）。

 A. 脊椎腔注射 B. 穴位注射   C. 皮下注射   D. 皮内注射

二、多项选择题

1. 下列有关注射剂质量要求的正确叙述是 （　　　）。

 A. 注射剂内不应含有任何活的微生物

 B. 用量大的注射剂必须进行热原检查

 C. 凡是注射剂均不得含有可见的异物或混悬

 D. 注射剂应具有与血浆相等或接近的 pH

 E. 注射剂只能用氯化钠作为等渗调节剂

2. 关于注射用油的叙述，正确的是 （　　　）。

 A. 注射剂常用油溶剂为注射用大豆油

 B. 注射用油必须精制

 C. 应无异臭、无酸败味

 D. 色泽不得浅于黄色 7 号标准比色液

 E. 碘值高不适用于制备注射剂

3. 偏碱性药液宜选用的抗氧剂是 （　　　）。

 A. 亚硫酸钠 B. 硫代硫酸钠 C. 亚硫酸氢钠 D. 焦亚硫酸钠

 E. 硫脲

4. 既有局部止痛作用又有抑菌作用的是 （　　　）。

 A. 盐酸普鲁卡因   B. 苯甲醇

 C. 盐酸利多卡因   D. 三氯叔丁醇

 E. 尼泊金类

5. 注射剂配液宜选用 （　　　）。

 A. 不锈钢用具   B. 铝制品

 C. 中性硬质玻璃   D. 无毒聚乙烯塑料用具

 E. 耐酸碱的陶瓷器具

书网融合……

    微课   划重点

项目四 中药现代制剂制备技术

学习目标

知识要求

1. **掌握** 气雾剂和长效制剂的制备技术。
2. **熟悉** 气雾剂和长效制剂的类型与生产处方。
3. **了解** 中药气体制剂和长效制剂的应用特点。

能力要求

1. 能够解读生产处方，并能按照生产计划和指令完成气雾剂、喷雾剂、缓释制剂、控释制剂的操作。
2. 学会气雾剂成品质量检查。

任务一 气雾剂的制备

PPT

岗位情景模拟

情景描述 某制药有限公司根据上季度市场销售情况，在本季度的生产计划中拟生产两个批次共计 10 万支某气雾剂。如果你是本车间主任，你将如何组织生产？

分析 1. 如何解读和执行生产指令、生产处方？
2. 你将按照什么流程进行生产？

一、认识气雾剂

气雾剂是提取物、饮片细粉与适宜的抛射剂共同封装在具有特制阀门系统的耐压容器中，使用时借助抛射剂的压力将内容物呈细雾状、泡沫状或其他形态喷出的制剂。

气雾剂既可用于局部治疗，如外伤瘀肿、烧伤创面、局部感染等，又能通过呼吸道经肺泡膜吸收，用于内科疾病如心绞痛、哮喘、慢性阻塞性肺疾病等的治疗。气雾剂的主要类型见表 4-1。

你知道吗

气雾剂产品在日常生活中的应用

随着人们生活现代化水平越来越高，各类气雾剂产品在不知不觉中走进了我们的生活，从气雾杀虫剂到给头发定型的摩丝，从空气清新剂到气雾清洗剂，各式各样的气雾剂在我们日常生活中的使用越来越广泛。同学们经常在体育节目中看到足球运动员受伤倒地被抬下场时，队医马上向运动员的受伤部位喷气雾剂，很快，运动员又精神抖擞地上场参加比赛。运动员所使用的气雾剂就是本节我们要学习的医用气雾剂。

表 4 – 1　气雾剂的分类

分类依据	类型	特点
按医疗用途分类	吸入用气雾剂	治疗呼吸道疾病，如芸香油气雾剂；药物也可经呼吸道进入，由肺泡吸收后起全身作用，如复方丹参气雾剂
	皮肤和黏膜用气雾剂	用于口腔溃疡、烧烫伤或跌打瘀肿等，如冰栀伤痛气雾剂
	空间消毒用气雾剂	用于对空间环境消毒灭菌，如过氧乙酸
按分散系统分类	溶液型气雾剂	药物溶解于辅料中，使用时以雾状小液滴的形式到达作用部位，如双黄连气雾剂
	混悬型气雾剂	固体药物以微粒状态混悬于辅料中，使用时药物以烟雾状喷出，以固体微粒的形式到达作用部位，如麻黄碱重酒石酸气雾剂
	乳剂型气雾剂	液体药物与辅料形成乳剂，使用时常见泡沫状的喷出物，如大蒜油气雾剂
按剂量分类	定量气雾剂	每次启闭只能喷出一定剂量的药物，用于治疗呼吸道或心血管系统疾病的气雾剂，一般制成定量吸入气雾剂，如复方丹参气雾剂
	非定量气雾剂	任意连续喷雾，多见于外用的气雾剂，如云南白药气雾剂

气雾剂具有药物释放充分、使用方便、奏效迅速的优点，并且密封的包装形式能保持药物清洁状态，提高药物的稳定性。但气雾剂生产成本较高；同时在运输、贮藏和使用过程中存在一定的安全隐患。

二、气雾剂制备技术

气雾剂用压灌法和冷灌法两种方法制备。

1. 气雾剂制备的工艺流程　处理容器→阀门系统配制→分装药物→充填抛射剂→质检→包装。

2. 气雾剂制备的常用设备　如半自动气雾剂灌装机，见图 4 – 1。

3. 物料准备　气雾剂结构见图 4 – 2，主要由耐压容器、阀门系统、抛射剂、药物和附加剂构成。

（1）抛射剂　抛射剂是提供气雾剂动力的源泉，同时抛射剂可兼作药物的溶剂或稀释剂。有液化气体和压缩气体两类，目前主要使用的是液化气体。液化气体常温下蒸气压大于大气压，阀门系统开放时，抛射剂迅速气化，将容器内药液分散成极细的微粒，通过阀门系统释放，达到作用部位发挥疗效。目前可选作抛射剂的液化气体有氟氯烷烃类（CFCs）、氢氟烷烃类（HAF）等，其中氟氯烷

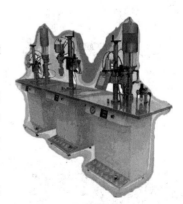

图 4 – 1　半自动气雾剂灌装机

烃类俗称氟利昂，具有适宜蒸气压、稳定性好、毒性甚小、不易燃、无味无臭的特点，在以往市场上出现的气雾剂中最为常用，型号包括F11、F12、F114等。新上市的气雾剂中常以氢氟烷烃类替代氟氯烷烃类使用。

（2）耐压容器　可用玻璃、塑料、金属加工。一般认为玻璃容器化学性质稳定、耐腐蚀、不易泄露；但耐压和耐撞击性差，适用于压力和容积都不大的气雾剂；而塑料容器质地轻而耐压，抗撞击性和耐腐蚀性较好，但通透性较高，会影响药物的稳定性；金属容器常用铝、不锈钢等材料制作，耐压性强，但稳定性不够理想，需要在内壁涂以聚乙烯或环氧树脂等防腐材料以增加防腐能力。

（3）阀门系统　是控制药物和抛射剂从容器射出的主要部件，目前很多药用气雾剂选用能控制剂量的定量阀门，也有使用非定量的一般阀门。阀门系统应坚固、耐用，与内容物无作用。阀门材料有塑料、橡胶、铝和不锈钢等。非定量气雾剂的阀门系统由喷头、阀杆、固定盖、垫圈、弹簧、引液管组成。

定量吸入气雾剂的阀门系统与非定量吸入气雾剂的阀门系统的构造相仿，不同之处是多一个定量室，用以保证每次能喷出一定量的药液，详见图4-3、4-4和表4-2。

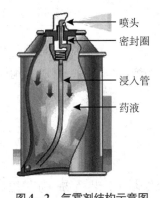

图4-2　气雾剂结构示意图

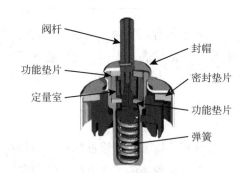

图4-3　定量吸入气雾剂的阀门示意图

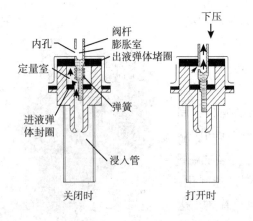

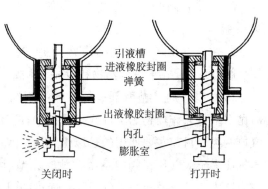

图4-4　定量吸入气雾剂阀门系统使用示意图

表 4 - 2 阀门系统主要部件及用途

构成部分	作用
阀杆（轴芯）	阀的移动部分，连接阀与制动器，其设计是为定量室提供进出口，重复加入或喷出一定的剂量
密封垫片	用于容器与阀之间的密封；通常由橡胶制成
弹簧	在喷雾后，固定阀主杆，并使复位于静置时的位置，可位于定量室内或室外
封帽	杯状铝制品，将阀各部分固定在一起，以卷边机固定在容器上
功能垫片	提供阀杆的主要密封，通常由橡胶制成。多数的阀有两个功能垫片供定量之用
定量杯（室）	确定喷出液体的体积，常规体积有 25、50、100μl 等

混悬型气雾剂的阀门系统应当考虑到固体微粒可能造成阻塞的问题，设计和制作过程中应考虑增加润滑性。

（4）饮片提取物或饮片细粉 用于制备气雾剂的中药，应通过提取精制等处理后应用，最好采用提纯的药用成分作为气雾剂的原料。

（5）附加剂 为制备质量稳定的中药气雾剂，在生产过程中可加入一些附加剂，如潜溶剂、润湿剂、乳化剂、稳定剂、矫味剂以及防腐剂等。气雾剂中常用的附加剂见表 4 - 3。

表 4 - 3 气雾剂中常用的附加剂

附加剂种类	常用物质
潜溶剂	甘油、丙二醇、乙醇
稳定剂	司盘 85、月桂醇、胶体二氧硅
乳化剂	吐温类、司盘类表面活性剂
抗氧剂	焦亚硫酸钠、抗坏血酸
防腐剂	苯甲酸钠、尼泊金酯类等

4. 气雾剂制备要点

（1）阀门系统 一般按以下方式处理：橡胶部件可在 75% 乙醇中浸泡 24 小时，以除去色泽并消毒，干燥备用；塑料、尼龙部件洗净后浸在 95% 乙醇中备用；不锈钢弹簧在 1%~3% 碱液中煮沸 10~30 分钟，用水洗涤数次，然后用蒸馏水洗 2~3 次，直至无油腻为止，浸泡在 95% 乙醇中备用。

（2）药物的处理 溶液型气雾剂须将药物制成澄明溶液，因很多药物不能完全溶解在抛射剂中，所以在制备时可加入适量潜溶剂以改善药物的溶解性。混悬型气雾剂药物处理时应注意的注意事项见表 4 - 4。

表 4 - 4 混悬型气雾剂药物处理的注意事项

处理方法	目的
药物微粉化（5~10μm）	降低机械刺激，利于发挥药效，防止阻塞阀门
保持药粉干燥	防止药粉黏结
选用抛射剂应与药粉完全不溶	避免溶化后粒度变化
控制抛射剂与药粉微粒密度接近	提高混悬体系的稳定性
添加助悬剂	提高混悬体系的稳定性并能保持阀门部件的润滑

（3）其他　与冷灌法相比，压灌法可在常温下操作，且抛射剂损失较少。因此目前多采用压灌法填充抛射剂，操作时最好先将容器内空气抽去，抛射剂自经砂棒滤过后再由压装机填充于容器内。

你知道吗

气雾剂与喷雾剂的不同

喷雾剂是借助手动泵的压力将内容物以雾状等形态喷出的气体制剂。喷雾剂不需要加压包装，制备方便，成本较低，但喷出雾滴较大，不适用于肺部吸入，以局部应用为主，多用于黏膜给药，如舌下、鼻腔等。制备工艺和溶液型气雾剂类似，将所配溶液灌装于容器中，最后装上手动泵。喷雾剂的阀门系统也与气雾剂相似，但阀杆的内孔孔径较大。质量检查方面，非定量阀门喷雾剂应作喷射速率、喷出总量检查，定量阀门喷雾剂应作每瓶总揿次、每揿喷量或每揿主药含量检查。

与喷雾剂一样，气雾剂也是将药物喷出直接到达作用部位或者吸收部位，且两者在外形上相似，故人们常将它们混为一谈。实际上它们是不同的剂型，其主要区别在压力源不同。气雾剂借助抛射剂喷出药物，一般雾滴较小，且作用于皮肤上时有冷却的效果；而喷雾剂借助手动泵将药物喷出，因为不含抛射剂，不易发生泄漏、爆炸方面的问题，但因剂量不易准确控制等方面的问题也限制了它的使用范围。

三、气雾剂的生产与质量控制

（一）生产过程质量控制

1. 生产环境控制　气雾剂应在 C 级或 B 级洁净度环境下配制，并及时灌封于灭菌的干燥洁净容器中。气雾剂生产岗位操作要求室内相对室外呈正压。

2. 水分控制　气雾剂制备的过程中，必要时应严格控制水分，防止水分混入避免对成品稳定性产生影响。要求温度 18～26℃，相对湿度小于 45%。因为多数吸入型气雾剂中的药物具有较强的水溶性，环境湿度大时易吸湿，而吸湿后的药物粒子聚集或沉降，使药物的均匀度降低，导致剂量不准。

3. 粒度控制　吸入用气雾剂的药粉粒度应控制在 $10\mu m$ 以下，其中大多数应为 $5\mu m$ 以下，一般不使用饮片细粉。

（二）质量评定

按照《中国药典》2020 年版（一部）附录对气雾剂质量检查的有关规定，气雾剂需要进行如下方面的质量检查。

【安全检查】主要是进行爆破实验。操作时将已填充抛射剂的成品放入有盖铁丝篓中，浸入 40℃±1℃ 热水水浴加热 1 小时（或者 55℃，30 分钟），此时容器内压可达784kPa。取出冷却到室温，拣去已破损或者塑料层与外壁脱落的废品。

【泄漏检查】先将成品称重（精确到毫克），在室温下直立放置 72 小时以上（精确到 0.5 小时），再称重，然后计算每瓶泄漏的重量（以毫克计）。

【喷射速率】取供试品 4 瓶，除去帽盖，分别撳压阀门喷射数秒钟后，擦净，精密称定，将其浸入恒温水浴（25℃ ±1℃）中半小时，取出，擦干，除另有规定外，撳压阀门持续准确喷射 5.0 秒，擦净，分别精密称重，然后再放入恒温水浴（25℃ ±1℃）中，按上法重复操作 3 次，计算每瓶的平均喷射速率（克/秒），均应符合各该品种项下的规定。

【喷出总量】取供试品 4 瓶，除去帽盖，精密称定，在通风橱内，分别撳压阀门连续喷射于 1000ml 或 2000ml 锥形瓶中，直至喷尽为止，擦净，分别精密称定。每瓶喷出量均不得少于标示装量的 85%。

除另有规定外，定量阀门气雾剂应作每瓶总撳次、每撳喷量或每撳主药含量检查。

【每瓶总撳次】取供试品 4 瓶，除去帽盖，在通风橱内，分别撳压阀门连续喷射于 1000ml 或 2000ml 锥形瓶中，直至喷尽为止，分别计算喷射次数，每瓶的撳次均不得少于其标示撳次。

【每撳喷量】取供试品 4 瓶，除去帽盖，分别撳压阀门试喷数次。擦净，精密称定，撳压阀门喷射 1 次，擦净，再精密称定。前后两次重量之差为 1 个喷量。按上法连续测出 3 个喷量；不计重量撳压阀门连续喷射 10 次；再按上法连续测出 3 个喷量；再不计重量撳压阀门连续喷射 10 次；最后再按上法测出 4 个喷量。计算每瓶 10 个喷量的平均值。除另有规定外，应为标示喷量的 80% ~120%。

【每撳主药含量】取供试品 1 瓶，充分振摇，除去帽盖，试喷 5 次，用溶剂洗净套口，倒置药瓶于适宜烧杯中，加入一定吸收溶剂，将套口浸入吸收液面下，除另有规定外，撳压喷射 10 或 20 次（注意喷射每次间隔一定时间并缓缓振摇），取出药瓶，用溶剂洗净套口内外，合并溶剂，按该品种含量测定项下的方法测定，所得结果除以取样喷射次数，即为平均每撳含药量，应符合该品种项下的有关规定。

除另有规定外，吸入用混悬型气雾剂应作粒度检查。

【粒度】取供试品 1 瓶，充分振摇，除去帽盖，试喷数次，擦干，取清洁干燥的载玻片一块，置距喷嘴垂直方向 5cm 处喷射一次，用约 2ml 四氯化碳小心冲洗载玻片上的喷射物，吸干多余的四氯化碳，待干燥，盖上盖玻片，移置具有测微尺的 400 倍显微镜下检视，上下左右移动，检查 25 个视野，计数，药物粒子大多数应在 5μm 左右，大于 10μm 的粒子不得超过 10 粒。

【装量】非定量气雾剂照最低装量检查法（通则 0942）检查，应符合规定。

【无菌】除另有规定外，用于烧伤［除程度较轻的烧伤（Ⅰ°或浅Ⅱ°外）］、严重创伤或临床必须无菌的气雾剂，照无菌检查法（通则 1101）检查，应符合规定。

【微生物限度】除另有规定外，照非无菌产品微生物限度检查：微生物计数法（通则 1105）和控制菌检查法（通则 1106）及非无菌药品微生物限度标准（通则 1107）检查，应符合规定。

四、实例解析

麝香祛痛气雾剂

【处方】 麝香 0.33g　红花 1g　樟脑 30g　独活 1g　冰片 20g　龙血竭 0.33g　薄荷脑 10g　地黄 20g　三七 0.33g

【制法】 以上九味，取麝香、三七、红花，分别用 50% 乙醇 10ml 分三次浸渍，每次 7 天，合并浸渍液，滤过，滤液备用；地黄用 50% 乙醇 100ml 分三次浸渍，每次 7 天，合并浸渍液，滤过，滤液备用；龙血竭、独活分别用乙醇 10ml 分三次浸渍，每次 7 天，合并浸渍液，滤过，滤液备用；冰片、樟脑加乙醇 100ml，搅拌使溶解，再加入 50% 乙醇 700ml，混匀；加入上述各浸渍液，混匀；将薄荷脑用适量 50% 乙醇溶解，加入上述药液中，加 50% 乙醇至总量为 1000ml，混匀，静置，滤过，灌装，封口，充入抛射剂适量，即得。

【性状】 本品为非定量阀门气雾剂，在耐压容器中的药液为橙红色澄清液体；气芳香。

【功能与主治】 活血祛瘀，疏经活络，消肿止痛。用于各种跌打损伤，瘀血肿痛，风湿瘀阻，关节疼痛。

【用法与用量】 外用。喷涂患处，按摩 5~10 分钟至患处发热，一日 2~3 次；软组织扭伤严重或有出血者，将药液喷湿的棉垫敷于患处。

【注意】 孕妇慎用；乙醇过敏者慎用。

【贮藏】 密闭，置凉暗处。

【处方工艺分析】 本制剂生产时针对处方中药物溶解性的特点采用特定浓度的乙醇液提取或溶解药物。

【制备过程注意事项】 本制剂中所含有的芳香性、挥发性物质较多，在提取和制剂过程中应该注意防止此类成分的损失。

目标检测

自测题

一、单项选择题

1. 下列关于气雾剂的叙述中错误的是（　　）。
   A. 气雾剂喷射的药物均为气态
   B. 吸入气雾剂的吸收速度快，但肺部吸收的干扰因素多
   C. 气雾剂具有速效和定位作用
   D. 并非所有气雾剂每次开启都只喷出固定剂量的药物

2. 气雾剂喷射药物的动力是（　　）。
   A. 推动钮　　　　B. 内孔　　　　C. 抛射剂　　　　D. 定量阀门

3. 经口吸入沉积于肺部的制剂称为（　　）。
   A. 吸入气雾剂　　　　　　　　B. 鼻用气雾剂

  C. 腔道黏膜用气雾剂   D. 皮肤用气雾剂

4. 以下关于气雾剂中抛射剂的说法，错误的是（   ）。

  A. 抛射剂有时可兼作药物的溶剂

  B. 抛射剂有时可兼作药物的稀释剂

  C. 抛射剂在常温下蒸气压小于大气压

  D. 抛射剂是喷射药物的动力

5. 借助手动机械泵将药物喷出的剂型是（   ）。

  A. 气雾剂   B. 喷雾剂   C. 粉雾剂   D. 气体剂型

二、多项选择题

1. 气雾剂按医疗用途可分为（   ）。

  A. 吸入用气雾剂   B. 黏膜用气雾剂

  C. 鼻用气雾剂   D. 皮肤用气雾剂

  E. 烧伤用气雾剂

2. 气雾剂由以下哪些部分组成（   ）。

  A. 耐压容器   B. 着色剂   C. 抛射剂   D. 药物和附加剂

  E. 阀门系统

3. 定量阀门气雾剂常见的质检项目包括（   ）。

  A. 每瓶总揿次   B. 每揿喷量

  C. 每揿主药含量   D. 喷射物粒度

  E. 装量

4. 气雾剂制备时，填充抛射剂的方法有（   ）。

  A. 压灌法   B. 冷灌法   C. 灌注法   D. 喷灌法

  E. 热灌法

5. 气雾剂按分散系统可分为（   ）。

  A. 溶液型喷雾剂   B. 乳状液型喷雾剂

  C. 混悬型喷雾剂   D. 定量喷雾剂

  E. 非定量喷雾剂

任务二   长效制剂的制备

PPT

岗位情景模拟

  情景描述   某制药有限公司根据上季度市场销售情况，在本季度的生产计划中拟生产两个批次共计 10 万盒某缓释片。如果你是本车间主任，你将如何组织生产？

  分析   1. 如何解读和执行生产指令、生产处方？

      2. 你将按照什么流程进行生产？

一、认识长效制剂

长效制剂也称延效制剂，是采用适当的方法，延长药物在体内的释放、吸收、分布、代谢和排泄过程，使血药浓度平稳。长效制剂能达到延长药物作用时间和减少服药次数的目的。长效制剂的主要类型见表4-5。

表4-5　长效制剂的主要类型

分类依据	主要类型	特点及用途
缓释制剂	骨架分散型缓释制剂	药物分散于难溶性高分子材料，药物随着基质的溶蚀而逐渐释放，工艺简单，目前应用较广泛。
	缓释乳剂	水溶性药物制成水包油型乳剂，由于油相对水溶性分子的扩散具有一定屏障作用而达到缓释目的
	膜控型缓释制剂	常见薄膜包衣缓释制剂，片剂和胶囊剂可通过这个途径制成缓释制剂
控释制剂	渗透泵式控释制剂	片芯为水溶性药物，水不溶性膜包衣，膜上有孔。在体液中由于孔内外渗透压差而产生泵的作用，从而稳定地释放药物，是目前常用的控释制剂类型
	膜控释制剂	先将药物制成小丸（小片），按药物释放的需要包上不同厚度的衣膜材料，若干个不同释放速度的小药丸（小药片）装入胶囊中，使用时药物按不同包衣厚度逐级释放。目前有多种维生素制了此类胶囊
	胃内滞留控释制剂	药物加亲水性高分子材料及低密度亲脂性材料制成，接触胃液后漂浮于胃液之上，延长药物在胃内滞留时间
迟释制剂	肠溶制剂	所含的药物不会在胃内释放，凡遇胃酸易变质的药物（如甘草酸二铵）、对胃刺激性太强的药物（如青藤碱）、作用部位应在肠道的药物（如驱虫药肠虫清）可考虑制成肠溶制剂
	结肠定位制剂	利用结肠内容物滞留时间长和消化酶失活的特点，可将易在胃肠中损耗的多肽和蛋白质类大分子药物以及治疗有关结肠特殊疾病（如便秘、结肠溃疡、结肠癌等）的药物制成结肠定位制剂
	脉冲制剂	脉冲制剂在进入人体后需要经过一段预先设定的时间后再释放药物，可用于一些具有明显时间节律性疾病的治疗，如心绞痛常在凌晨发作，那么治疗的药物可考虑制成脉冲制剂

你知道吗

中药长效制剂的发展

关于丸剂的资料记载中常有"丸者缓也"的说法，丸剂成型过程中因使用蜂蜜、米面糊、蜂蜡等材料作为黏合剂，使得药物的释放速度缓和而持久，因此传统的中药丸剂可以视作我国古代人民使用的一种缓释制剂。但是现代中药缓释制剂的起步较晚，与化学药物的缓释制剂相比，研究和开发两方面均显滞后。

口服给药是最常用、最方便的给药剂型，口服缓控释制剂也是目前为止研究、开发最多的长效制剂类型。

长效制剂适用于病情较重或病程较长，需要长期用药的慢性病。临床上制成缓控释制剂的药物主要有：心血管系统药物、抗消化性溃疡药、解热镇痛药等。如川芎嗪缓释片用于高血压治疗；白芨微球用于阻断肿瘤细胞供血；胃幽净漂浮片用于治疗浅表性胃炎；此外，雷公藤缓释片用于风湿、类风湿关节炎。📱微课

总结起来看，长效制剂在慢性疾病治疗方面具备的优势主要有以下几项。

（1）减少给药次数，给服药者带来方便。普通制剂一般每24小时用药3～4次，使用缓控释型口服药，每日或几日仅需用药1～2次，可一定程度避免漏服的不良影响。

（2）减少血药浓度波动，提高了药物的安全性。口服缓控释制剂能在吸收后长时间内维持血药浓度在允许的治疗范围内，避免频繁用药的叠加作用而引起的中毒危险。

（3）降低药物的胃肠道不良反应。普通制剂由于口服后在胃肠道中迅速崩解溶出，可对胃肠道产生较大的刺激作用，若制成缓控释制剂，则可减轻这一类不良反应。

（4）可减少用药的总剂量。长效制剂释放药物速度缓慢，因此人体吸收较为充分，可用最小剂量达到最大药效。

长效制剂的局限性：一般认为缓控释制剂的使用时不能研碎、嚼烂服用。因此这类制剂不适宜吞咽困难的患者及婴幼儿服用。在工艺设计时，药物存在以下几种情况的不宜加工成缓控释制剂：①半衰期过长和过短的药物不宜制备缓控释制剂；②本身吸收常数低的药物（溶解度小、受 pH 影响、有特定的吸收部位的药物）；③单次剂量超过 0.5g、药效剧烈、溶解吸收差的药物以及剂量需要精密调节的药物，一般也不宜制成缓控释制剂。

普通制剂与缓控释制剂的区别见表4-6。

表4-6　普通制剂与缓控释制剂的区别

区别点	普通制剂	缓控释制剂
血浓维持时间	短	长
用药特点	总剂量大、用药频繁	总剂量小、用药次数少
适用情况	短暂治疗	长期治疗
制备工艺	简单、粗糙	相对复杂

二、长效制剂制备技术

（一）缓释制剂的制备

目前主要通过延缓药物释放和吸收的方式实现缓释。常用骨架分散型缓释制剂。

其制备的工艺流程为：备料→药物与骨架材料融（溶）合→制粒→压片（或填充胶囊）→质检→包装。

骨架分散型缓释制剂的辅料见表4-7。

表4-7　骨架分散型缓释制剂的辅料

分类	辅料
溶蚀性骨架制剂	动物脂肪、蜂蜡、巴西棕榈酯、氢化植物油、硬脂醇、单硬脂酸甘油酯等可用作这类制剂的骨架材料；聚维酮、微晶纤维素、PEG类、表面活性剂等可用作致孔剂
亲水性凝胶骨架制剂	果胶、甲基纤维素、羧甲基纤维素钠、羟丙甲纤维素、卡波姆、海藻酸盐、脱乙酰壳聚糖等可用作这类制剂的骨架材料
不溶性骨架制剂	聚氯乙烯、聚乙烯、乙烯-醋酸乙烯共聚物、硅橡胶等无毒塑料可用作这类制剂的骨架材料

　　除了骨架分散型之外，还可以通过薄膜包衣、制成微囊及加工成乳剂等方法制成缓释制剂。

（二）控释制剂的制备

　　为了在特定的时间内按恒定的速度释放药物，可以利用药物在体液中产生的渗透压作为释放药物的动力，以此来制备渗透泵型控释制剂，见图4-6。

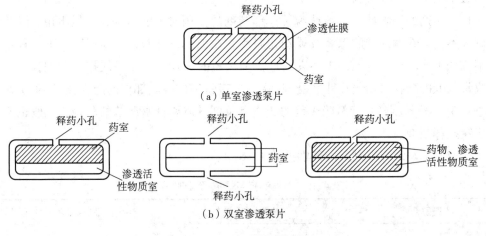

（a）单室渗透泵片

（b）双室渗透泵片

图4-6　渗透泵型片剂

　　单室渗透泵型片剂制备工艺流程：备料→制粒→压片→包衣→打孔→质检→包装。渗透泵型控释制剂中常用的辅料见表4-8。

表4-8　渗透泵型控释制剂中常用的辅料

辅料	作用
半透膜材料（常用醋酸纤维素）	包衣材料，确保控释片中药物不能直接从膜内扩散，但是水分能通过该膜
渗透压活性物质（乳糖、果糖、甘露醇、葡萄糖等的混合物）	帮助控释片药物形成高渗液，能从体液中吸收水分
推动剂（聚羟甲基丙烯酸烷基酯、聚维酮等）	吸水膨胀，推动药物释放

　　除了以上介绍的渗透泵型控释制剂，还可能通过制成多层片或胃漂浮片，以及对

丸剂、片剂或胶囊包衣等方式实现制剂控释。

（三）迟释制剂的制备

1. 肠溶制剂 目前主要的制法是将胶囊、片剂、丸剂等制剂包上肠溶衣膜，使之具有肠溶功能。

2. 结肠定位制剂 分为生物降解型和非生物降解型两种，前者往往以药物前体化合物来加工，用药后在结肠部细菌的酶解作用下释放出活性成分，即是所谓的"菌群触发"；后者主要依靠酸碱度的变化或者控制释药时间来完成药物在结肠部位的定点释放。

3. 脉冲制剂 主要用于在发作时间上具有规律性的疾病治疗。通常的制法是将药物分散或包裹于聚合物中。使用时，药物进入人体后并不立即释放，经过一段时间后，在外界信息（如 pH 变化、吸水饱和等）的影响下，制剂的外在结构和性质改变，释放出药物。常见有包衣脉冲片和脉冲塞胶囊。以脉冲塞胶囊为例来看，该制剂由不溶性囊壳和可溶性囊帽、药物及凝胶塞组成，首剂和第二剂药物分别装于囊帽和囊壳中，口服后，囊帽溶化释放首剂药物，凝胶塞开始吸水膨胀，并在一段时间后（一般可预设 1～12 个小时不等）从囊壳中脱出，释放第二剂药物。

你知道吗

胃肠分溶制剂

考虑到中药组分的复杂性和协同性，可将处方中胃溶和肠溶两部分加在一起制成胃肠分溶制剂，例如某单位研制"补脾益肠丸"过程中，根据药物的不同作用部位，将延胡索、荔枝核、干姜、甘草、防风、木香、补骨脂、赤脂的药粉泛制成小丸后，包上肠溶衣制成内层药丸。再用黏合剂将黄芪、党参、砂仁、白芍、当归、白术、肉桂的药粉包裹于外层，即得胃肠分溶双层丸。口服后一部分药物在胃内吸收，另一部分药物则在肠道中溶散释放，协同作用提高了对慢性肠炎的治疗效果。

三、实例解析

左金缓释胶囊

【处方】 黄连 600g　吴茱萸 100g

【制法】

1. 药物的提取

黄连的提取　称取处方规定重量的黄连粗粉，加 0.5% H_2SO_4 1800ml 浸泡过夜，用纱布过滤。药渣加 0.5% H_2SO_4 1200ml，60～70℃热浸 1 小时，同法过滤。第 3 次加 0.5% H_2SO_4 1200ml，热浸 0.5 小时，同法过滤。合并 3 次滤液，用浓 HCl 调 pH 2～3，再加入适量 NaOH，放置过夜。减压抽滤，沉淀物在 80℃以下干燥。

吴茱萸的提取　称取处方规定重量的吴茱萸，分别加 8 倍、6 倍和 4 倍量水煎煮 45

分钟、30 分钟和 30 分钟，双层纱布过滤，合并 3 次滤液，浓缩，静置过夜，抽滤后取滤液备用。

2. 缓释胶囊的制备

空白丸芯的制备　取糊精置于高速搅拌制粒机中，加蒸馏水制成细小颗粒，将此颗粒置于包衣锅中滚动约 45 分钟，取出烘干，过 20 目筛即得丸心。

素丸制备　在黄连提取物中加入硬脂酸后混匀，置于烘箱中加热至 70℃使硬脂酸融化，均匀分布在黄连提取物中，粉碎后过 100 目筛，备用；以空白丸芯为模子，5%聚乙烯吡咯烷酮乙醇液和吴茱萸提取液混合后作为黏合剂，在包衣锅中泛制成丸，取出，70℃以下烘干即得素丸。

包衣　将素丸置于干净包衣锅内，以 5%乙基纤维为包衣材料滚转包衣。

3. 填充胶囊　将以上包衣小丸装入胶囊壳中即得。

【功能与主治】泻火，疏肝，和胃，止痛。用于肝火犯胃，脘胁疼痛，口苦嘈杂，呕吐酸水，不喜热饮。

【处方工艺分析】左金丸是一种常用中成药。传统主要以水为黏合剂泛制成丸，每天需要服药 3～4 次，为方便使用，提高疗效，以缓释小丸填充胶囊的工艺来制成缓释剂型。

目标检测

自测题

一、单项选择题

1. 下列哪个不属于常见的长效制剂类型（　　）。
   A. 缓释制剂　　　B. 靶向制剂　　　C. 迟释制剂　　　D. 控释制剂

2. 以下关于长效制剂错误的是（　　）。
   A. 长效制剂能达到减少服药次数的目的
   B. 目前只能通过延缓药物释放和吸收的方式实现药物长效
   C. 长效制剂可降低某些药物的胃肠道不良反应
   D. 长效制剂尤其适用于需要长期用药的慢性病

3. 在规定的释放介质中，按要求缓慢地非恒速释放药物的制剂是（　　）。
   A. 缓释制剂　　　B. 靶向制剂　　　C. 迟释制剂　　　D. 控释制剂

4. 在规定的释放介质中，按要求缓慢地恒速释放药物的制剂是（　　）。
   A. 迟释制剂　　　B. 靶向制剂　　　C. 缓释制剂　　　D. 控释制剂

5. 在给药后不立即释放药物的制剂是（　　）。
   A. 控释制剂　　　B. 靶向制剂　　　C. 缓释制剂　　　D. 迟释制剂

二、多项选择题

1. 下列哪些药物不适宜制成长效制剂（　　）。

A. 半衰期过长的药物 　　　　　B. 本身吸收常数低的药物

C. 药效剧烈的药物 　　　　　D. 单次剂量较大的药物

E. 半衰期过短的药物

2. 缓释制剂的类型有（　　　）。

A. 骨架缓释型 　　　　　B. 薄膜包衣缓释型

C. 缓释乳剂 　　　　　D. 缓释微囊

E. 缓释片剂

3. 下列关于渗透泵型片剂的叙述正确的为（　　　）。

A. 利用渗透压原理制成的能均匀恒速释放药物的片剂

B. 单室渗透泵片由药物与渗透促进剂、辅料压制成一固体片芯，外面包半渗透膜，然后在膜上打孔而成

C. 双室渗透泵片片芯中间用一柔性聚合物膜隔成两个室

D. 渗透压活性物质常用的有乳糖、果糖、甘露醇等

E. 是一种缓释制剂

4. 关于缓控释制剂叙述正确是（　　　）。

A. 减少服药次数，大大提高患者的顺应性

B. 保持平稳的血中药物浓度，可降低药物毒副作用

C. 可改变药物药理作用

D. 调节剂量灵活性高

E. 可增加药物溶解性

5. 下列制剂属于长效剂的是（　　　）。

A. 缓释制剂 　　　B. 控释制剂 　　　C. 滴丸 　　　　　D. 迟释制剂

E. 气雾剂

书网融合……

e 微课　　　　　划重点

参考答案

项目一　中药制剂技术基础知识

任务一　认识中药制剂技术

一、单项选择题

1. C　2. D　3. A　4. B　5. D

二、多项选择题

1. ABC　2. ABD　3. ABCD　4. ACD　5. BCD

任务二　中药剂型

一、单项选择题

1. B　2. A　3. B　4. A　5. D

二、多项选择题

1. ABDE　2. ABD　3. ABCD　4. ABCD　5. ACD

任务三　药品质量管理

一、单项选择题

1. C　2. B　3. D　4. C　5. A

二、多项选择题

1. ABCDE　2. ABCDE　3. ABCD　4. ABCE　5. ABCD

任务四　制药卫生管理技术

一、单项选择题

1. B　2. D　3. A　4. A　5. A

二、多项选择题

1. ACDE　2. ABDE　3. BD　4. ABCD　5. ABE

任务五　中药制剂生产的辅助材料

一、单项选择题

1. C　2. D　3. C　4. C　5. A

二、多项选择题

1. ABC　2. ABDE　3. CD　4. ABCD　5. ABD

项目二　中药固体制剂制备技术

任务一　散剂的制备

一、单项选择题

1. A　2. A　3. D　4. B　5. C

二、多项选择题

1. ABCE　2. ABCD　3. BCD　4. BCD　5. ABCD

任务二　颗粒剂的制备

一、单项选择题

1. D　2. B　3. A　4. A　5. B

二、多项选择题

1. ABC　2. ABCE　3. BC　4. ABE　5. ACDE

任务三　胶囊剂的制备

一、单项选择题

1. C　2. B　3. C　4. D　5. C

二、多项选择题

1. CD　2. ABCD　3. ACD　4. ABCD　5. ABCE

任务四　片剂的制备

一、单选题

1. D　2. A　3. A　4. A　5. D

二、多选题

1. BCDE　2. ABC　3. ABC　4. ADE　5. ABDE

任务五　丸剂的制备

一、单项选择题

1. C　2. D　3. C　4. A　5. B

二、多项选择题

1. ABE　2. BCDE　3. ABCDE　4. ADE　5. ABCD

任务六　软膏剂（乳膏剂）的制备

一、单项选择题

1. C　2. A　3. A　4. C　5. D

二、多项选择题

1. ABD　2. AC　3. AD　4. ABC　5. CE

任务七　贴膏剂的制备

一、单项选择题

1. B　2. D　3. B　4. A　5. A

二、多项选择题

1. ABD　2. ABCE　3. ABDE　4. ABD　5. ACDE

任务八　栓剂的制备

一、单项选择题

1. A　2. B　3. A　4. D　5. B

二、多项选择题

1. BCD　2. BCD　3. ACD　4. DE　5. ABC

项目三　中药液体制剂制备技术

任务一　汤剂的制备

一、单项选择题

1. C　2. B　3. D　4. B　5. C

二、多项选择题

1. BCD　2. CD　3. ABCE　4. ABCE　5. ABDE

任务二　合剂（口服液）的制备

一、单项选择题

1. B　2. D　3. B　4. B　5. C

二、多项选择题

1. ABCD　2. ABD　3. AD　4. ABE　5. AC

任务三　酒剂与酊剂的制备

一、单项选择题

1. A　2. B　3. B　4. C　5. A

二、多项选择题

1. ABD　2. BCDE　3. BE　4. AB　5. AB

任务四　煎膏剂的制备

一、单项选择题

1. C　2. A　3. C　4. B　5. D

二、多项选择题

1. ABDE　2. ABCDE　3. ABCDE　4. ABCD　5. BC

任务五　糖浆剂的制备

一、单项选择题

1. C　2. A　3. B　4. C　5. A

二、多项选择题

1. ACD　2. ACD　3. ACD　4. ABCD　5. ABCDE

任务六　中药注射剂的制备

一、单项选择题

1. A　2. C　3. A　4. C　5. A

二、多项选择题

1. AD　2. ABCE　3. ABC　4. BD　5. ACDE

项目四　中药现代制剂制备技术

任务一　气雾剂的制备

一、单项选择题

1. A　2. C　3. A　4. C　5. B

二、多项选择题

1. ABCDE　2. ACDE　3. ABCDE　4. AB　5. ABC

任务二　长效制剂的制备

一、单项选择题

1. B　2. B　3. A　4. D　5. D

二、多项选择题

1. ABCDE　2. ABCDE　3. ABCD　4. AB　5. ABD

参考文献

[1] 张兆旺，范碧亭. 中药药剂学 [M]. 北京：中国中医药出版社，2003.

[2] 邓铁宏. 中药药剂学 [M]. 北京：中国中医药出版社，2006.

[3] 毕殿洲. 药剂学 [M]. 北京：人民卫生出版社，2002.

[4] 崔福德. 药剂学 [M]. 北京：中国医药科技出版社，2002.

[5] 汪小根，刘德军. 中药制剂技术 [M]. 北京：人民卫生出版社，2009.

[6] 胡英，夏晓静. 药物制剂综合实训教程 [M]. 北京：化学工业出版社，2014.

[7] 张小莉. 药物制剂实训项目 [M]. 重庆：重庆大学出版社，2014.